口腔正畸特色技术临床思维

武广增　主编

清华大学出版社

北京

内 容 简 介

《口腔正畸特色技术临床思维》，分为两大部分。第一部分正畸临床特色技术，第二部分正畸病例解析。

正畸临床特色技术介绍的是实用矫治方法与技巧，其中有许多是新颖、实用的专利发明与创新技术。这些小装置，小技巧，能为你排忧解难，解决棘手的临床大问题。

临床病例解析，主要介绍了作者近些年来在临床上完成的矫治病例，重点针对每个病例错𬌗畸形的特点，如何排兵布阵，如何使用特色矫治技术（包括专利技术）见招拆招；并创新思维，拓展思路、运用特殊正畸手段破解矫治难题。每个案例结尾都有作者的矫治心得与体会。

本书介绍了这些装置的制作与应用，是一本难得的正畸参考书，是临床医师的良师益友。

图书在版编目（CIP）数据

口腔正畸特色技术临床思维 / 武广增主编 . —北京：清华大学出版社，2020.9
ISBN 978-7-302-55109-6

Ⅰ . ①口… Ⅱ . ①武… Ⅲ . ①口腔正畸学 Ⅳ . ① R783.5

中国版本图书馆 CIP 数据核字（2020）第 047391 号

责任编辑：肖　军　周婷婷
封面设计：吴　晋
责任校对：赵丽敏
责任印制：丛怀宇

出版发行：清华大学出版社
　　　　　网　　　址：http://www.tup.com.cn, http://www.wqbook.com
　　　　　地　　　址：北京清华大学学研大厦 A 座　　邮　　编：100084
　　　　　社 总 机：010-62770175　　邮　　购：010-62786544
　　　　　投稿与读者服务：010-62776969, c-service@tup.tsinghua.edu.cn
　　　　　质量反馈：010-62772015, zhiliang@tup.tsinghua.edu.cn
印 装 者：三河市龙大印装有限公司
经　　销：全国新华书店
开　　本：185mm×230mm　　印　张：21　　字　数：434 千字
版　　次：2020 年 11 月第 1 版　　印　次：2020 年 11 月第 1 次印刷
定　　价：198.00 元

产品编号：084470-01

编委会

主　编　武广增

编著者（按姓氏笔画排序）

马秀杰　李　鹏　杨　康　杨宇冰　杨雅楠

张　茜　陈玉秀　武广增　林婷婷　周倩倩

洪　宝　祝东波　莫振宇　唐建华　曹晓娟

戚　瑞　寇笑笑　曾宪璧

武广增教授是可恩口腔医疗集团正畸专家组成员，受教授的委托，为他的新作《口腔正畸特色技术临床思维》作序，倍感荣幸；作为可恩口腔的总院长，为我们可恩有这样一位医德高尚，技术精湛的正畸专家而骄傲。身边有很多人因为对自己的牙齿排列或面型不满意，连张嘴大笑都不敢，严重影响着生活质量和事业发展；正畸就是一门妙手回春的学科。然而"一千个人的眼里有一千个哈姆雷特"，每个人对什么是美有自己的认识，正畸医师给每一个人的正畸方案也是千差万别的，因此正畸医师必须具有高超的医疗技术、审美观和医者仁心。拥有30多项专利技术、10部专著的武教授，正是这样的一位医师，而且武教授不但给患者提供高质量的医疗服务，尤为难得的是他更擅长思考，把临床技术整理出来，把自己的一些正畸思想传播出去，对于一位69岁平时工作又非常紧张的医师来说更是值得我们每一个从事口腔行业的医师学习。

《口腔正畸特色技术临床思维》分为两大部分。第一部分正畸临床特色技术，第二部分临床病例解析。

正畸病例解析主要展示了作者近年来在临床上完成的矫治案例，重点针对每个病例错𬌗畸形的特点，如何排兵布阵，如何使用特色矫治技术（包括专利技术）见招拆招，破解矫治难题的创新思路和特殊正畸手段。特别难得的是每个案例结尾都有作者的矫治思考和体会。

正畸临床特色技术介绍的是实用矫治方法与技巧，其中有许多是新颖、实用的专利发明与创新技术，别看这些不起眼的小不点，却给人耳目一新的感觉，这些小装置，小技巧，能为您排忧解难，解决临床棘手的大问题。本书也较为详细地介绍了这些装置的制作与应用。

《口腔正畸特色技术临床思维》是一本难得的正畸参考书，是临床医师的良师益友，因此隆重向大家推荐，相信一定会让好学的你收获满满。

可恩口腔医疗集团总院长

山东省口腔医学会 常务理事

四川大学华西口腔医学院博士

亓庆国

2020-2-18 于山东

牙𬌗畸形的矫正是口腔医学的一个重要内容，由于牙𬌗畸形是典型的慢性疾病，不经过治疗是不会自愈的，不经过正确的治疗也不会有好的疗效，会长期影响患者的面容，语言，咀嚼等功能，给患者身心健康带来一定的不良影响。由于这个疾病的治疗疗程漫长，不仅需要系统的正畸理论做指导，还需要熟练的临床操作技巧，历来被众多的口腔医师视为高难度医学技术，望而生畏。

武广增主任医师是中国口腔正畸界的一名老兵，他在几十年的口腔正畸临床实践中，治疗了大量的患者，积累了丰富的临床经验，研究出了众多的新技术，开发了许多新装置，在临床治疗中取得了可喜的成绩。而且他孜孜不倦的坚持学习，利用业余时间做了长期的研究，撰写了四百多万字的口腔正畸专著，成为中国口腔正畸界有十部以上著作的正畸大家，享誉行业。他的正畸著作实用性强，涉猎广泛，易学易懂，发行到全国各地，还有的发行到了海外口腔界，受到了外国口腔同行的称赞，成为美谈！

武广增主任是武汉市的一名正畸专家，长年在基层工作，服务大众，但他在培养口腔正畸年轻医师工作中同样做出了突出贡献，他把自己几十年的宝贵经验整理成系统课程，毫无保留的到全国各地去做学术交流，应邀参加正畸特色技术培训班教学工作，给青年医师传授口腔正畸技术和理论，提高他们的医疗水平；受益医师有上万之众，受益患者百万以上。他还到香港，澳门地区去做学术讲座，向香港，澳门的正畸同行讲授口腔正畸新知识和新技术，得到了好评和感谢，还被聘为技术顾问。他的敬业精神和突出贡献对推动中国口腔正畸医学的发展起到了锦上添花的作用，特别是他牺牲自己的宝贵时间，十余年来在互联网上发表了二千多篇正畸博客文章，博客点击率突破一千一百多万人次，排在热门博客榜首。给青年医师提供了一个交流学习大平台，堪称医学继续教育的先进典范，我们都亲切地称呼他"武老师"。

我是2013年8月去武汉市拜访了武广增老师，他在酷暑中接待我，向我讲授他的正畸专长技术和理论，使我受益良多。他是武汉市口腔医学会常务理事，在认识他之前我已经拜读了他的著作，被他的著作所吸引，被他的精神所感动，也敬佩他的人品，敬佩他的技术！我们成了忘年之交，他多次给予我技术指导，提高了我的正畸医疗水平，每年我们都会在全国口腔医学会议上见面，敬佩他在花甲之年还在努力学习的精神，我把他当做我的学习榜样和努力方向！

这次武老师呕心沥血，汇集诸多英才之智，编纂的正畸新著作《口腔正畸特色技术临床思维》，是凝聚他大量心血和宝贵经验的正畸宝典，能给大家带来新的理念和新的技术并指出新的发展方向。希望读者们一定要认真学习，系统学习，领会书中正畸理念，掌握书中正畸精髓，将正畸技艺和理论，运用到临床实践中，为广大患者带来医疗福利，使患者们脱"畸"致"美"，恢复健康，愉快学习，愉快工作，愉快生活，不辜负老一辈正畸老师的期望和心血！

郑　强

国际牙医师学院院士

牙病防治基金会基层工作委员会委员

中华口腔医学会口腔预防医学专业委员会委员

山西省口腔医学会副会长，主任医师，教授

2020 年 3 月 14 日于阳泉

近些年来，作者退休后在上海从事口腔正畸临床和进修医师带教工作，工作期间遇到许多基层医师对一些正畸病例很困惑，无从下手；还遇到了一些疑难复杂的特殊错𬌗畸形病例。

正畸病例错综复杂、千差万别，有些使用经典正畸技术可以获得解决；而有些特殊复杂病例，则冒很大风险和挑战。这些患者的牙齿矫正属于疑难病例，治疗上困难重重，考验医师的智慧与临床经验。我们经过反复思考，集思广益，创新思维，有针对性地研发了一些临床实用的新装置和新发明，其中一些装置在近期获得国家专利，我们用这些新颖实用的正畸装置、特色辅弓、专利技术解决了临床上许多棘手的难题，获得良好的矫治效果。

作者在上海迈植牙学院主办的数届正畸特色技术系统班上授课，给学生们传授这些新颖的装置、矫治思维及特色矫治技术，学员们反馈经过培训学习，开拓了思路，使用了这些新装置和特色技术，成功地解决了临床上困惑的问题，达到了满意的矫治效果。许多学员和基层医师期待有一本汇集这些正畸特色技术和案例解析、比较详尽的专业书籍；可以随时查阅，学习与应用，便于指导他们的临床工作，提高临床矫治水平。

有鉴于此，在可恩口腔医疗集团万少华总裁、可恩口腔上海城市总经理方建华，以及上海迈植牙学院张黎鹏总经理支持下；作者收集了临床实用、新颖的特色专利技术和矫治病例并整理成册，编辑了这本《口腔正畸特色技术临床思维》。

这些技术不仅是武广增正畸团队的特色矫治技术，也是中国正畸医师的特色矫治技术；比如正畸辅弓蛤蟆弓技术，在矫治深覆𬌗，矫治开𬌗方面，乃至矫治前牙反𬌗方面具有独特的功能。这些技术通过口腔医学网络平台、编写正畸专著、正畸培训班和牙医沙龙等多种形式，已经在中国正畸医学界广为流传，包括香港、澳门地区。正畸专利第三代磨牙推进器技术在矫治安氏Ⅱ类错𬌗，矫治偏𬌗，矫治骨性Ⅲ类错𬌗方面显示出了别具一格的魅力。正畸创新装置"武氏反𬌗矫治器"在乳牙期、替牙期、恒牙初期的奇特疗效、让人耳目一新，深受正畸医师的喜爱。

《口腔正畸特色技术临床思维》书中有许多病例源自上海武广增正畸工作室的进修医师和正畸系统班学员，他们在老师身边学习并掌握了这些技术，有许多医师在进修期间也参与了这些病例的诊疗工作，目睹了这些特色技术的神奇矫治效果。他们返回原单位后，用学到的这些特色技术在临床上做出了满意的效果；他们也是这本《口腔正畸特色技术临床思维》专著问世的创作者、见证者和受益者。希望这本书中的十八般正畸兵器和特色技术，对提高我国正畸医师的矫治水平，为基层正畸医师排忧解惑、提高矫治质量，更上一层楼，让这些特色技术造福更多的正畸患者，起到锦上添花的作用。

感谢可恩口腔医疗集团总院长亓庆国教授，国际牙医师学院院士、山西省口腔医学会副会长郑强教授为本书写序。

武广增

2020 年 2 月 9 日于上海

口腔正畸特色技术临床思维

正畸临床特色技术

一、保护性编织结扎丝的应用技术

保护性编织结扎丝主要适用于镍钛丝排牙阶段的正畸患者，第一磨牙由于晚期龋病拔除或第二双尖牙萌出高度不足以粘接托槽，致使镍钛丝排牙阶段第二磨牙或第一磨牙前弓丝空段距离较大。在咀嚼压力下，镍钛丝末端常滑出颊面管，刺伤软组织，进而影响矫治效果（图 1-1-1）。

保护性编织结扎丝能有效防止镍钛矫治弓丝滑脱，维持弓型的稳定，保障矫治质量。操作时注意应采用 0.25mm 的结扎丝，该结扎丝的操作步骤为先将其一端穿过磨牙颊面管，再用手将对折的结扎丝交叉打 2～3 个结（图 1-1-2），在磨牙颊面管近中缘与最邻近的一个前磨牙托槽间距之间，使结扎丝与正畸主弓丝镍钛丝缠绕编织在一起（图 1-1-3），其末端与近中相邻 2～3 个牙齿托槽连续"8"字结扎（图 1-1-4）。

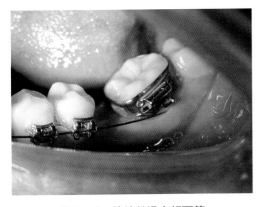

图 1-1-1　镍钛丝滑出颊面管

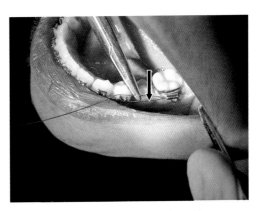

图 1-1-2　结扎丝穿过颊面管

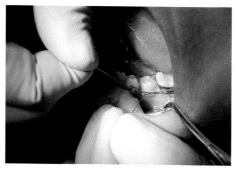

图 1-1-3　将结扎丝与镍钛丝编织成索

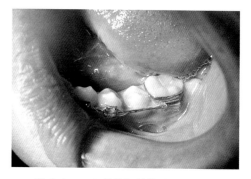

图 1-1-4　完成的保护性编织结扎丝

　　近年来，随着武氏正畸蛤蟆弓技术的普及及广泛应用，保护性编织结扎丝在镍钛丝排齐牙列、整平牙弓矫治初期阶段，也派上了用场。

（1）保护性编织结扎丝与蛤蟆弓技术结合应用矫治反殆（2018-11-11）

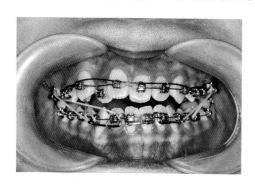

图 1-1-5　正面咬合像

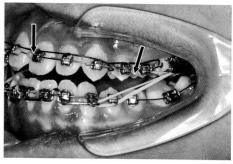

图 1-1-6　左侧咬合像

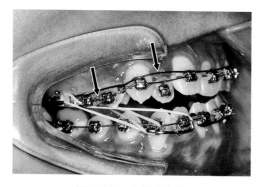

图 1-1-7　右侧咬合像

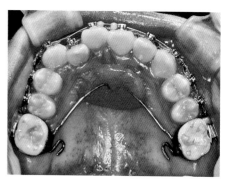

图 1-1-8　上颌殆面像

　　备注： 图 1-1-6、图 1-1-7 黑色箭头处指正畸辅弓蛤蟆弓，黑色箭头处系保护性编织结扎丝。

矫治一个月后对比照片（2018-12-02）

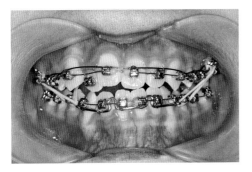

图 1-1-9　正面咬合像

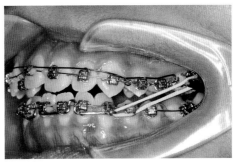

图 1-1-10　左侧咬合像

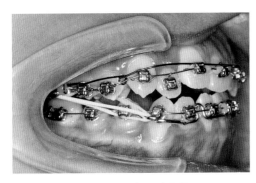

图 1-1-11　右侧咬合像

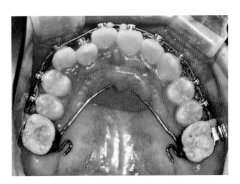

图 1-1-12　上颌𬌗面像

　　患者初始弓丝使用0.014″（1″＝2.54cm）镍钛丝排齐上颌牙列如图1-1-5～图1-1-8。为了及早有效地矫治反𬌗，便于正畸计划实施唇展上前牙，扩展上颌牙弓矢状向长度，编者非常规设计应用了蛤蟆弓技术。通常正畸蛤蟆弓常规是与稳定弓丝（澳丝）配套应用，但该病例则在软丝（镍钛丝）上扎上了短腿蛤蟆弓（因该患者上颌两侧第二磨牙未萌出，故只适宜应用短腿蛤蟆弓），因正畸主弓丝镍钛丝上作了特殊处理，采用了保护性编织结扎丝技术，利用0.25mm结扎丝在两侧后牙区将镍钛丝编织形成一股绳索，加强了后牙段正畸弓丝的刚度，这种保护性编织固定绳索，便于蛤蟆脚倒挂金钩固位，背靠稳定弓丝发挥打开咬合、唇侧上前牙矫治功能。图1-1-9～图1-1-12是该患者矫治一个月的效果图，我们不难发现该患者12与43-42已达对刃关系位，大多数切牙反𬌗基本解除。

（2）保护性编织结扎丝与蛤蟆弓技术结合矫治严重深覆𬌗

　　患者为严重深覆𬌗、低角病例，经他处2年矫治，深咬合状况未能改善。为矫治该患者深覆𬌗，笔者接手后在该患者上颌使用了固定式平导，下颌创新性使用了武氏正畸蛤蟆弓，在镍钛丝上则采用了保护性编织结扎丝技术如图 1-1-13～图 1-1-18，配合使用了后牙段的颌间牵引；3 个多月后复诊如图 1-1-19～图 1-1-24，可看到患者咬合明显打开，陡峭的 Spee 曲线整平，原来深不见底的下颌切牙托槽显露出来，阶段取得良好地矫治效果。

初上蛤蟆弓牙列状况（2017-05-21）

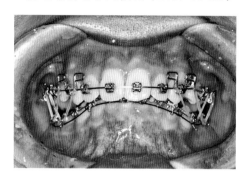

图 1-1-13　正面咬合像

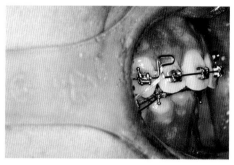

图 1-1-14　前牙覆盖像

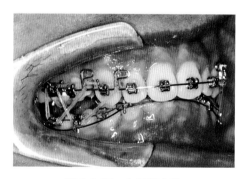

图 1-1-15　右侧咬合像

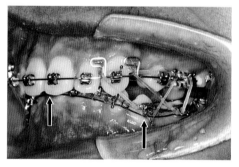

图 1-1-16　左侧咬合像

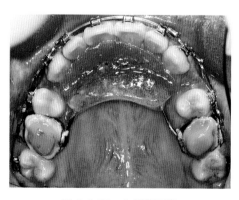

图 1-1-17　上颌𬌗面像

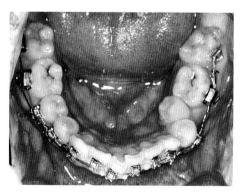

图 1-1-18　下颌𬌗面像

备注：图 1-1-16 黑色箭头处指正畸辅弓蛤蟆弓。

矫治阶段：（**2017-09-10**）

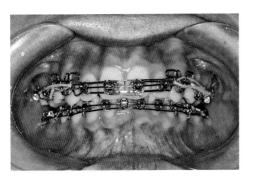

图 1-1-19　正面咬合像

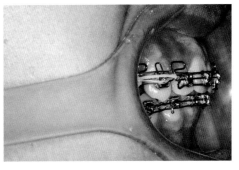

图 1-1-20　前牙覆盖像

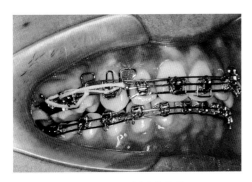

图 1-1-21　右侧咬合像

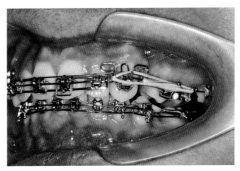

图 1-1-22　左侧咬合像

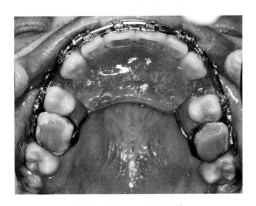

图 1-1-23　上颌𬌗面像

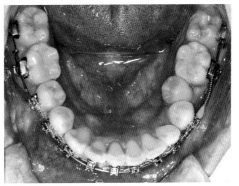

图 1-1-24　下颌𬌗面像

（武广增）

二、巧用滑动架矫治阻生尖牙

滑动架装置在正畸临床上常常配合稳定弓丝、应用于Ⅱ类或Ⅲ类颌间牵引，通过弹力牵引、用其内收前突的牙弓，调整后牙段的磨牙关系。

鲜见正畸医师出招、利用滑动架来矫治阻生尖牙的，下面介绍我们在临床上独特的应用案例。

患者，男，13岁。牙列拥挤，13阻生，我们巧用滑动架倒置牵引技术进行阻生尖牙助萌治疗，本文展示了两组该患者运用滑动架治疗50天对比图片。

刚装配滑动架实施阻生尖牙牵引助萌组图（图1-2-1、图1-2-3、图1-2-5），矫治50天后组图（图1-2-2、图1-2-4、图1-2-6）。

使用滑动架倒置安放，其牵引钩挂橡皮链至阻生尖牙托槽；滑动架远中固位圈紧抵侧切牙托槽，其作用是通过弹力牵引使阻生尖牙朝𬌗方移动，反作用力可使侧

矫治初期（2013-03-10）　　　　　　**矫治50天后（2013-04-29）**

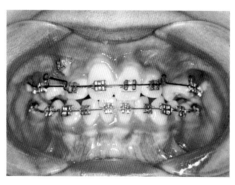

图1-2-1　正面咬合像-1

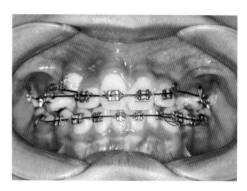

图1-2-2　正面咬合像-2

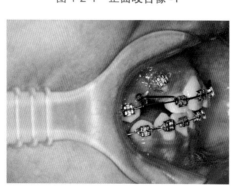

图1-2-3　前牙覆盖像-1

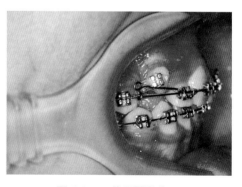

图1-2-4　前牙覆盖像-2

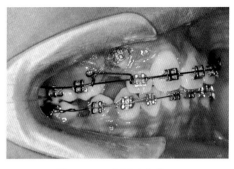
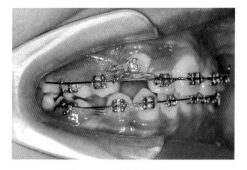

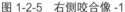

图 1-2-5　右侧咬合像 -1　　　　　　　图 1-2-6　右侧咬合像 -2

切牙向近中移动扩展尖牙<ruby>拾</ruby>向萌出空间。

　　我们从上述正畸治疗图片对比中可以看到，采用此项技术治疗 50 天后，其矫治效果非常明显。原唇向低位、远离牙列的阻生尖牙已经<ruby>拾</ruby>向下移，其牙尖已经抵住正畸主弓丝，以前靠近上颌侧切牙的尖牙已经朝远中移动，离开与侧切牙重叠的位置。

　　备注：常规滑动架的弯制及应用技术请读者参考以下书籍。

1．武广增．实用口腔正畸临床应用技术图谱．北京．清华大学出版社，2006.

2．武广增．实用正畸弓丝弯制技术图谱．沈阳．辽宁科技出版社，2013.

（武广增）

三、游离牵引钩关闭黑三角技巧

　　案例患者（图 1-3-1、图 1-3-2）牙列中"黑三角"的出现是由于矫治后期 33 冠向近中、根向远中倾斜，与 32 牙体长轴不平行所致 32 与 33 接触的颈部出现三角形间隙。

　　为有效解决"黑三角"这一问题，编者巧妙的运用了正畸主弓丝方丝上的游离钳夹固定式牵引钩。具体做法为：常规酸蚀 31 与 33 托槽龈方牙面，用光固化流体树脂将游离牵引钩粘接在其牙面上，牵引钩方向应与牙体长轴方向一致。其中 32～37 使用 0.25mm 结扎丝连续紧密"8"字结扎，增加 31 支抗值，防止牵引力所引起 31 牙轴的倾斜。31～33 牵引钩处通过挂短距弹力橡皮链牵引的方式使 33 牙根向近中移动，进而达到关闭"黑三角"的目的（图 1-3-3、图 1-3-4）。

　　作者采用游离牵引钩关闭"黑三角"主要依据游离牵引钩粘接的部位接近牙齿的阻抗中心，通过弹力牵引从而获得良好的控根移动；牵引钩装置小巧、粘结方便，在临床中对于"黑三角"的关闭即方便又快捷。

　　治疗 3 个月的复诊照片（图 1-3-5、图 1-3-6），"黑三角"问题得到明显改善。

治疗过程 -1（2018-08-12）

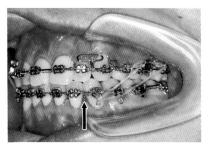

图 1-3-1　左侧咬合像

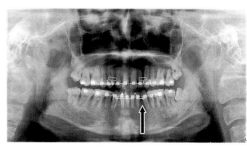

图 1-3-2　全口曲面断层片

治疗过程 -2（2018-09-02）

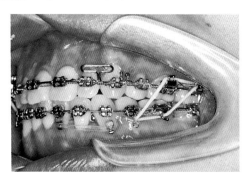

图 1-3-3　左侧咬合像

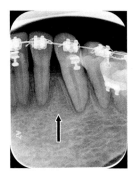

图 1-3-4　根尖片 -1

备注：案例图片中黑色箭头标记的地方指"黑三角"部位（图 1-3-1、图 1-3-2、图 1-3-4）。

治疗过程 -3（2018-11-04）

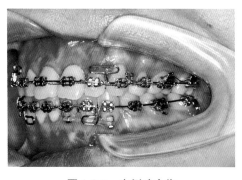

图 1-3-5　左侧咬合像

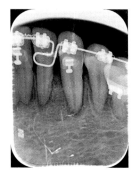

图 1-3-6　根尖片 -2

（武广增）

四、磨牙控根移动辅弓组合应用技术

该项特色组合技术多适用上颌磨牙近中移动过程中发生牙冠前倾，牙根朝向远中者。如示意图 1-4-1 患者拔除了上颌第二前磨牙（15），实施 16 近中移动关闭拔牙间隙，后期于 14 靠拢建立邻接关系，但 16 的牙冠近中倾斜导致后牙段咬合接触差。临床上，固定矫治器的托槽大多粘接在临床冠中心，而非牙齿的阻抗中心，因此想要磨牙控根移动，难度系数可想而知。

为有效解决此类问题，编者创新设计在 16 托槽龈方近中粘接了一个自制控根移动牵引钩，该装置系采用一个粘接式舌侧扣与一截 0.018″×0.025″ 不锈钢丝方丝弯制小钩，其底端弯制小圈，大小与舌侧扣圆柱相适应，用点焊机将其焊接固定连成一个整体；在其近中用 0.8mm 不锈钢粗丝弯制了一个配套使用的高位牵引辅弓。其结扎固定在 11～14 的托槽及主弓丝上。

控根移动牵引钩需要靠近牙齿的阻抗中心，通过橡皮链的弹性牵引获得良好的磨牙控根移动效果（图 1-4-2）。

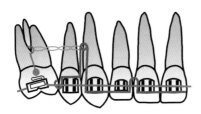 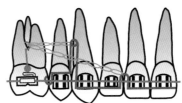

图 1-4-1　矫治前　　　　　　　　图 1-4-2　矫治后

临床应用案例：

某女性成人正畸患者，上颌磨牙近中移动过程中出现上述情况，经采用磨牙控根移动辅弓组合应用技术（图 1-4-3、图 1-4-5）。

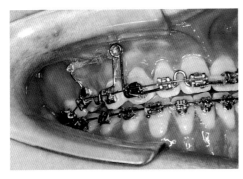 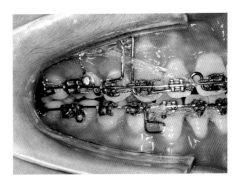

图 1-4-3　右侧咬合像 -1（初装）　　　图 1-4-4　右侧咬合像 -2（8 周后）

8 周复诊时可以看到 16 的牙根与 14 的牙根呈平行状态，16 的牙冠由倾斜变成直立，16 的牙长轴前倾问题得到了解决，原来与对颌磨牙咬合不到位，导致的局部小开𬌗畸形消除，上下对应的磨牙建立紧密的咬合关系。

上颌磨牙控根移动辅弓组合应用技术，解决磨牙牙轴前倾问题取得了良好的效果（图 1-4-4、图 1-4-6）。

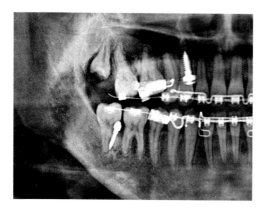 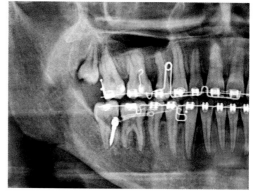

图 1-4-5 右侧咬合像 X 线片 -1（初装）　　　图 1-4-6 右侧咬合像 X 线片 -2（8 周后）

（武广增）

五、武氏粗丝助萌牵引辅弓

武氏粗丝助萌牵引辅弓，是正畸医师矫治阻生尖牙的一个小帮手。该装置主要应用于上颌阻生尖牙的导萌治疗，可以消除牙列相互支抗的不利移动，叫该移动的牙移动，不该移动的牙不要移动。下面通过一个临床应用案例介绍这个牵引辅弓装置。

案例是一位 13 岁男性患儿，上颌两侧尖牙唇向低位阻生，并分别与侧切牙重叠 1/3、1/4（图 1-5-1～图 1-5-4）。上下颌牙列拥挤，上颌减数 14、24 进行矫治。由于上颌阻生尖牙牙根粗壮，根长，支抗值强大，常规使用镍钛丝排齐牙列、牵引尖牙𬌗向移动，经常出现该移动的尖牙没有牵引下来，而旁边邻近的侧切牙、第二前磨牙，即不该移动的牙却朝上方（龈向）移动，导致出现局部开𬌗畸形，增加矫治难度，影响矫治周期。

为解决这一问题，编者创新设计了一个武氏粗丝助萌牵引辅弓、采用 0.8mm 不锈钢粗丝弯制而成。在矫治上颌阻生尖牙的过程中，顺势而为。通过武氏粗丝助萌牵引辅弓挂弹力牵引，使牙齿长轴偏向近中的唇向低位的阻生尖牙朝𬌗方、朝远中方向移动。武氏粗丝助萌牵引辅弓增加尖牙两侧牙齿的支抗值，消除了邻牙在牵引过程中不必要的负移动；并能较好地控制弹力牵引的方向，该辅弓设置的牵引钩远离𬌗平面，增加了挂弹力橡皮链牵引的距离，使弹力牵引力更柔和更持久，获得了一举多得的矫治效果。患者按预约时间拔除下颌 35、45。一周后来院复诊，装配武氏粗丝助萌牵引辅弓（图 1-5-5～图 1-5-8）。经过不到 40 天的助萌牵引，复诊时上颌尖牙已达到比较理想的位置（图 1-5-9～图 1-5-12），取得良好的矫治效果。此时拆除助萌牵引辅弓，更换 0.016″ 正畸镍钛丝纳入固定矫治器托槽槽沟排齐牙列（图 1-5-13～图 1-5-16）。

弯制好的武氏粗丝助萌牵引辅弓如图 1-5-17、图 1-5-18，装配时在患者口内用 0.25mm 结扎丝绑在固定矫治器多个托槽上固定。

矫治前照片（2018-01-17）

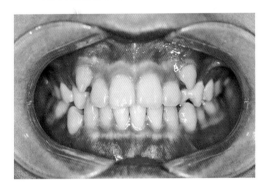

图 1-5-1　正面咬合像

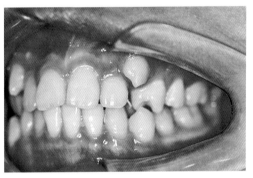

图 1-5-2　左侧咬合像

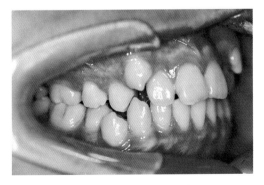

图 1-5-3　右侧咬合像

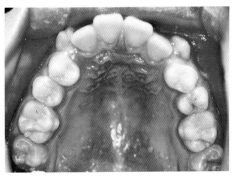

图 1-5-4　上颌𬌗面像

矫治阶段 -1（2018-02-25）

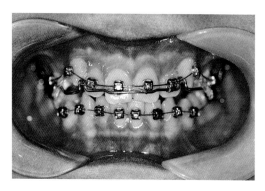

图 1-5-5　正面咬合像

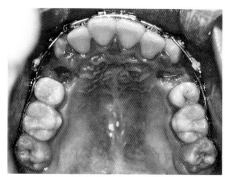

图 1-5-6　上颌𬌗面像

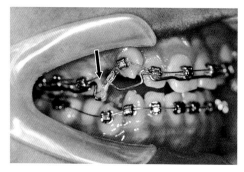

图 1-5-7　右侧咬合像

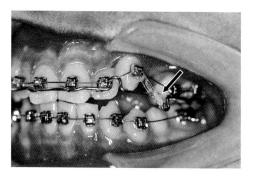

图 1-5-8　左侧咬合像

　　备注：图 1-5-7、图 1-5-8 黑色箭头处指武氏粗丝助萌牵引辅弓挂橡皮链牵引，使牙齿长轴偏向近中的唇向低位的阻生尖牙朝𬌗方、朝远中方向移动。

矫治阶段 -2（2018-04-01）

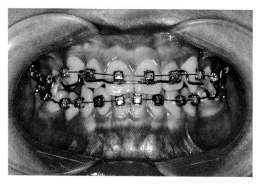

图 1-5-9　正面咬合像

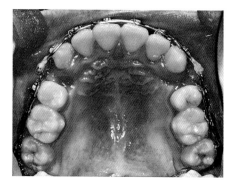

图 1-5-10　上颌𬌗面像

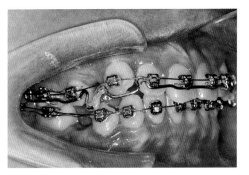

图 1-5-11　右侧咬合像

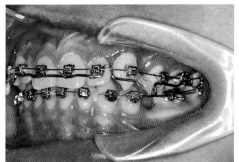

图 1-5-12　左侧咬合像

复诊处置

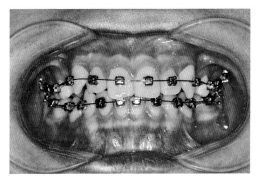

图 1-5-13　正面咬合像

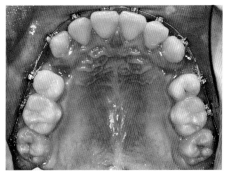

图 1-5-14　上颌𬌗面像

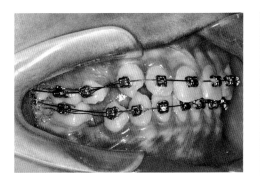

图 1-5-15　右侧咬合像

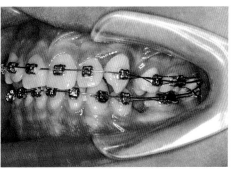

图 1-5-16　左侧咬合像

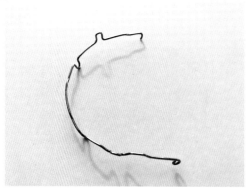

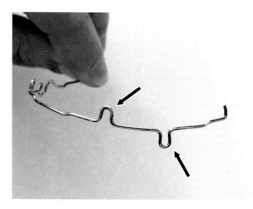

图 1-5-17 武氏粗丝助萌牵引辅弓图 -1　　　图 1-5-18　武氏粗丝助萌牵引辅弓 -2

备注：图 1-5-18 黑色箭头处指 U 形固位竖突。

武氏粗丝助萌牵引辅弓采用 0.8mm 不锈钢丝弯制而成，在侧切牙托槽远中设置了朝向龈方的 U 形固位竖突，第二前磨牙的近中设置了朝向𬌗方的牵引钩状竖突，在第一磨牙与第二磨牙之间有个末端折弯或小圈。装配时该辅弓从固定矫治器托槽𬌗方，将侧切牙处的竖突从正畸主弓丝内侧插入，采用 0.25mm 结扎丝将其栓系在相应的固定矫治器的托槽上固位。

（武广增）

六、正畸附件"小蜜蜂"

正畸附件"小蜜蜂"是指编者利用正畸辅弓武氏弓倒挂金钩的思路创新设计制作的一个种植钉牵引支架（专利号：ZL 201420381166.8）。这个支架在前牙段多适用于种植钉技术矫治露龈笑或内倾型深覆𬌗，即上切牙舌倾，牙槽骨前突病例。

"小蜜蜂"挂橡皮链配合种植钉技术实施压低上前牙、唇展上前牙的作用，如图 1-6-2～图 1-6-4。

这个种植钉牵引支架是由 0.018″澳丝弯制而成，顶端的圈簧像小蜜蜂的头部，两侧固位框架形似蜜蜂的一对翅膀，垂直曲的部分如蜜蜂的身子，整体神似一只飞舞的"小蜜蜂"，这个特别有趣的种植钉支架，我的学生很乐意叫它为"小蜜蜂"（图 1-6-1）。

每次复诊时，上颌前牙区种植钉支抗和"小蜜蜂"配合"穿针引线"技术，即用橡皮链的一端挂在种植钉钉帽上，然后用"穿针引线"技术，引导橡皮链穿过"小蜜蜂"的圈簧返折在同一个种植钉的钉帽上；这样后期复诊就会方便很多，只需要更换橡皮链即可，也不会压迫牙龈及附近的软组织。

（一）小蜜蜂与种植钉支抗配合矫治露龈笑

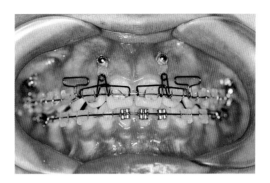

图 1-6-1　正畸附件"小蜜蜂"　　　　　　　　图 1-6-2　正面咬合像

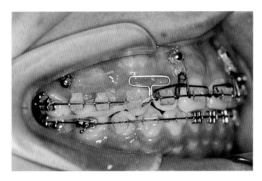

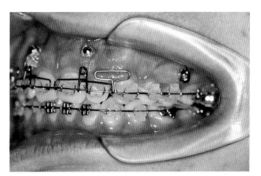

图 1-6-3　右侧咬合像　　　　　　　　　　　图 1-6-4　左侧咬合像

（二）后牙区颧突钉弹力牵引内收前牙时，小蜜蜂起到撑子的作用（图 1-6-5～图 1-6-8）

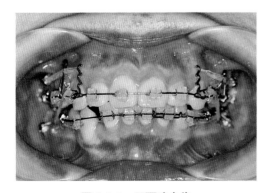

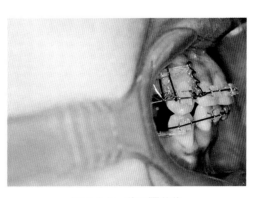

图 1-6-5　正面咬合像　　　　　　　　　　　图 1-6-6　前牙覆盖像

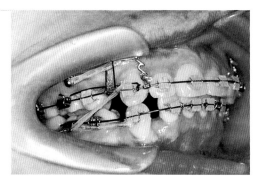 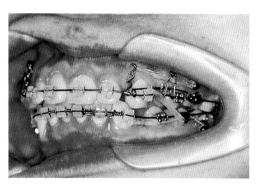

图 1-6-7　右侧咬合像　　　　　　　　图 1-6-8　左侧咬合像

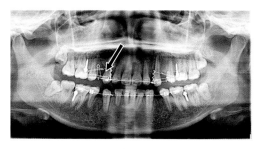

图 1-6-9　全口曲面断层片

备注：图 1-6-9 全口曲面断层片中的黑色箭头处，指患者使用颧突钉支抗内收前突的牙弓中，为了避开拉簧压迫口腔软组织，后牙段应用了撑子型小蜜蜂。

现代种植钉支抗技术在正畸临床上应用比较普遍，颧突钉配合弹力牵引附件内收上颌前突的牙弓，这样力量靠近牙齿的阻抗中心，防止了内收过程中可能出现的前牙舌倾现象。但由于牙弓本身特有的弧度，在挂橡皮链或者弹簧牵引时呈直线状态必然会压迫牙龈等软组织，不但会引起患者疼痛不适的症状，甚至还会造成口腔软组织创伤性溃疡，如图 1-6-10，这时装配上撑子型"小蜜蜂"就可以立竿见影地解决这个棘手的问题（图 1-6-11）。

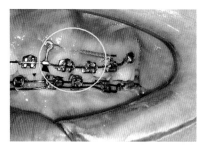 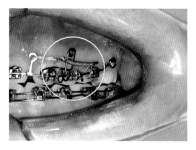

图 1-6-10　左侧咬合像　　　　　　　　图 1-6-11　左侧咬合像

备注：撑子型"小蜜蜂"主要应用于后牙段，其身子长。即垂直曲部分比较长，其长度高过牵引橡皮链或拉簧直线一个圈簧的距离，能够起到撑开弹力牵引附件压迫软组织的作用。

（武广增）

七、栅栏曲扩展辅弓

栅栏曲扩展辅弓，顾名思义是一种局部扩展辅弓装置。多适用于上颌牙齿萌出空间不足，需要通过正畸手段为牙齿萌出扩展足够间隙者，通常配合正畸主弓丝联合应用。下面通过 2 个案例介绍栅栏曲扩展辅弓应用技术。

（一）粗丝栅栏曲扩展辅弓

该病例为一男性患儿，年龄 11 岁。23 唇向低位阻生，22 与 24 间隙不足，需要扩展空间为 23 的殆向移动创造条件。上颌为 0.016″ 镍钛主弓丝；上颌中线左偏 2mm。如何让 22 与 24 之间扩展出足够的间隙，且不影响尖牙的殆向移动呢？

该患者因其上颌装配有 Nance 托，以 26 为支抗，可以承受较大的力量，但是如何把力量传导到前牙上呢？为此编者设计了一个连续垂直曲的多曲扩展辅弓，采用 0.7mm 不锈钢丝弯制，因形态与栅栏相似，我们给它起了一个形象的名字"栅栏曲扩展辅弓"。26 的颊面管近中弯制停止曲；以 26 为支抗，即能定向扩展牙弓，调整中线，为尖牙的萌出就位提供空间；且不妨碍尖牙的殆向移动；又解决了正畸主弓丝抵住尖牙的牙尖，妨碍其殆向移动的问题。

多个连续垂直曲的设计，使矫治的力量十分的柔和持久；该患者上颌装配了 Nance 托支抗，后方段磨牙支抗值强，有利于弓型的稳定；前牙段应用栅栏曲扩展辅弓能使上颌牙齿定向右移，调整中线不齐（图 1-7-1～图 1-7-6）。

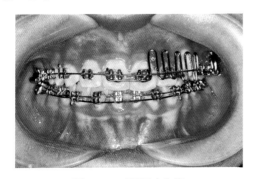

图 1-7-1　正面咬合像

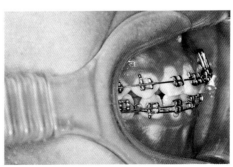

图 1-7-2　前牙覆盖像

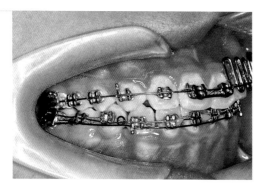
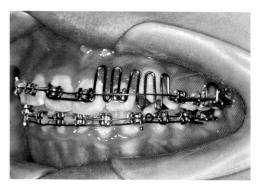

图 1-7-3　右侧咬合像　　　　　　　　　图 1-7-4　左侧咬合像

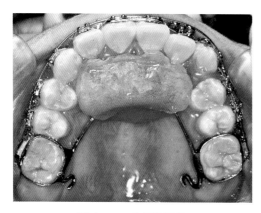
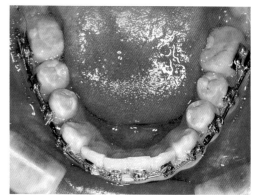

图 1-7-5　上颌𬌗面像　　　　　　　　　图 1-7-6　下颌𬌗面像

备注：图 1-7-4 为栅栏曲扩展辅弓，其内侧有个阻生的唇向低位尖牙。

（二）不锈钢方丝栅栏曲扩展辅弓

该病例为一女性患儿，年龄 11 岁。上颌中线左偏 2.0mm；21 骨埋伏阻生；22 近中唇向扭转 90°，低位阻生；21、22 萌出间隙不足，需要扩展足够的间隙，提供下行通道，以利于 21、22 牵引助萌。此阶段上颌为 0.016″ 镍钛主弓丝，并配合采用 0.018″×0.025″ 不锈钢方丝弯制的栅栏曲扩展辅弓装置。因其上颌装配有 Nance 托；右侧以 16，左侧以 25（26 萌出高度不足）作后牙段支抗，可以承受较大的推力，栅栏曲 25 近中弯制停止曲紧抵带环颊面管，既可以朝近中唇侧定向扩展牙弓、调整中线不齐，又辅助了镍钛主弓丝整平牙弓作用，这便是使用栅栏曲扩展辅弓的绝妙之处（图 1-7-7～图 1-7-12）。

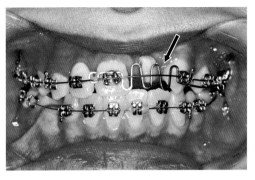

图 1-7-7　正面咬合像

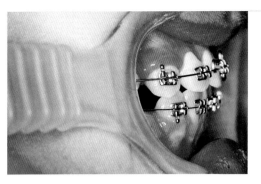

图 1-7-8　前牙覆盖像

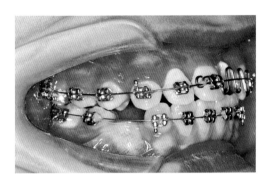

图 1-7-9　右侧咬合像

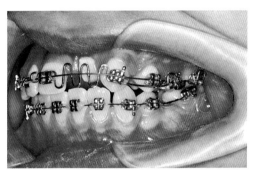

图 1-7-10　左侧咬合像

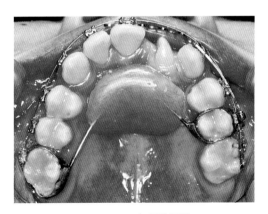

图 1-7-11　上颌𬌗面像

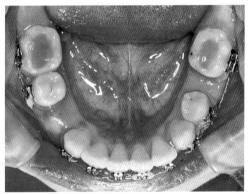

图 1-7-12　下颌𬌗面像

备注： 图 1-7-7 箭头处指方丝栅栏曲扩展辅弓，其内侧 22 近中唇向扭转 90°。

（武广增）

八、九曲连环夹

九曲连环夹是一种异型正畸控根辅弓，类似于侧切牙控根簧，不同点在于侧切牙控根簧只能装配在较粗的不锈钢方丝上，如 0.018″×0.025″ 不锈钢方丝或 0.019″×0.025″ 不锈钢方丝，固位时需要使用方丝转矩钳将两侧成组圈簧夹紧在方丝上，使之不能转动，并且纳入侧切牙托槽的这一段方丝，尚需要打磨成圆丝状，便于侧切牙在控根簧的作用力下进行冠舌向／根唇向的负转矩移动。

九曲连环夹的结构特点有点像 3 个方框组成的品字弓，下面两个方框作为支抗单位，上面一个方框实施矫治力，正对矫治牙的牙颈部与牙面呈角约 70°。通过一个交互作用力进行冠舌向／根唇向的负转矩移动。

九曲连环夹对正畸主弓丝要求不太苛刻，通常选择稳定弓丝如 0.018″ 澳丝即可。控根移动牙的托槽这一段弓丝不需要做任何处理。

适用范围比较灵活，中切牙、侧切牙及尖牙都可以使用。

（一）九曲连环夹的弯制步骤（图 1-8-1～图 1-8-66）

1. 细丝钳钳喙夹住距弓丝末端 2cm 处（图 1-8-1）。
2. 方喙在内，圆喙在外，弓丝沿方喙弯折 90°（图 1-8-2、图 1-8-3）。
3. 将弯折处放置于尖牙远中，末端朝向切端（图 1-8-4）。
4. 在尖牙与侧切牙之间标记画线（图 1-8-5）。
5. 细丝钳钳喙夹住标记点处（图 1-8-6）。
6. 方喙在内圆喙在外，弓丝沿方喙向切端弯折 90°（图 1-8-7）。
7. 钳喙向下移动一个托槽的距离（图 1-8-8）。

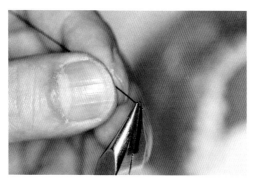

图 1-8-1　操作 1

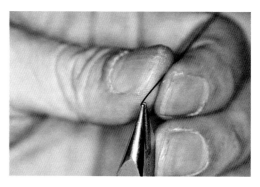

图 1-8-2　操作 2-1

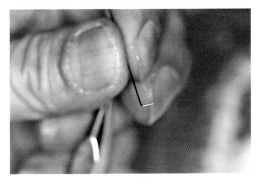

图 1-8-3　操作 2-2

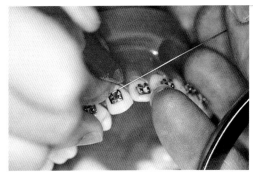

图 1-8-4　操作 3

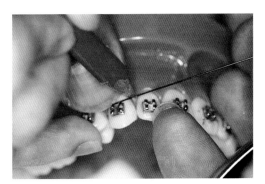

图 1-8-5　操作 4

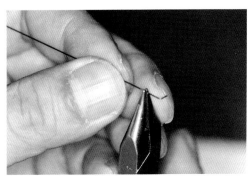

图 1-8-6　操作 5

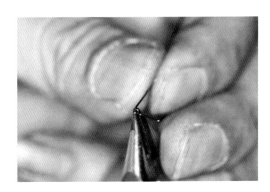

图 1-8-7　操作 6

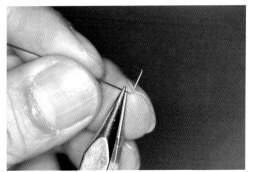

图 1-8-8　操作 7

8. 圆喙在内，方喙在外，弓丝沿着圆喙顺时针弯折（图 1-8-9～图 1-8-12）。

9. 重复紧密缠绕 3 圈（图 1-8-13～图 1-8-15）。

10. 至弓丝末端朝向切端。

11. 放置口内比对（图 1-8-16）。

12. 小圈放置于侧切牙与中切牙托槽之间，在距侧切牙切端 1~2mm 处的弓丝上标记画线（图 1-8-17）。

13. 细丝钳钳喙夹住标记点处（图 1-8-18）。

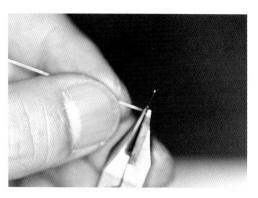

图 1-8-9　操作 8-1

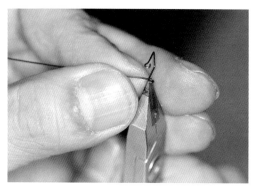

图 1-8-10　操作 8-2

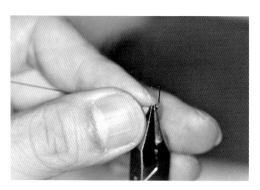

图 1-8-11　操作 8-3

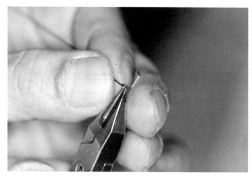

图 1-8-12　操作 8-4

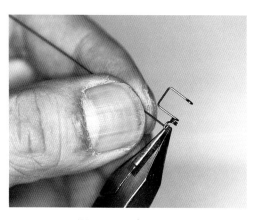

图 1-8-13　操作 9-1

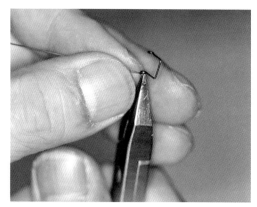

图 1-8-14　操作 9-2

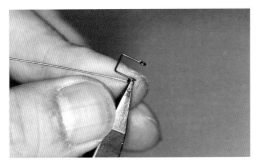

图 1-8-15　操作 9-3

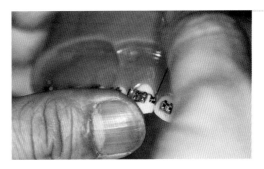

图 1-8-16　操作 11

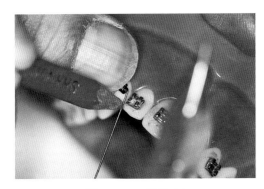

图 1-8-17　操作 12

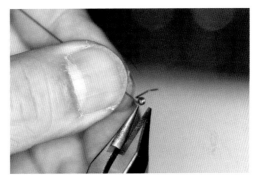

图 1-8-18　操作 13

14．方喙在内，圆喙在外，弓丝沿着方喙向近中 90° 弯折（图 1-8-19）。

15．放置口内比对（图 1-8-20）。

16．在中切牙侧切牙之间的弓丝水平处画线（图 1-8-21）。

17．方喙在内，圆喙在外，弓丝沿着方喙向龈端 90° 弯折（图 1-8-22～图 1-8-25）。

18．放置口内比对（图 1-8-26）。

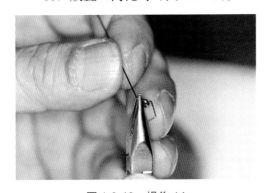

图 1-8-19　操作 14

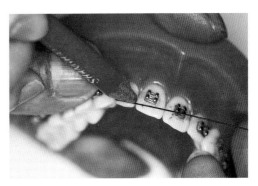

图 1-8-20　操作 15

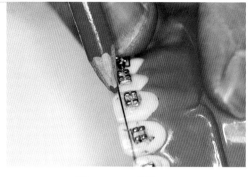

图 1-8-21　操作 16

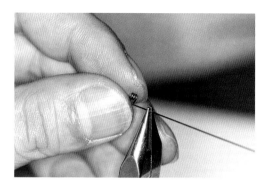

图 1-8-22　操作 17-1

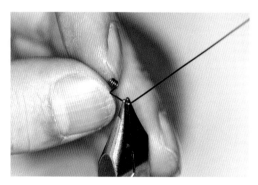

图 1-8-23　操作 17-2

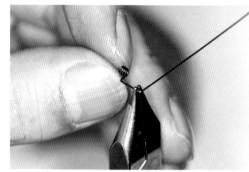

图 1-8-24　操作 17-3

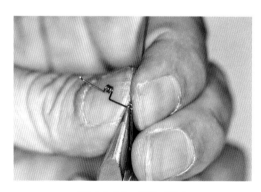

图 1-8-25　操作 17-4

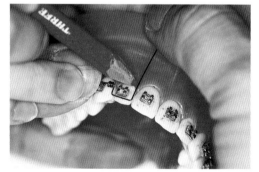

图 1-8-26　操作 18

19．在侧切牙与中切牙托槽之间的弓丝上标记画线（图 1-8-27）。

20．细丝钳夹住标记点处（图 1-8-28）。

21．细丝钳与弓丝垂直，圆喙在内方喙在外，弓丝沿着圆喙逆时针缠绕（图 1-8-29～图 1-8-32）。

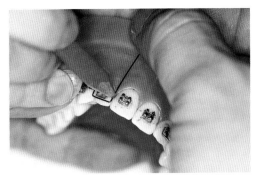

图 1-8-27　操作 19

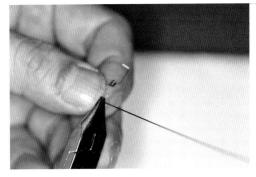

图 1-8-28　操作 20

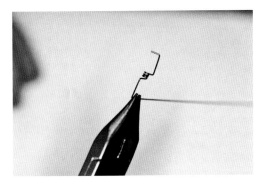

图 1-8-29　操作 21-1

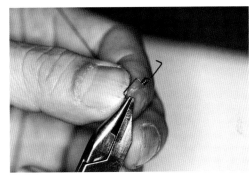

图 1-8-30　操作 21-2

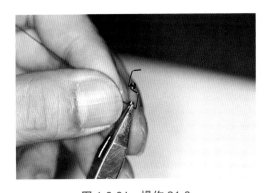

图 1-8-31　操作 21-3

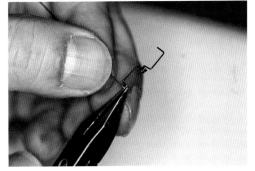

图 1-8-32　操作 21-4

22．重复紧密缠绕 3 圈（图 1-8-33）。

23．放置口内比对，弓丝末端朝向龈端（图 1-8-34）。

24．在中切牙托槽龈端处的弓丝上画线（图 1-8-35）。

25．钳喙夹住标记点处（图 1-8-36）。

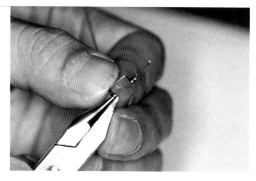

图 1-8-33　操作 22

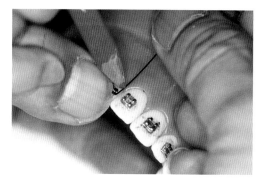

图 1-8-34　操作 23

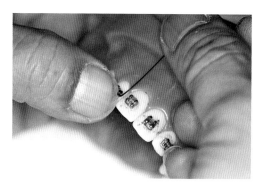

图 1-8-35　操作 24

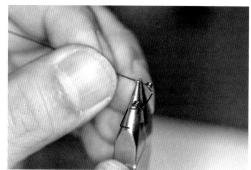

图 1-8-36　操作 25

26. 方喙在内，圆喙在外，弓丝沿着方喙 90° 向近中弯折（图 1-8-37、图 1-8-38）。

27. 放置口内比对，在两侧中切牙之间的弓丝上标记画线（图 1-8-39、图 1-8-40）。

28. 钳喙夹住标记点处图（图 1-8-41）。

29. 方喙在内，圆喙在外，弓丝沿着方喙 90° 向切端弯折（图 1-8-42、图 1-8-43）。

30. 放置口内比对，在中切牙托槽之间标记画线（图 1-8-44～图 1-8-47）。

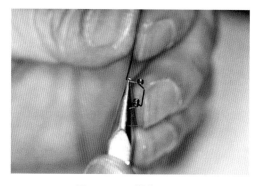

图 1-8-37　操作 26-1

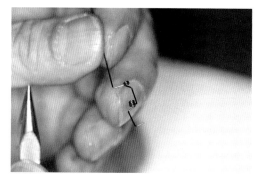

图 1-8-38　操作 26-2

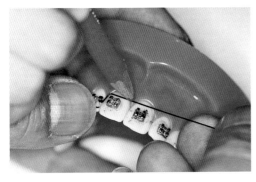

图 1-8-39　操作 27-1

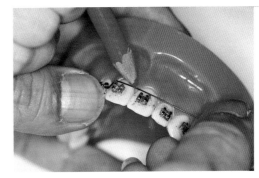

图 1-8-40　操作 27-2

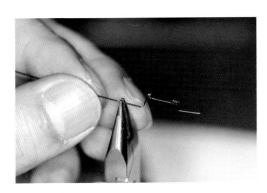

图 1-8-41　操作 28

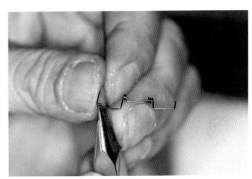

图 1-8-42　操作 29-1

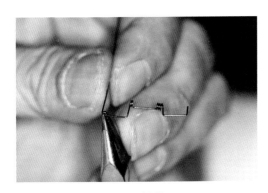

图 1-8-43　操作 29-2

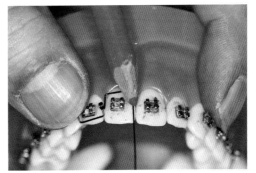

图 1-8-44　操作 30-1

31. 钳喙夹住标记点处（图 1-8-48）。

32. 圆喙在内，方喙在外，弓丝沿着圆喙顺时针弯折，重复紧密缠绕 3 圈（图 1-8-49～图 1-8-53）。

33. 放置口内对比（图 1-8-54）。

34. 弓丝末端朝向切端，在距对侧中切牙切端1～2mm处的弓丝上画线（图1-8-55）。

35. 钳喙夹住标记点处（图1-8-56）。

36. 方喙在内，圆喙在外，弓丝沿着方喙90°向远中弯折（图1-8-57～图1-8-59）。

37. 放置在口内比对（图1-8-60）。

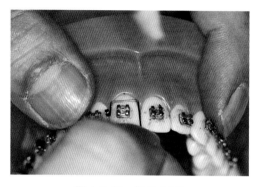

图 1-8-45 操作 30-2

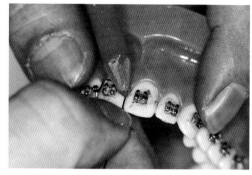

图 1-8-46 操作 30-3

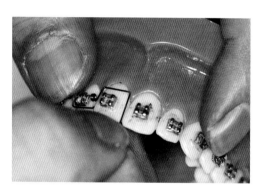

图 1-8-47 操作 30-4

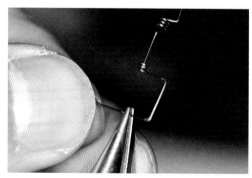

图 1-8-48 操作 31

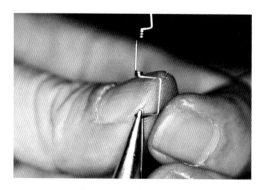

图 1-8-49 操作 32-1

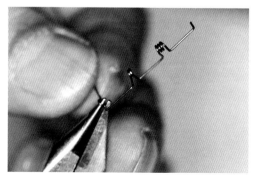

图 1-8-50 操作 32-2

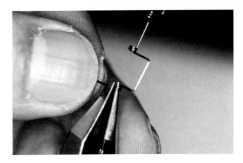

图 1-8-51　操作 32-3

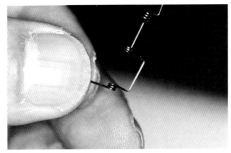

图 1-8-52　操作 32-4

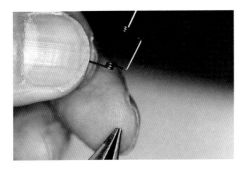

图 1-8-53　操作 32-5

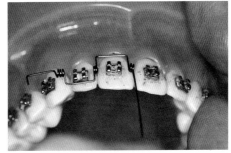

图 1-8-54　操作 33

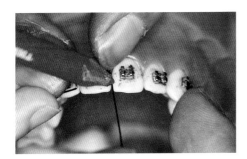

图 1-8-55　操作 34

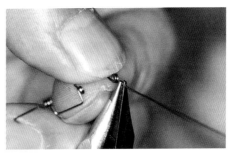

图 1-8-56　操作 35

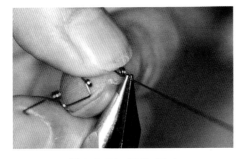

图 1-8-57　操作 36-1

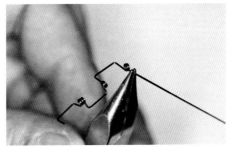

图 1-8-58　操作 36-2

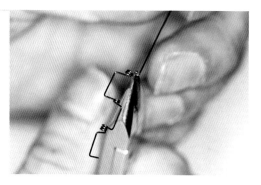

图 1-8-59　操作 36-3

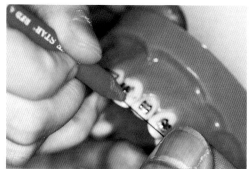

图 1-8-60　操作 37

38．在对侧中切牙与侧切牙之间的弓丝上标记画线（图 1-8-61、图 1-8-62）。

39．钳喙夹住标记点处（图 1-8-63）。

40．方喙在内，圆喙在外，弓丝沿着方喙 90° 向龈端弯折（图 1-8-64）。

41．末端留有 2.0mm 处用切断钳切端弓丝（图 1-8-65、图 1-8-66）。

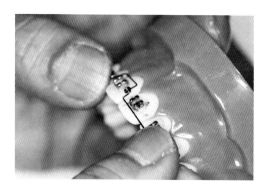

图 1-8-61　操作 38-1

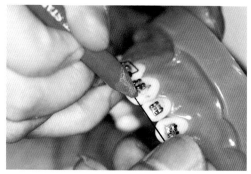

图 1-8-62　操作 38-2

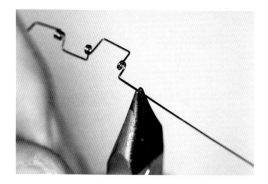

图 1-8-63　操作 39

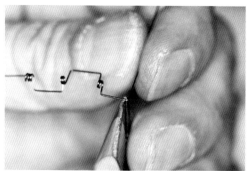

图 1-8-64　操作 40

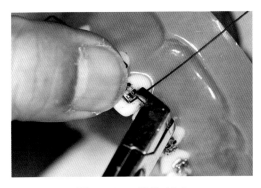

图 1-8-65　操作 41-1

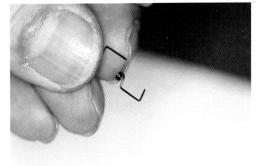

图 1-8-66　操作 41-2

（二）弯制好的九曲连环夹（图 1-8-67～图 1-8-70）

1. 将弯折好的九曲连环夹从主弓丝末端穿入（图 1-8-67～图 1-8-70）。

2. 主弓丝放于托槽内，九曲连环夹摆置好，先结扎其余牙齿的主弓丝结扎入槽（图 1-8-71、图 1-8-72）。

3. 将尖牙与对侧切牙的辅弓丝，用 0.25mm 结扎丝固定在尖牙托槽与对侧中切牙托槽上固定（图 1-8-73）。

4. 最后结扎中切牙与侧切牙，使主弓丝入槽，常规结扎（图 1-8-74）。

5. 剪短多余的结扎丝，末端结扎丝藏于主弓丝下（图 1-8-75、图 1-8-76）。

6. 用探针放置于九曲连环夹与中切牙之间，检查弓丝是否接触牙面及力量的大小（图 1-8-77）。

7. 用探针放置于九曲连环夹与侧切牙之间，检查弓丝是否接触牙面及力量的大小（图 1-8-78）。

（三）九曲连环夹的结扎（图 1-8-71～图 1-8-78）

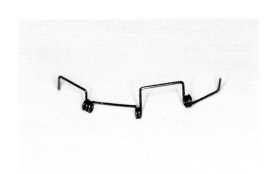

图 1-8-67　九曲连环夹 41-1

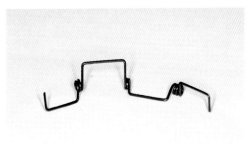

图 1-8-68　九曲连环夹 41-2

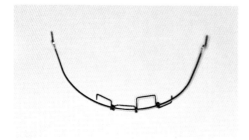

图 1-8-69　示例 41-3

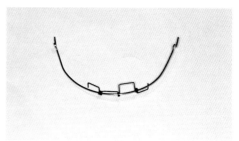

图 1-8-70　示例 41-4

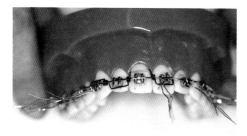

图 1-8-71　操作 42-1

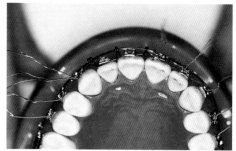

图 1-8-72　操作 42-2

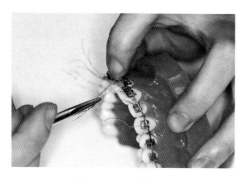

图 1-8-73　操作 43

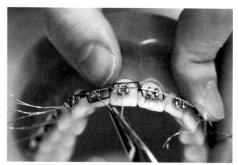

图 1-8-74　操作 44

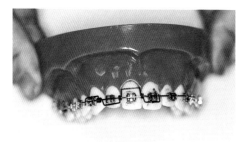

图 1-8-75　操作 45-1

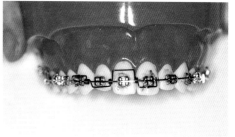

图 1-8-76　操作 45-2

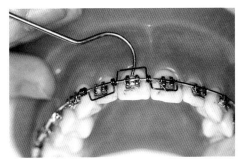

图 1-8-77　操作 46

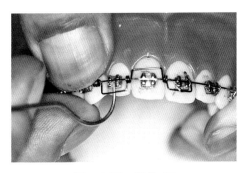

图 1-8-78　操作 47

（四）九曲连环夹的临床应用

上颌牙弓装配九曲连环夹，实施负转矩正畸力矫治 12 冠唇倾 / 根舌向状况。

该患者 12 冠唇向 / 根舌向错位，牙根不在牙槽窝中央，12 唇侧骨板凹陷（图 1-8-79～图 1-8-82）；采用九曲连环夹（图 1-8-83）实施 12 冠舌向 / 根唇向移动（即负转矩移动）。

矫治阶段 -1（间隔 1 个月）

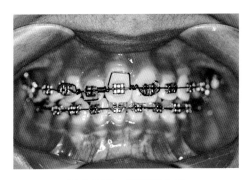

图 1-8-79　正面咬合像

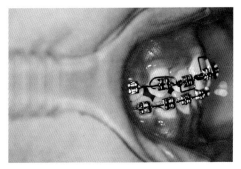

图 1-8-80　前牙覆盖像

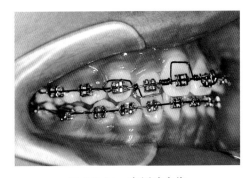

图 1-8-81　右侧咬合像

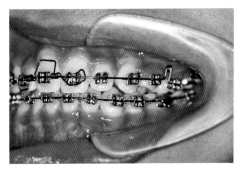

图 1-8-82　左侧咬合像

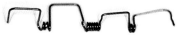

图 1-8-83　示例

矫治阶段 -2（间隔 2 个月）

1 个月后复诊检查，12 牙冠已朝舌向移动，牙轴较前改善（图 1-8-84～图 1-8-87）。

2 个月后复诊检查，12 牙冠已明显朝舌向移动，牙根朝唇向移动，12 唇侧骨板较前丰满（图 1-8-88～图 1-8-91）。

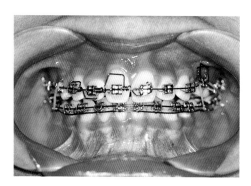

图 1-8-84　正面咬合像

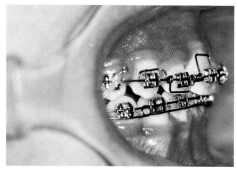

图 1-8-85　前牙覆盖像

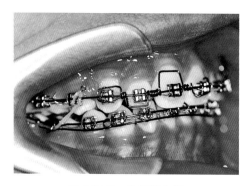

图 1-8-86　右侧咬合像

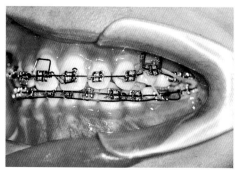

图 1-8-87　左侧咬合像

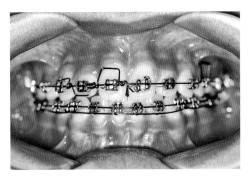

图 1-8-88　正面咬合像

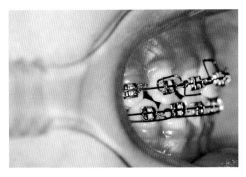

图 1-8-89　前牙覆盖像

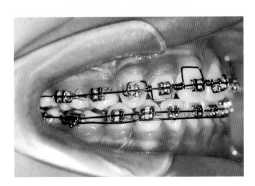

图 1-8-90　右侧咬合像

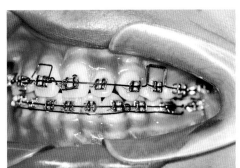

图 1-8-91　左侧咬合像

（武广增）

九、尖牙转矩簧（撑子）

尖牙转矩簧（专利号：ZL 201420382525.1），多用于矫治上颌尖牙冠舌向 / 根唇向 的患者，我们通常把它称之为撑子。装配时需要配合使用 0.9mm 或 1.0mm 不锈钢丝弯制的粗丝辅弓。

（一）尖牙转矩簧（撑子）弯制步骤

1. 细丝钳夹住一根 0.018″澳丝中段（图 1-9-1、图 1-9-2）。
2. 弓丝沿细丝钳圆喙弯制圈簧（图 1-9-3～图 1-9-8）。
3. 细丝钳夹住圈簧，其两侧弓丝应保持平行线（图 1-9-9、图 1-9-10）。
4. 比照上颌中切牙牙冠高度画线作标记确定撑子的高度（图 1-9-11、图 1-9-12）。

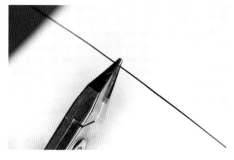

图 1-9-1　操作 1-1

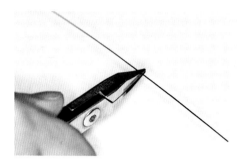

图 1-9-2　操作 1-2

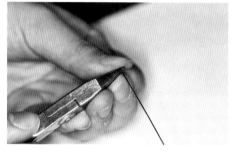

图 1-9-3　操作 2-1

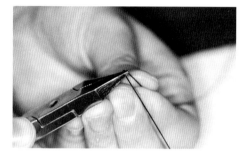

图 1-9-4　操作 2-2

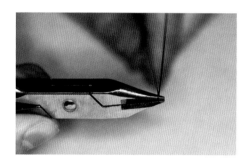

图 1-9-5　操作 2-3

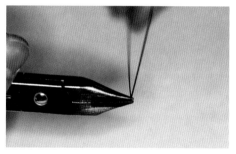

图 1-9-6　操作 2-4

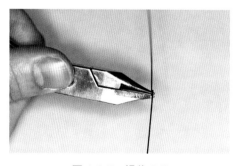

图 1-9-7　操作 2-5

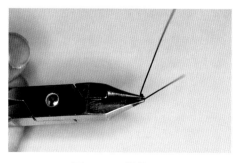

图 1-9-8　操作 2-6

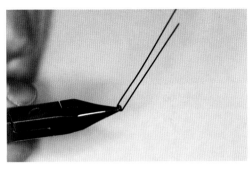

图 1-9-9　操作 3-1

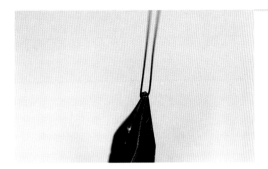

图 1-9-10　操作 3-2

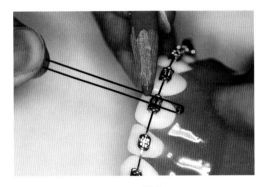

图 1-9-11　操作 4-1

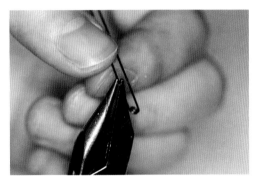

图 1-9-12　操作 4-2

5. 钳子夹住一根弓丝标记点（图 1-9-13）。

6. 沿方喙朝对侧弓丝弯折 90°（图 1-9-14、图 1-9-15）。

7. 移动钳子夹住对侧弓丝标记点（图 1-9-16）。

8. 方喙在内朝对侧交叉弯折 90°，两底端弓丝在一条直线上（图 1-9-17、图 1-9-18）。

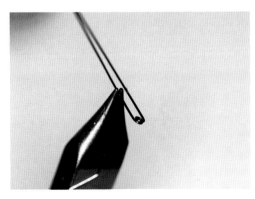

图 1-9-13　操作 5

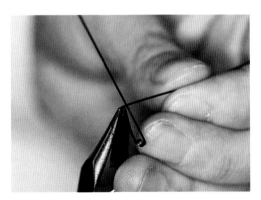

图 1-9-14　操作 6-1

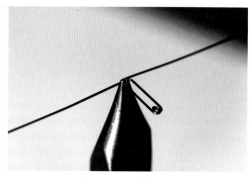

图 1-9-15　操作 6-2

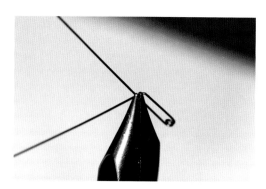

图 1-9-16　操作 7

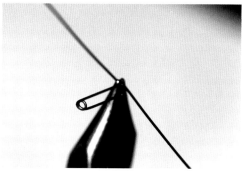

图 1-9-17　操作 8-1

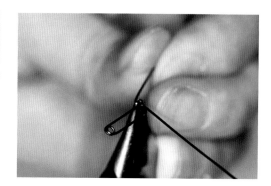

图 1-9-18　操作 8-2

9. 分别钳夹垂直臂外侧 2mm 处弓丝，向下弯折 90°，形成 2 条宽的垂直臂（图 1-9-19～图 1-9-22）。

10. 将其放在牙模中切牙托槽上，稍稍超过中切牙托槽高度画线作标记（图 1-9-23）。

11. 方喙在内，钳子夹住弓丝标记点（图 1-9-24）。

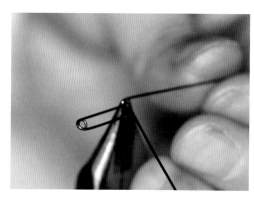

图 1-9-19　操作 9-1

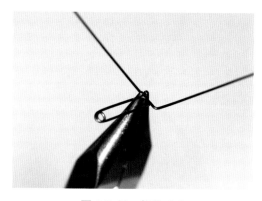

图 1-9-20　操作 9-2

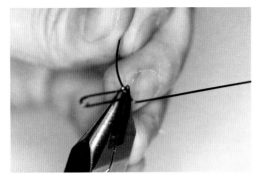

图 1-9-21　操作 9-3

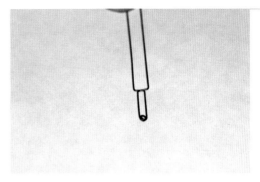

图 1-9-22　操作 9-4

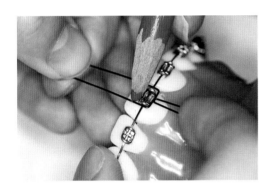

图 1-9-23　操作 10

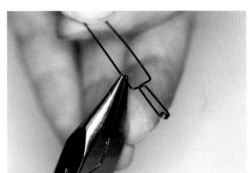

图 1-9-24　操作 11

12. 弓丝朝对侧弯折（图 1-9-25、图 1-9-26）。

13. 移动钳子夹住另一侧弓丝标记点（图 1-9-27）。

14. 弓丝朝对侧弯折 9°，形成方框，两底边弓丝在一条直线上（图 1-9-28～图 1-9-32）。

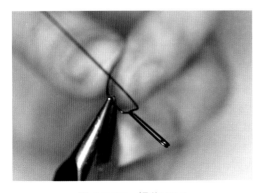

图 1-9-25　操作 12-1

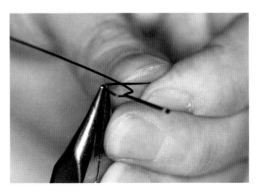

图 1-9-26　操作 12-2

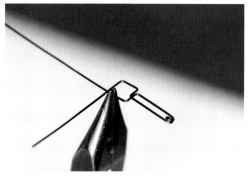

图 1-9-27　操作 13

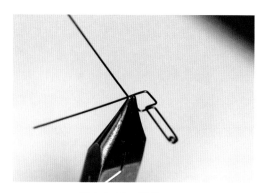

图 1-9-28　操作 14-1

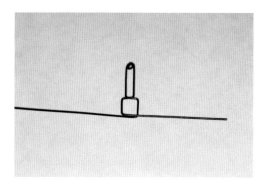

图 1-9-29　操作 14-2

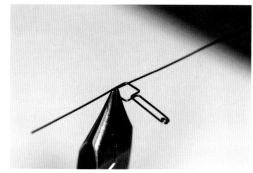

图 1-9-30　操作 14-3

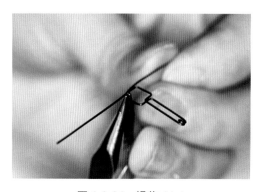

图 1-9-31　操作 14-4

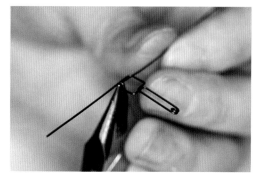

图 1-9-32　操作 14-5

15. 圈簧朝上，钳夹方框内侧底边（图 1-9-33 ）。
16. 沿钳子圆喙弯制一侧底边小钩（图 1-9-34～图 1-9-36 ）。
17. 弯折完毕后的状况（图 1-9-37 ）。
18. 平齐方框垂直臂，用末端切断钳剪断多余弓丝（图 1-9-38 ）。

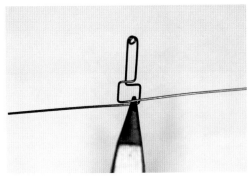

图 1-9-33　操作 15

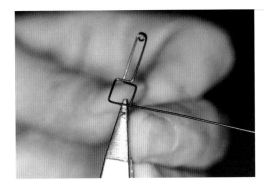

图 1-9-34　操作 16-1

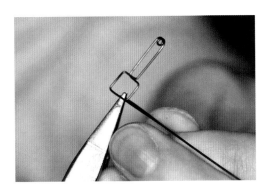

图 1-9-35　操作 16-2

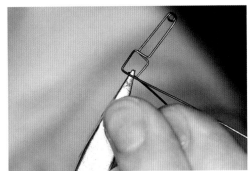

图 1-9-36　操作 16-3

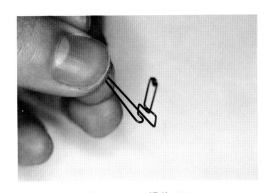

图 1-9-37　操作 17

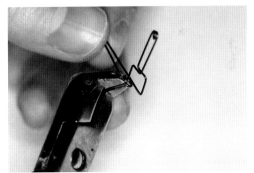

图 1-9-38　操作 18

19. 剪断多余弓丝（图 1-9-39、图 1-9-40）。

20. 依照上述方法弯制另一侧小钩（图 1-9-41～图 1-9-45）。

21. 弯制另一侧小钩后，切断多余弓丝（图 1-9-46、图 1-9-47）。

22. 弯制完毕的撑子形状（图 1-9-48）。

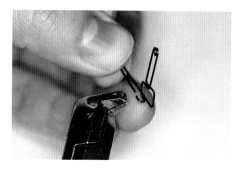

图 1-9-39　操作 19-1

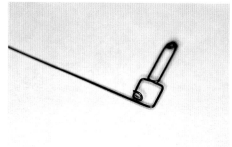

图 1-9-40　操作 19-2

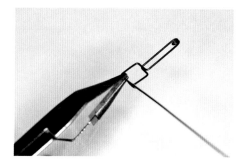

图 1-9-41　操作 20-1

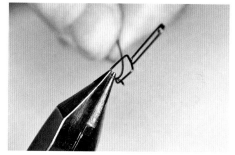

图 1-9-42　操作 20-2

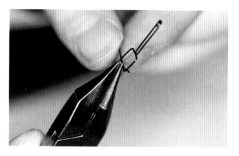

图 1-9-43　操作 20-3

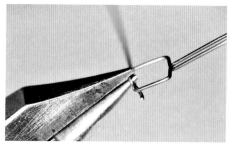

图 1-9-44　操作 20-4

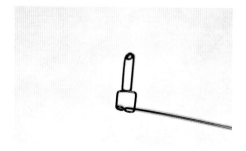

图 1-9-45　操作 20-5

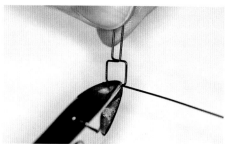

图 1-9-46　操作 21-1

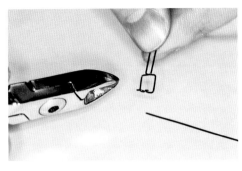

图 1-9-47　操作 21-2

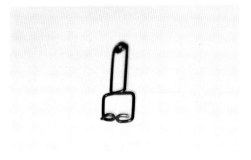

图 1-9-48　操作 22

（二）撑子的装配步骤

1. 用一根 0.25mm 结扎丝平行对折，形成环圈（图 1-9-49）。
2. 结扎丝环圈穿过撑子方框上方交叉连接部（图 1-9-50）。
3. 两末端结扎丝绕过弓丝穿入环圈收紧扣住连接部弓丝（图 1-9-51～图 1-9-55）。
4. 持针钳平行夹住方框（图 1-9-56）。

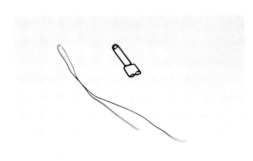

图 1-9-49　操作 1

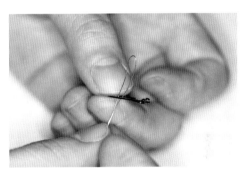

图 1-9-50　操作 2

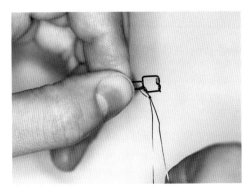

图 1-9-51　操作 3-1

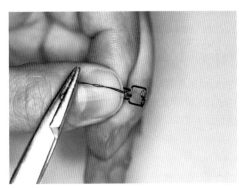

图 1-9-52　操作 3-2

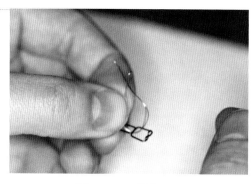

图 1-9-53　操作 3-3

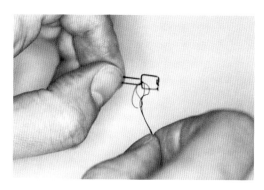

图 1-9-54　操作 3-4

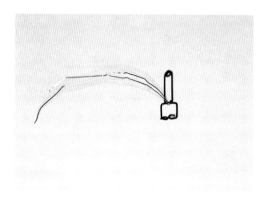

图 1-9-55　操作 3-5

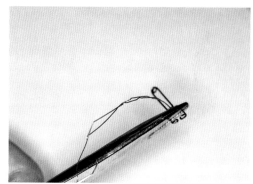

图 1-9-56　操作 4

5. 左手推压圈簧垂直曲部分，使之弯折 90°（图 1-9-57～图 1-9-61）。

6. 持针钳夹住撑子，将其塞入尖牙托槽主弓丝下方并包绕托槽（图 1-9-62～图 1-9-64）。

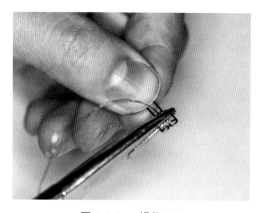

图 1-9-57　操作 5-1

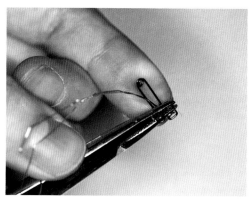

图 1-9-58　操作 5-2

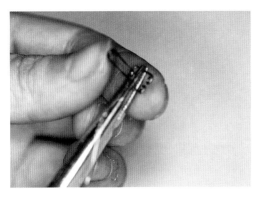

图 1-9-59　操作 5-3

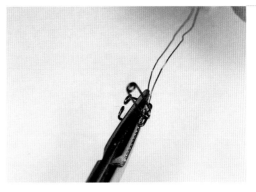

图 1-9-60　操作 5-4

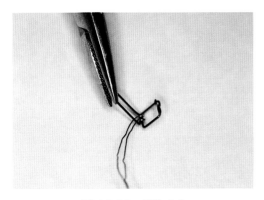

图 1-9-61　操作 5-5

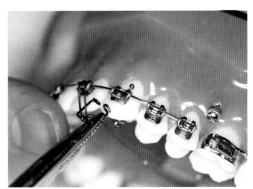

图 1-9-62　操作 6-1

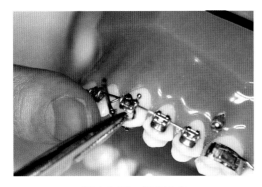

图 1-9-63　操作 6-2

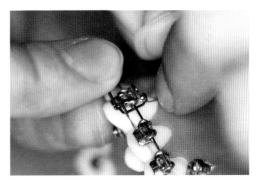

图 1-9-64　操作 6-3

7. 用一根 0.25mm 结扎丝将 2 个小钩结扎在一起（图 1-9-65 和图 1-9-66）。

8. 剪断多余结扎丝，弯折末端使其紧贴牙面（图 1-9-67）。

9. 将方框连接弓丝处的结扎分别从殆方穿过尖牙主弓丝（图 1-9-68～

图 1-9-71）。

10. 持针器夹结扎丝两末端拧紧打结，结扎丝应扎在尖牙托槽龈侧翼钩内（图 1-9-72）。

11. 剪断多余结扎丝，将其末端塞入主弓丝下方（图 1-9-73～图 1-9-75）。

12. 结扎完毕的撑子情况（图 1-9-76～图 1-9-78）。

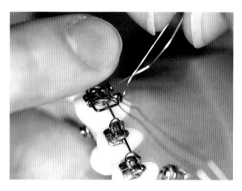
图 1-9-65　操作 7-1

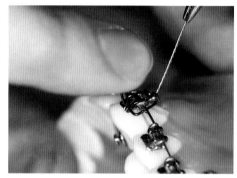
图 1-9-66　操作 7-2

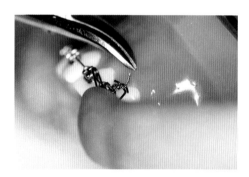
图 1-9-67　操作 8

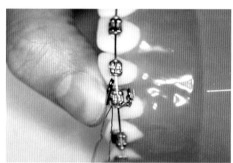
图 1-9-68　操作 9-1

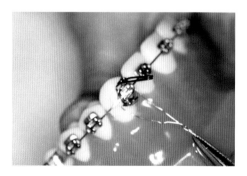
图 1-9-69　操作 9-2

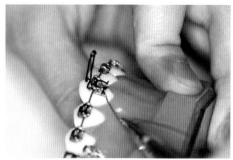
图 1-9-70　操作 9-3

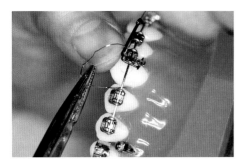

图 1-9-71　操作 9-4

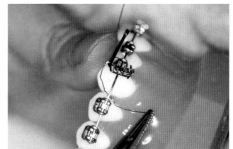

图 1-9-72　操作 10

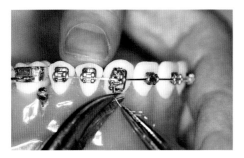

图 1-9-73　操作 11-1

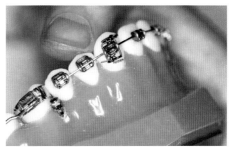

图 1-9-74　操作 11-2

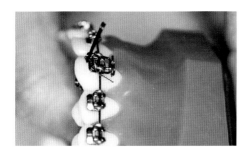

图 1-9-75　操作 11-3

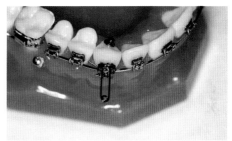

图 1-9-76　操作 12-1

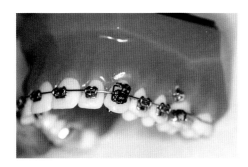

图 1-9-77　操作 12-2

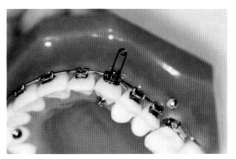

图 1-9-78　操作 12-3

（三）临床应用

A. 双侧使用尖牙转矩簧病例（图 1-9-79～图 1-9-88）

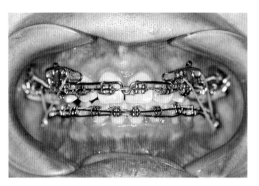

图 1-9-79　正面咬合像

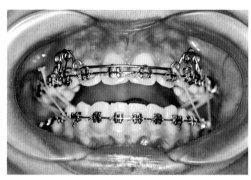

图 1-9-80　正面开口像

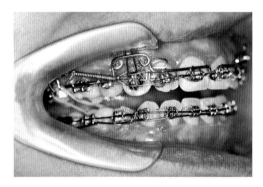

图 1-9-81　右侧开口像

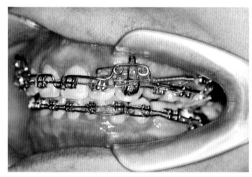

图 1-9-82　左侧开口像

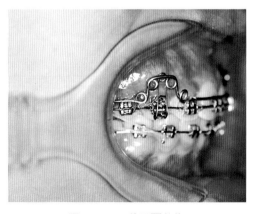

图 1-9-83　前牙覆盖像

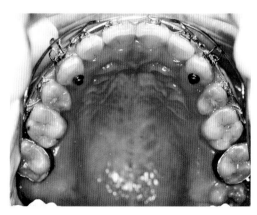

图 1-9-84　上殆面像

B. 单侧使用尖牙转矩簧病例

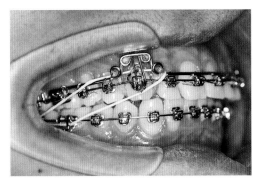

图 1-9-85　右侧咬合像

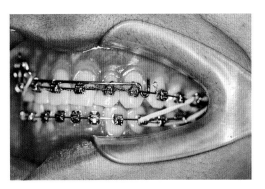

图 1-9-86　左侧咬合像

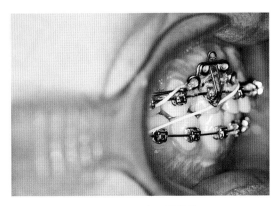

图 1-9-87　前牙覆盖像

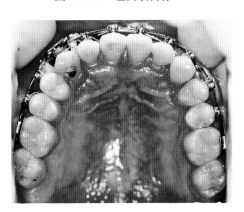

图 1-9-88　上颌𬌗面像

（四）改进型"撑子"的应用

作者曾经在博客文章中介绍了使用撑子矫治上颌尖牙冠舌倾 / 根形唇向突出的方法，受到广大正畸医师的关注。随着正畸技术不断发展、临床经验的丰富，作者对这一方法又进行了改进，采用五环曲（撑子一个簧圈加支抗辅弓四个环圈）组成一个矫治单位，获得比较好的矫治效果。

支抗辅弓采用直径 0.9mm 不锈钢丝弯制，设置 4 个环圈，上面 2 个环圈像 2 个卫兵守住了大门，卡住撑子的头（垂直曲的圈簧），使其左右不能晃动，保持撑子的稳定。

撑子原本是呈直立状态的，被粗丝四环支抗辅弓压缩结扎固定后，产生尖牙根舌向移动的转矩力量。

基底 2 个环圈位于尖牙牙冠的两侧，侧切牙托槽远中的上方，前磨牙托槽近中的上方。其作用如同小圈曲，可以挂橡皮链。我们通过图 1-9-84～图 1-9-88 可以很清楚地观察到该患者尖牙舌侧粘接了舌侧扣，橡皮链通过基底 2 个环圈钩挂在尖牙的舌侧扣上产生尖牙冠唇向移动的力量。

撑子经过这样组装以后，可以立即获得来自 2 个方面的矫治力量。其一，转矩簧使尖牙牙根朝舌向移动，其二，舌侧扣上的橡皮链使尖牙牙冠朝唇向移动橡皮，从而发挥良好的矫治效果。

注：四环粗丝支抗辅弓末端弯制小钩可以挂在磨牙区正畸主弓丝上，其他部分则采用 0.25mm 结扎丝多牙托槽结扎固定。

（武广增）

十、正畸附件：心跳簧

2015 年 7 月 15 日，笔者在上海武广增正畸工作室给一位女性成人患者弯制了一个很特别的正畸附件，很像心电图 QRS 波形（图 1-10-4），跟随我学习正畸的进修医师给它起了一个很动听的名字叫"心跳簧"。

正畸附件"心跳簧"适用于矫治牙列拥挤案例，该装置激活后主要用于前牙段局部牙列扩弓，开展微小间隙，排齐牙列（图 1-10-1～图 1-10-3）。

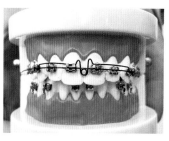
图 1-10-1 心跳簧 1

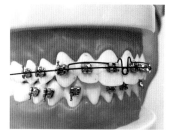
图 1-10-2 心跳簧 2

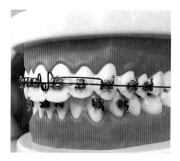
图 1-10-3 心跳簧 3

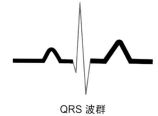
QRS 波群

图 1-10-4 心电图波形

安装"心跳簧"装置，操作比较简单，将两侧末端挂钩挂于主弓丝上（如0.016″镍钛圆丝），使其紧抵住拓展托槽近中，其中间设置的带圈垂直开大曲压缩后塞入正畸主弓丝内侧，应用结扎丝将曲水平部结扎到托槽上，正畸附件"心跳簧"利用弓丝回弹力，可以持续有效的开展牙弓、为排齐扭转牙提供间隙。

心跳簧通常在镍钛丝阶段就可以使用，是一种软丝与硬丝的巧妙结合。其在实施扩展牙列间隙的同时，镍钛丝利用其柔和的弹性顺势排齐牙列，显示出良好的排齐牙列效果。

（备注：心跳簧临床应用案例，见第 2 章病例 -11）

（武广增）

十一、Nance 托支架弹力牵引关闭宽大牙间隙

利用 Nance 托支架弹力牵引关闭宽大牙间隙，该矫治方法相比支抗钉移动前牙，不但消除了患者畏惧打支抗钉的心理，而且也不必担心支抗钉脱落的问题，改良的 Nance 支架相比牙齿作为支抗单位来说，支抗更强，更稳定，效果也更好。

改良 Nance 托支架是编者在 Nance 托上用 1.0mm 的不锈钢丝制作了一个特别的支架，该支架和游离牵引钩着力点处于上颌前牙阻抗中心，通过弹力牵引实施矫治力，更容易控根移动。

下面通过临床应用案例就这一特色技术进行讲解。

患者是一位成年男性，22 先天缺失（建议后期修复），11、21 之间存在宽大的牙间隙。11 位置正常，故需要 21 近中移动关闭间隙（图 1-11-1）。

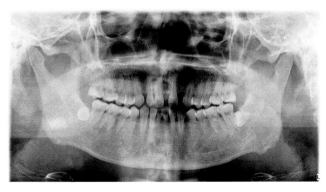

图 1-11-1　全口曲面断层片

首次复诊，上颌主弓丝更换为 0.016″ 镍钛圆丝；因为主弓丝钢性不足，为了关闭前牙间隙，作者在 Nance 托上用 1.0mm 的不锈钢丝制作了一个特别的支架，类似高位牵引钩作为 21 移动的人工支点；配合在 21 托槽龈方粘接的游离牵引钩，采用短距橡皮链以"穿针引线"的方式实施弹力牵引关闭牙间隙。

此外，将 11、12、13 用 0.20mm 的结扎丝紧密"8"字结扎作为支抗单位；并用分牙橡皮圈以"一个变两个"的形式结扎在 11、21 上（图 1-11-2～图 1-11-7）。

装配改良 Nance 托支架及配套矫治装置（2019-01-22）

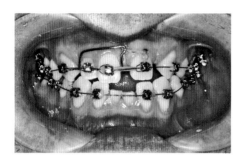
图 1-11-2　正面咬合像

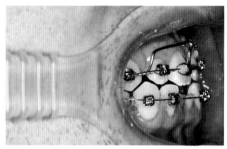
图 1-11-3　前牙覆盖像

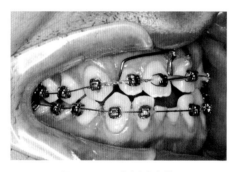
图 1-11-4　右侧咬合像

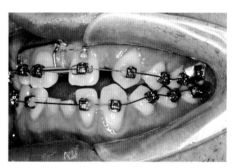
图 1-11-5　左侧咬合像

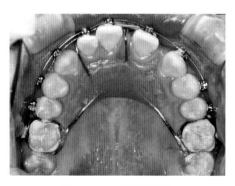
图 1-11-6　上颌𬌗面像

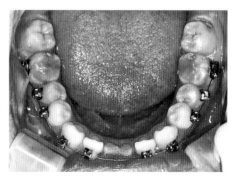
图 1-11-7　下颌𬌗面像

矫治阶段 -1（2019-02-19）

较上次复诊，21 明显向近中移动。在原有的基础上 23 与 24 之间用 0.20mm 的结扎丝紧密"8"字结扎，21 与 23 之间放置镍钛推簧，目的是为 21 近中移动施加一个推力（图 1-11-8～图 1-11-14）。

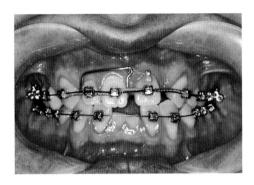

图 1-11-8　正面咬合像

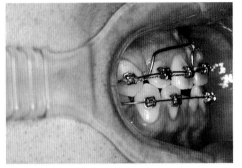

图 1-11-9　前牙覆盖像

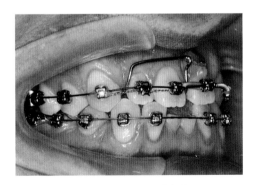

图 1-11-10　右侧咬合像

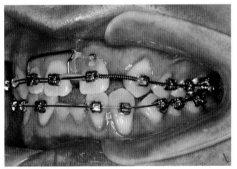

图 1-11-11　左侧咬合像

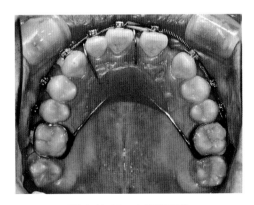

图 1-11-12　上颌𬌗面像

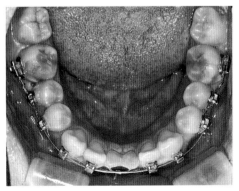

图 1-11-13　下颌𬌗面像

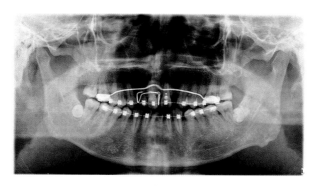

图 1-11-14　全口曲面断层片

矫治阶段 -2（2019-03-23）

复诊处置

　　间隔一个多月复诊，21 近中移动已靠拢 Nance 托支架连接处的不锈钢丝，无法继续关闭余隙（图 1-11-15～图 1-11-21），这时我们磨断阻碍部位的 Nance 托支架处的钢丝，将其弯制成如图所示的方框式牵引支架，继续挂橡皮链进行牵引（图 1-11-22～图 1-11-27）。

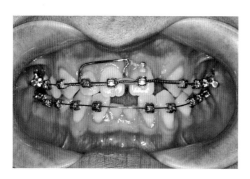

图 1-11-15　正面咬合像

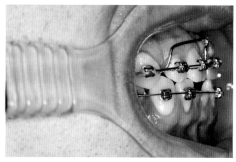

图 1-11-16　前牙覆盖像

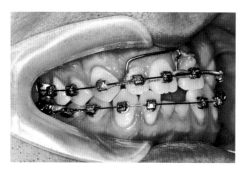

图 1-11-17　右侧咬合像

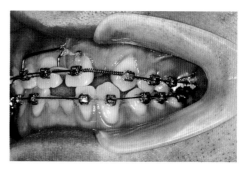

图 1-11-18　左侧咬合像

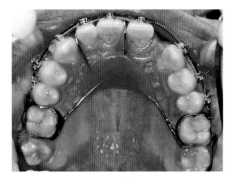

图 1-11-19　上颌𬌗面像

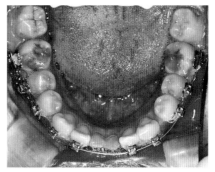

图 1-11-20　下颌𬌗面像

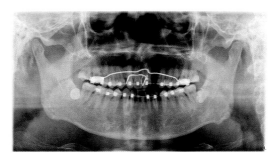

图 1-11-21　全口曲面断层片

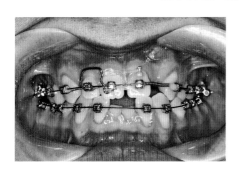

图 1-11-22　正面咬合像

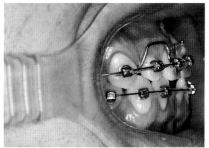

图 1-11-23　前牙覆盖像

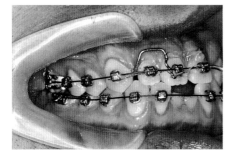

图 1-11-24　右侧咬合像

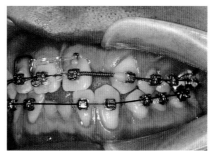

图 1-11-25　左侧咬合像

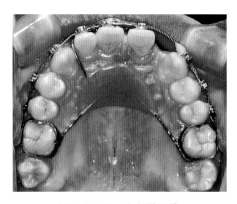

图 1-11-26　上颌𬌗面像

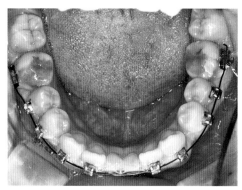

图 1-11-27　下颌𬌗面像

矫治阶段 -3（2019-04-21）

复诊处置

四周复诊已见 21、11 之间余隙关闭（图 1-11-28～图 1-11-35），复诊处置，于 11 靠近颈缘处粘接游离牵引钩，靠近阻抗中心挂橡皮链进行控根移动（图 1-11-36～图 1-11-41）。

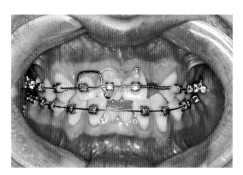

图 1-11-28　正面咬合像

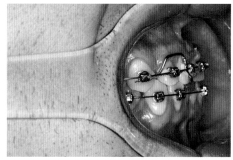

图 1-11-29　前牙覆盖像

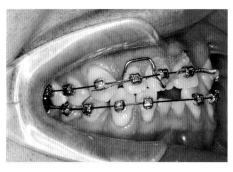

图 1-11-30　右侧咬合像

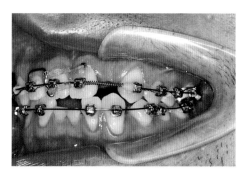

图 1-11-31　左侧咬合像

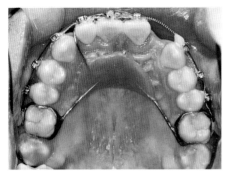

图 1-11-32　上颌𬌗面像

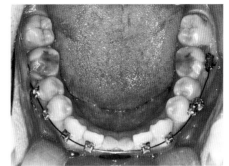

图 1-11-33　下颌𬌗面像

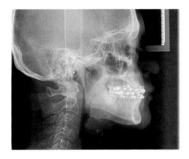

图 1-11-34　头颅侧位片

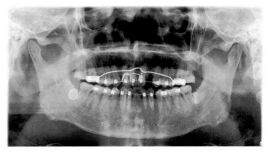

图 1-11-35　全口曲面断层片

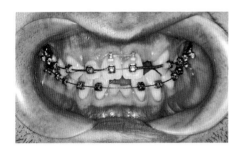

图 1-11-36　正面咬合像

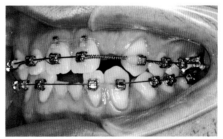

图 1-11-37　左侧咬合像

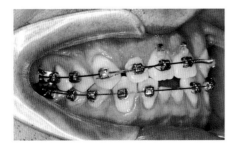

图 1-11-38　右侧咬合像

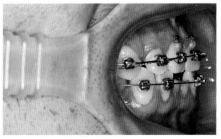

图 1-11-39　前牙覆盖像

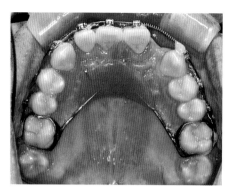

图 1-11-40　上颌𬌗面像

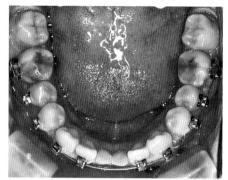

图 1-11-41　下颌𬌗面像

（武广增）

十二、Nance 托支架矫治替牙期扭转牙

　　替牙期中切牙扭转情况比较常见，传统的方法使用附有𬌗垫的活动矫治器；利用矫治器上附有的双曲舌簧施力矫治前牙扭转，需要患者配合，依从性要求较高；而且活动矫治器力量不易控制。改良 Nance 托支架（图 1-12-1、图 1-12-2）矫治扭转牙是一种创新设计，有稳定的支抗，通过橡皮链的牵引，能快速有效地矫正扭转牙；并且牵引支架可以阻挡牙齿过矫正。

　　这是一位替牙早期中切牙反𬌗且近中腭向扭转的男性患儿，年龄 7 岁（图 1-12-3）。其 21 两侧的乳牙均未替换，不便于粘接托槽；矫治设计拔除即将脱落的 51、62。编者设计了一个改良的 Nance 托支架矫治扭转牙。唇侧改良 Nance 托支架不锈钢丝紧贴 21 的远中牙面，作为支点抵消矫治 21 扭转的反作用力。上颌 55、65 𬌗面制作粘接式树脂𬌗垫，打开前牙反𬌗锁结，使近中腭向扭转的 21 能顺利唇向移动；21 腭

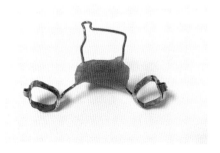

图 1-12-1　改良 Nance 托支架

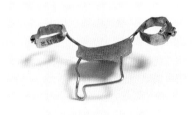

图 1-12-2　改良 Nance 托支架

侧近中粘接舌侧扣，舌侧扣挂橡皮链至改良 Nance 托支架的"U"型曲进行弹力牵引（图 1-12-4～图 1-12-6 ）。

初次就诊（2018-7-9）

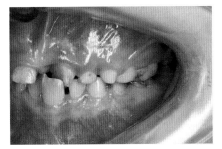

图 1-12-3　病例

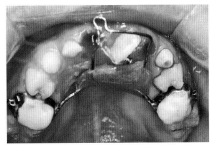

图 1-12-4　示例

矫治阶段 -1（2018-07-15）

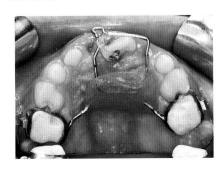

图 1-12-5　示例

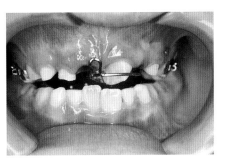

图 1-12-6　示例

矫治阶段 -2（2018-08-04）

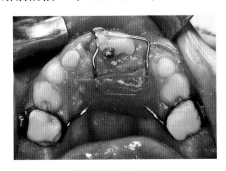

图 1-12-7　示例

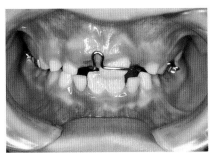

图 1-12-8　示例

矫治阶段 -1（图 1-12-5、图 1-12-6）与矫治阶段 -2（图 1-12-7、图 1-12-8）照片对比，该替牙期患者经使用 Nance 托支架装置矫治，仅用了 4 周时间，21 扭转有了非常明显的改善，21 与 31 反𬌗解除，已达浅覆𬌗、浅覆盖状态。

（武广增　陈萍华）

十三、Nance 托与弹簧曲组合装置

Nance 托与弹簧曲组合装置是编者创新设计的一个矫治器，用其配合 "2×4" 矫治技术，矫治替牙期反𬌗、前牙拥挤与扭转有其独到之处。

下面我们通过一个替牙期反𬌗案例介绍这种组合装置的特点及其应用技术。

该病例为女性，年龄 7 岁，是替牙早期的上颌中切牙反𬌗。上颌两侧乳侧切牙未替换（图 1-13-1～图 1-13-6）。显而易见，矫治反𬌗 11、21 间隙不足，唇向移动舌倾的切牙有阻力，需要提供空间，而且反覆𬌗比较深。矫治设计拔除即将脱落的乳侧切牙，适合选用 "2×4" 固定矫治技术进行矫治。

摆在正畸医师面前的问题是该患者处于乳、恒牙替换期，由于乳牙稳定性能较差，乳牙粘接托槽比较容易脱落，为解决这个问题，编者设计了 Nance 托与弹簧曲组合装置矫治该反𬌗。即在腭托上增添两个弹簧曲附件，由乳尖牙的远中放置在乳尖牙的唇面，在上颌第一磨牙带环焊接时预留树脂𬌗垫的钢丝支架。

矫治初期（2018-08-27）

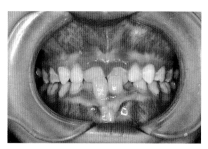

图 1-13-1　正面咬合像

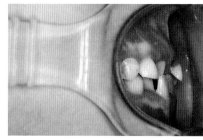

图 1-13-2　前牙覆盖像

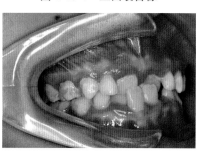

图 1-13-3　右侧咬合像

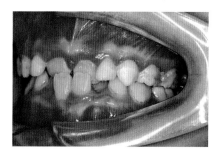

图 1-13-4　左侧咬合像

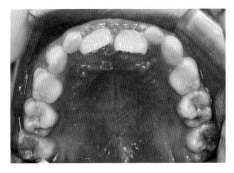

图 1-13-5　上颌𬌗面像

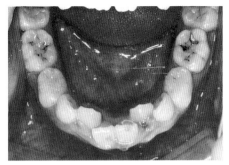

图 1-13-6　下颌𬌗面像

装配矫治器（2018-08-29）

　　该患者装配 Nance 托与弹簧曲组合装置的状况，两个弹簧曲可以提供稳定的支抗，这是矫治成功的一个重要条件，弹簧曲是一个管状结构，镍钛丝可以顺利穿过，起到一个自锁托槽的作用，并且作为一个支点，有利于高弹性的镍钛丝发挥矫治力，使舌倾的中切牙能够顺利地唇向移动（图 1-13-7～图 1-13-11）。

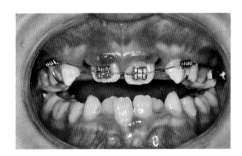

图 1-13-7　正面咬合像

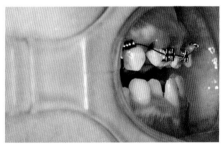

图 1-13-8　前牙覆盖像

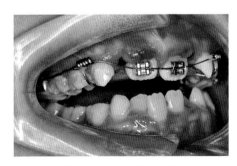

图 1-13-9　右侧咬合像

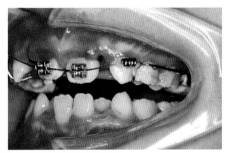

图 1-13-10　左侧咬合像

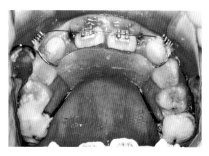

图 1-13-11　上颌殆面像

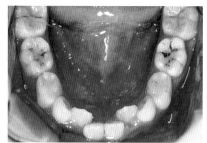

图 1-13-12　下颌殆面像

矫治阶段 -1（2018-09-24）

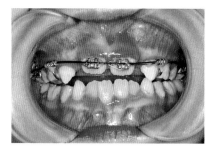

图 1-13-13　正面咬合像

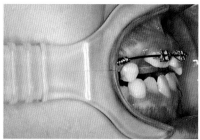

图 1-13-14　前牙覆盖像

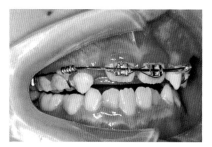

图 1-13-15　右侧咬合像

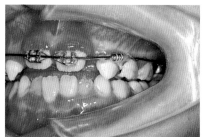

图 1-13-16　左侧咬合像

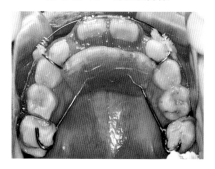

图 1-13-17　上颌殆面像

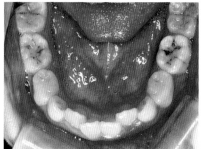

图 1-13-18　下颌殆面像

在矫治阶段 -1（图 1-13-13～图 1-13-18），很明显两个舌倾的上颌中切牙在矫治弓丝的作用力下，已经唇向移动解除了前牙反殆关系。随着上颌腭侧位切牙的唇向移动，切牙与 Nance 托之间出现了较大的距离，两个中切牙之间也出现了较大缝隙，为了关闭 11、21 之间的缝隙，采用 0.25mm 的结扎丝在 11、21 "8" 字轻力结扎。

矫治阶段 -2（2018-10-28）

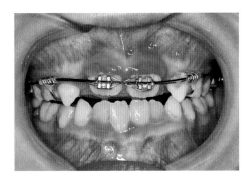

图 1-13-19　正面咬合像

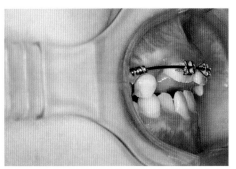

图 1-13-20　前牙覆盖像

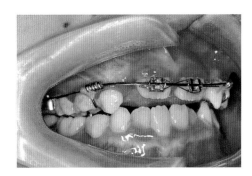

图 1-13-21　右侧咬合像

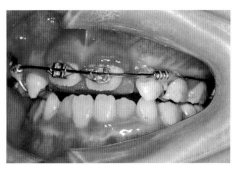

图 1-13-22　左侧咬合像

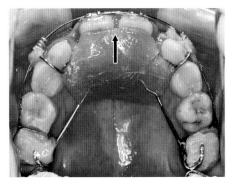

图 1-13-23　上颌殆面像

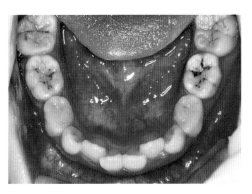

图 1-13-24　下颌殆面像

该患者中切牙的经唇向开展、反𬌗解除，编者此时在上颌切牙与 Nance 托之间的空缺处加垫了自凝塑胶。使其基托板紧抵住 11，21 舌侧面，防止反𬌗复发。唇侧托槽更换了 0.018″ 澳丝维持矫治疗效。

备注：图 1-13-23 黑色箭头处，指 Nance 托与上颌切牙之间的空缺处加垫了自凝塑胶，使其基托板紧抵住 11，21 舌侧面，防止反𬌗复发。

矫治阶段 -3（2018-11-10）

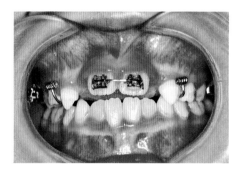

图 1-13-25　正面咬合像

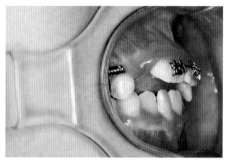

图 1-13-26　前牙覆盖像

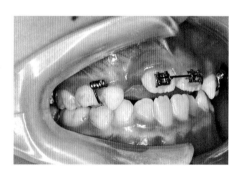

图 1-13-27　右侧咬合像

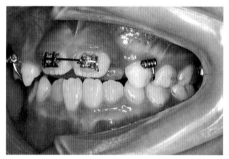

图 1-13-28　左侧咬合像

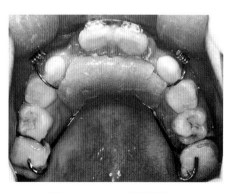

图 1-13-29　上颌𬌗面像

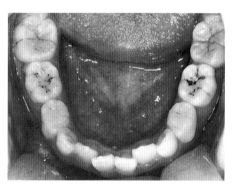

图 1-13-30　下颌𬌗面像

　　该患者反𬌗解除后拆除了正畸主弓丝，两个中切牙采用 0.018″×0.025″ 片段不锈钢丝纳入托槽槽钩结扎固定，保持稳定维持矫治效果（图 1-13-25～图 1-13-30）。

矫治阶段 -4（2019-02-18）

　　备注：图 1-13-35 黑色箭头处指，两个中切牙舌侧采用编织麻花丝光固化树脂制作固定式舌侧保持器。

　　2 个月后，拆除了 Nance 托与弹簧曲组合装置，两个中切牙采用编织麻花丝光固化树脂制作固定式舌侧保持器（图 1-13-31～图 1-13-38）。

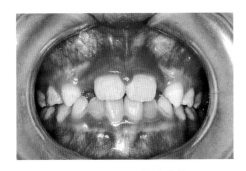

图 1-13-31　正面咬合像

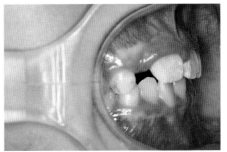

图 1-13-32　前牙覆盖像

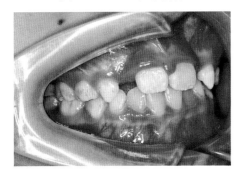

图 1-13-33　右侧咬合像

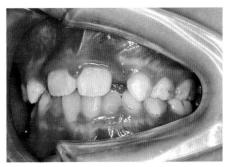

图 1-13-34　左侧咬合像

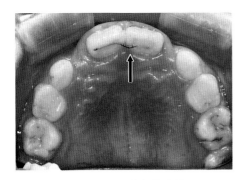

图 1-13-35　上颌𬌗面像

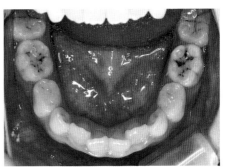

图 1-13-36　下颌𬌗面像

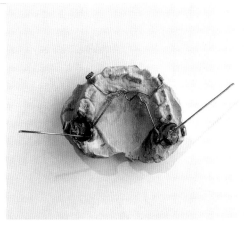 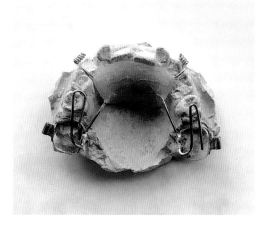

图 1-13-37　钢丝支架焊接与弹簧曲制作　　　　图 1-13-38　Nance 托与弹簧曲组合装置

（武广增　陈玉秀）

十四、扁担弓高位牵引钩

扁担弓高位牵引钩着力点处于前牙阻抗中心，通过弹性牵引附件牵引实施矫治力，可以整体远移上颌前牙，内收前突牙弓，防止钟摆效应导致的前牙冠舌向 / 根唇向移动，避免覆𬌗加深和前牙唇侧骨板的过度受力所出现的唇侧骨板的开裂或吸收；根据其样式不同，可以与颧突钉支抗联合应用；依据其钢丝硬度，可以维持良好的弓形，稳定支抗。

（一）扁担弓高位牵引钩式样 -1

该类型扁担弓牵引钩置于两侧尖牙托槽的近中，即侧切牙与尖牙之间；采用 0.8mm 不锈钢粗丝弯制，在两个中切牙之间设置了一个曲突朝切端的 U 形竖突，U 形竖突插入 11-21 之间的主弓丝内侧；另外分别在两侧尖牙远中也设置了同样的 U 形竖突，除了加强扁担弓的固位作用外，还可以防止其前后向的摆动。这种类型的扁担弓维持了上颌牙列之间的弓形，实施颌间弹力牵引有稳定的支抗作用，挂钩牢靠（图 1-14-1～图 1-14-4）。

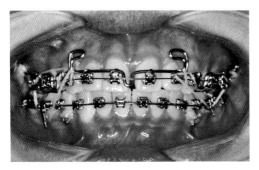

图 1-14-1　正面咬合像

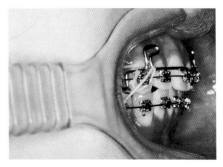

图 1-14-2　前牙覆盖像

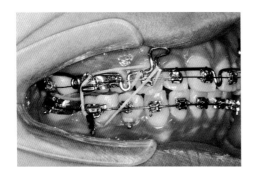

图 1-14-3　右侧咬合像

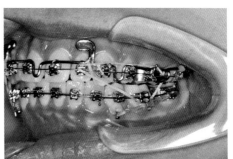

图 1-14-4　左侧咬合像

（二）扁担弓高位牵引钩式样 -2

　　该类型扁担弓牵引钩置于两侧尖牙托槽的远中，即尖牙与双尖牙之间；采用 0.8mm 不锈钢粗丝弯制，在两侧的中切牙与侧切牙之间设置了一个曲突朝切端的 U 形竖突，U 形竖突插入主弓丝内侧；另外一个特点是牵引钩弯制成圈簧状，很显然，适用于和颧突钉支抗的联合应用（图 1-14-5～图 1-14-8）。

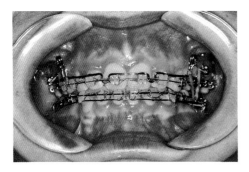

图 1-14-5　正面咬合像

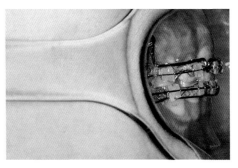

图 1-14-6　前牙覆盖像

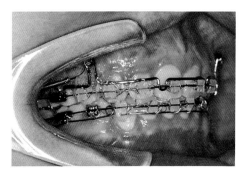

图 1-14-7　右侧咬合像

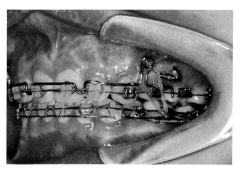

图 1-14-8　左侧咬合像

（三）扁担弓高位牵引钩式样 -3

该类型扁担弓高位牵引钩，与上颌颧突钉支抗配合应用。由左右两个单独的 0.8mm 不锈钢丝弯制而成，置于两侧尖牙托槽的近中，即尖牙与侧尖牙之间设置高位牵引钩。该牵引钩像是一个带圈簧的靴形曲，圈簧朝向远中。扁担弓高位牵引钩从牙列殆方正畸主弓丝内侧插入，采用 0.25mm 结扎丝沿牙列托槽结扎固定（图 1-14-9～图 1-14-12）。

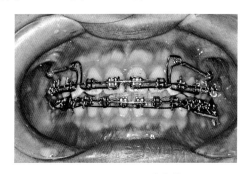

图 1-14-9　正面咬合像

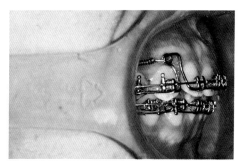

图 1-14-10　前牙覆盖像

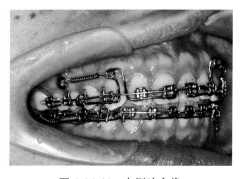

图 1-14-11　右侧咬合像

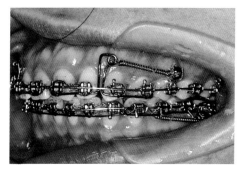

图 1-14-12　左侧咬合像

（四）扁担弓高位牵引钩式样-4

该类型高位扁担牵引钩与颧突钉配合挂镍钛螺旋拉簧，整体内收前突的牙弓。如果弹簧压迫牙龈可弯制"小蜜蜂"作为撑子解决这个问题（图1-14-13～图1-14-16）。

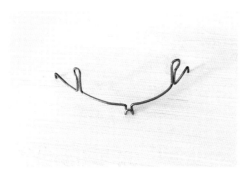

图1-14-13　辅弓特写

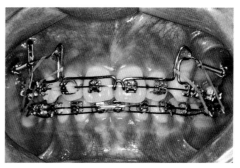

图1-14-14　正面咬合像

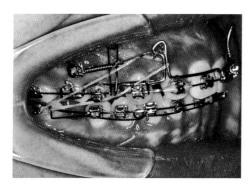

图1-14-15　右侧咬合像

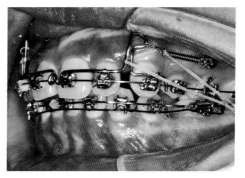

图1-14-16　左侧咬合像

该类型高位扁担牵引钩的弯制及应用特点：

1. 采用0.7～0.8mm不锈钢丝弯制，中央设置挂钩。
2. 在侧切牙远中弯制高位牵引钩，钩突向远中，其高度在6～8mm。
3. 扁担弓高位牵引钩，其末端在第一前磨牙托槽远中弯折。
4. 其中央挂钩倒挂在11～21托槽之间的正畸主弓丝上。
5. 采用0.25mm结扎丝将其结扎固定在上述牙位托槽龈端及正畸主弓丝上。

（武广增）

十五、磨牙平移颊面管

磨牙平移颊面管（图 1-15-1），多适用于关闭宽大磨牙间隙或倾斜磨牙的近中平行移动。

笔者设计的新型正畸专利附件磨牙平移颊面管（专利号：ZL 201721002243.4），其在原有颊面管牵引钩处做了改进，使之增宽加长，并设计了三级阶梯式牵引槽钩，更加便于不同牵引方式的使用。如图 1-15-2 所示，36 长期缺失导致 37 近中倾斜，将一颗倾斜的磨牙顺利平移关闭缺牙间隙，在正畸领域一直是个技术要求较高的课题，而磨牙平移颊面管却起到了至关重要的辅助作用。三级阶梯式牵引槽钩设计提示，一级阶梯牵引槽钩靠近临床冠，可使牙冠近中移动；二级阶梯槽钩牵引更接近阻抗中心，可使牙齿整体移动；三级阶梯槽钩牵引靠近牙根中下段，起到控根移动的作用，此阶梯牵引槽钩设计是磨牙平移颊面管的点睛之作。

如图 1-15-3～图 1-15-8 中 46 缺失，47 为近中倾斜，47 使用平移颊面管在拉簧与小Ⅱ类牵引力的作用下明显控根移动整体向 45 靠拢并关闭了 46 缺牙间隙，因此

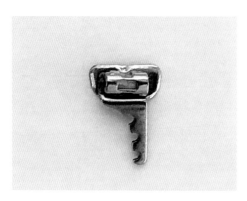

图 1-15-1　示例

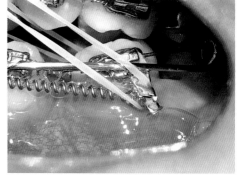

图 1-15-2　示例

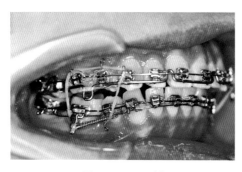

图 1-15-3　示例

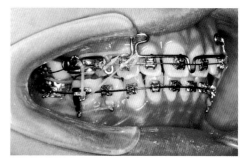

图 1-15-4　示例

新型磨牙平移颊面管具有调节不同高度牵引力的特征，使临床医师控制牙齿三维移动更加精确高效。

　　备注： 图 1-15-9 黑色箭头处指的是磨牙平移颊面管靠近牙面的粘接网底，图 1-15-10 黑色箭头处指的是磨牙平移颊面管的三级阶梯式牵引槽钩，临床上根据牙齿矫治移动需要可选择不同高度的牵引槽钩挂弹力附件。

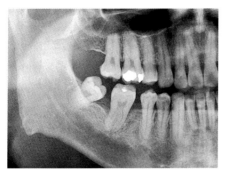 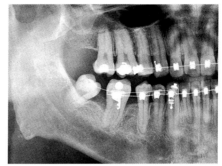

图 1-15-5　示例　　　　　　　　　　图 1-15-6　示例

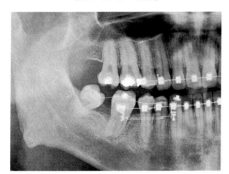 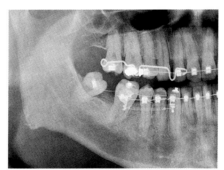

图 1-15-7　示例　　　　　　　　　　图 1-15-8　示例

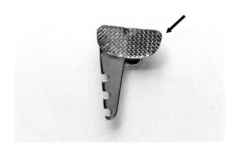 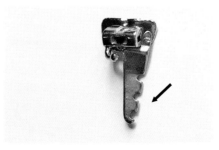

图 1-15-9　示例　　　　　　　　　　图 1-15-10　示例

（武广增）

十六、蛤蟆弓的弯制步骤

正畸辅弓蛤蟆弓有长腿蛤蟆弓与短腿蛤蟆弓之分，通常临床上将第二磨牙纳入矫治器的蛤蟆弓的腿伸到第一与第二磨牙之间，甚至蛤蟆脚（挂钩）抵住第二磨牙近中颊面管口。因此蛤蟆腿明显比只有第一磨牙纳入矫治器的腿长了许多。

长腿蛤蟆弓通常在第二前磨牙与第一磨牙间的弓丝上弯制后倾弯，形成大腿与小腿；短腿蛤蟆弓由于第二磨牙没有纳入矫治器，蛤蟆脚置则放于第二前磨牙与第一磨牙间的弓丝上，本身弓丝较短，无须弯制后倾弯，也没有大腿与小腿之分。

长腿蛤蟆弓与短腿蛤蟆弓结扎固定上也有区别。短腿蛤蟆弓只结扎 4 个切牙固定，而长腿蛤蟆弓由于后段弓丝较长，容易摆动，除 4 个切牙外，通常在第一前磨牙或者第二前磨牙处的弓丝上还要补充结扎 2 根结扎丝，以便加强正畸辅弓的稳定性。也就是说短腿蛤蟆弓切牙用 4 根结扎丝固定，长腿蛤蟆弓则使用 6 根 结扎丝固定，即前牙段切牙使用 4 根扎丝，后牙段使用 2 根结扎丝固定。

（一）长腿蛤蟆弓弯制步骤

弯制步骤：

1. 弯制蛤蟆弓常用器材，有 Kim 钳、细丝钳、末端切断钳，记号笔，0.018″澳丝，牙模（图 1-16-1）。
2. 取一根 0.018″ 的澳丝，测量牙模弓形长度 ，确定弓丝长度（图 1-16-2）。
3. 右手持细丝钳圆喙朝外钳夹弓丝末端（图 1-16-3～图 1-16-6）。

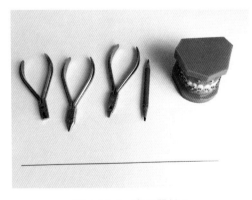

图 1-16-1　常用器材 1

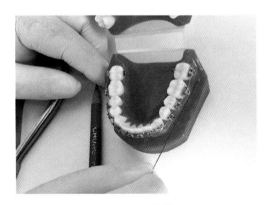

图 1-16-2　操作 2

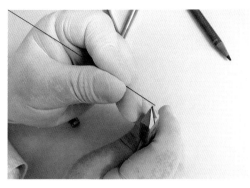

图 1-16-3　操作 3-1

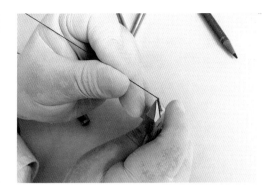

图 1-16-4　操作 3-2

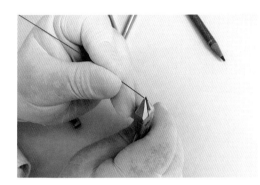

图 1-16-5　操作 3-3

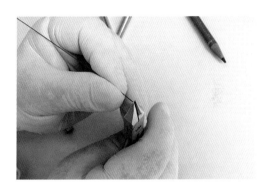

图 1-16-6　操作 3-4

4. 左手沿钳子圆喙推压弓丝，使之弯成圆弧状（图 1-16-7～图 1-16-10）。

5. 末端弯折与弓丝平行小钩（图 1-16-11、图 1-16-12）。

6. 弯制完毕的弓丝末端平行小钩，钩口处应略小于钩突的宽度（图 1-16-13、图 1-16-14）。

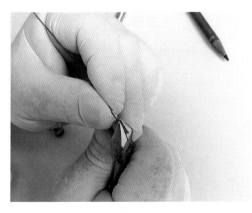

图 1-16-7　操作 4-1

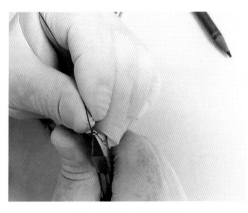

图 1-16-8　操作 4-2

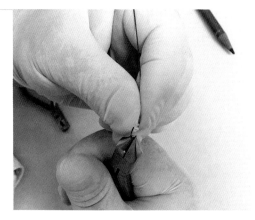

图 1-16-9　操作 4-3

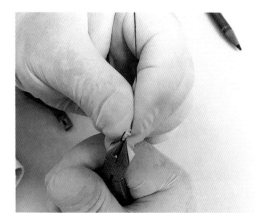

图 1-16-10　操作 4-4

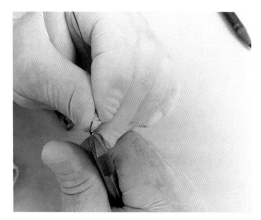

图 1-16-11　操作 5-1

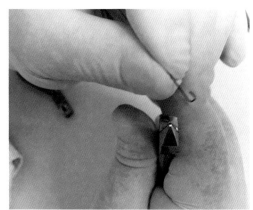

图 1-16-12　操作 5-2

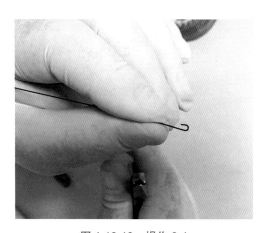

图 1-16-13　操作 6-1

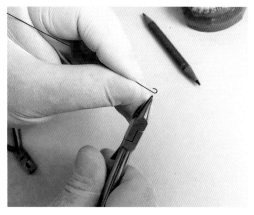

图 1-16-14　操作 6-2

7. 细丝钳的方喙平行夹住弓丝末端挂钩钩口处（图 1-16-15、图 1-16-16）。

8. 方喙夹住弓丝末端，向下弯折成 90°（图 1-16-17、图 1-16-18）。

9. 弯制完毕的蛤蟆挂钩（图 1-16-19、图 1-16-20）。

10. 手持弯制好的弓丝蛤蟆脚（图 1-16-21）。

11. 将蛤蟆脚置放于第一与第二磨牙之间的正畸主弓丝龈方（图 1-16-22～图 1-16-24）。

12. 然后翻转过来倒挂在正畸主弓丝上，我们称之为"倒挂金钩"（图 1-16-25、图 1-16-26）。

13. 弓丝末端挂钩倒挂在第一与第二磨牙之间，弓丝远中段沿牙面托槽龈缘置放，在尖牙与第一前磨牙之间画线作标记点（图 1-16-27、图 1-16-28）。

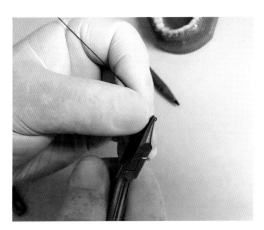

图 1-16-15　操作 7-1

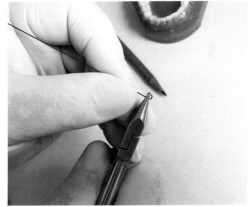

图 1-16-16　操作 7-2

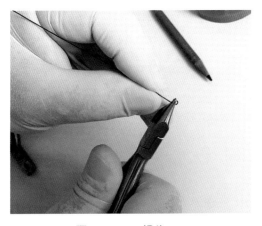

图 1-16-17　操作 8-1

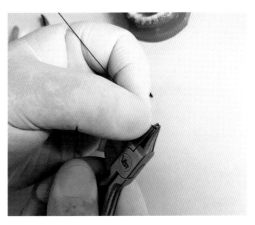

图 1-16-18　操作 8-2

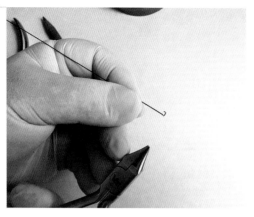

图 1-16-19　操作 9-1

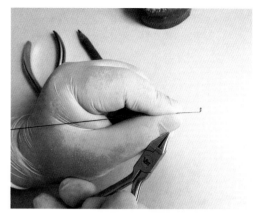

图 1-16-20　操作 9-2

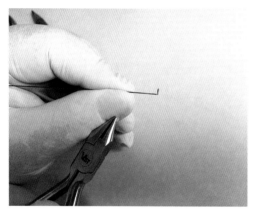

图 1-16-21　操作 10

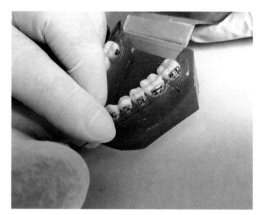

图 1-16-22　操作 11-1

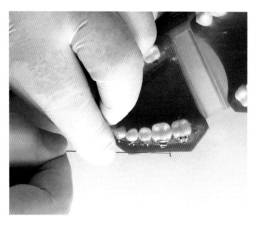

图 1-16-23　操作 11-2

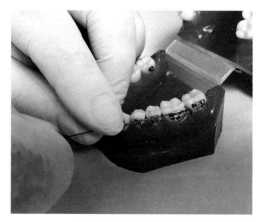

图 1-16-24　操作 11-3

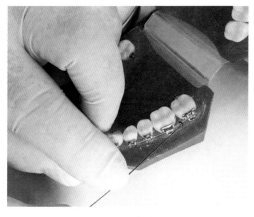

图 1-16-25　操作 12-1

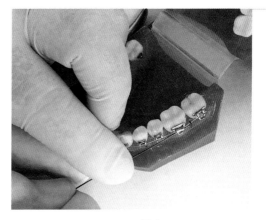

图 1-16-26　操作 12-2

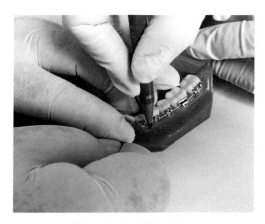

图 1-16-27　操作 13-1

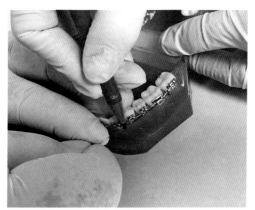

图 1-16-28　操作 13-2

14. 换用 Kim 钳，弓丝绕钳子圆喙转动（图 1-16-29 ）。

15. 注意弓丝绕钳子圆喙在蛤蟆挂钩钩口内侧弯折（图 1-16-30、图 1-16-31 ）。

16. 绕圆喙弯制成的小圈曲，小圈曲曲突方向与挂钩曲突方向一致（图 1-16-32、图 1-16-33 ）。

17. 用细丝钳夹住小圈曲远中段，用拇指与示指弯制前牙段弓形（图 1-16-34、图 1-16-35 ）。

18. 弯制完成的前牙段弓形（图 1-16-36 ）。

19. 弓丝末端挂钩倒挂在第一与第二磨牙之间，弓丝远中段沿牙面托槽龈缘置放（图 1-16-37 ）。

20. 在对侧尖牙与第一前磨牙之间的弓丝上画线作标记点（图 1-16-38 ）。

21. 取出弓丝，用 Kim 钳夹住弓丝标记点（图 1-16-39、图 1-16-40 ）。

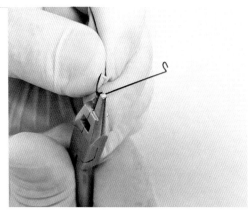

图 1-16-29　操作 14

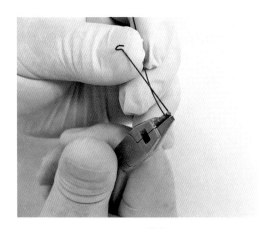

图 1-16-30　操作 15-1

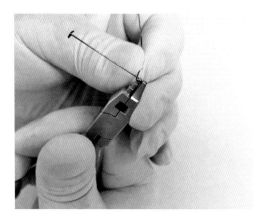

图 1-16-31　操作 15-2

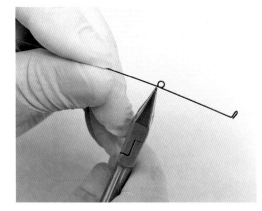

图 1-16-32　操作 16-1

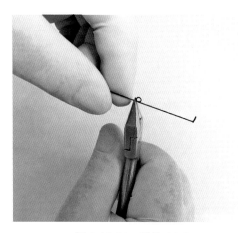

图 1-16-33　操作 16-2

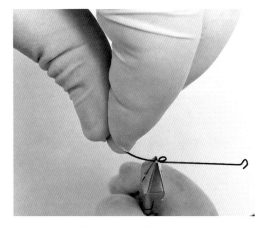

图 1-16-34　操作 17-1

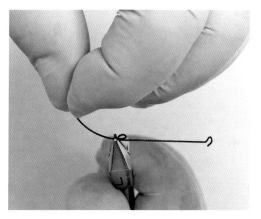

图 1-16-35　操作 17-2

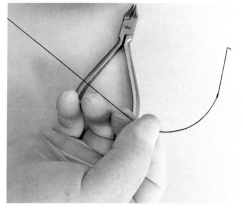

图 1-16-36　操作 18

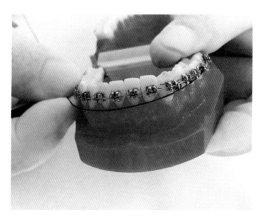

图 1-16-37　操作 19

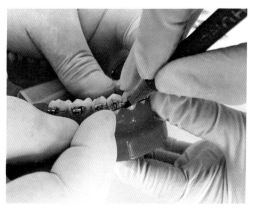

图 1-16-38　操作 20

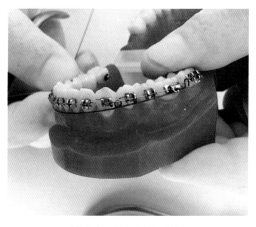

图 1-16-39　操作 21-1

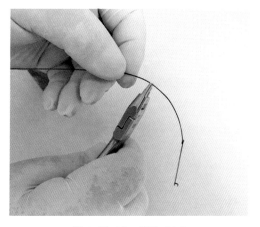

图 1-16-40　操作 21-2

22. 按照上述方法弯制小圈曲（图1-16-41～图1-16-46）。

23. 然后用手指弯制前牙弓弧度，注意两侧远中段弓丝要置于前牙段弓丝圈簧的外侧，即蛤蟆眼的外侧（图1-16-47、图1-16-48）。

24. 在牙模上第一与第二磨牙之间的弓丝上画线标记出另一端小圈曲与挂钩间的距离（图1-16-49）。

25. 在标记点的末端5mm处切断弓丝（图1-16-50、图1-16-51）。

26. 更换细丝钳，圆喙朝外钳夹弓丝弯折平行小钩（图1-16-52～图1-16-54）。

27. 然后方喙朝下钳夹小钩向下弯折90°，形成挂钩（图1-16-55）。

28. 调整弓形使两端弓丝对称、协调（图1-16-56、图1-16-57）。

29. 将弓型放在牙模上，两侧第二前磨牙与第一磨牙之间的弓丝上画线作标记点（图1-16-58）。

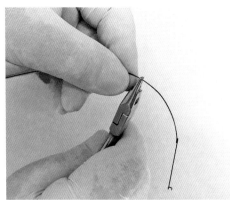

图1-16-41　操作22-1

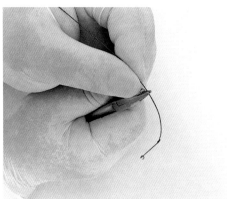

图1-16-42　操作22-2

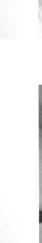

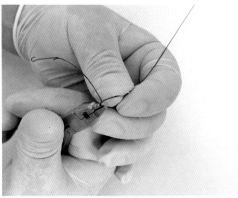

图1-16-43　操作22-3

图1-16-44　操作22-4

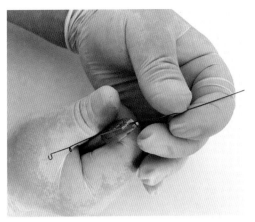

图 1-16-45　操作 22-5

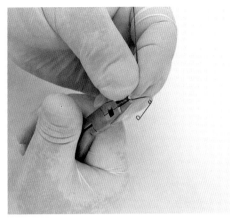

图 1-16-46　操作 22-6

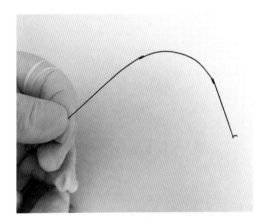

图 1-16-47　操作 23-1

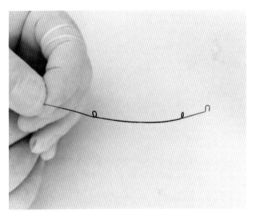

图 1-16-48　操作 23-2

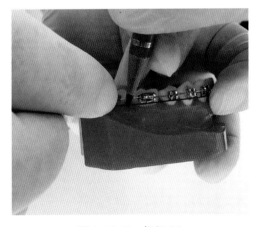

图 1-16-49　标记 24

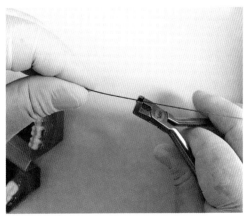

图 1-16-50　操作 25-1

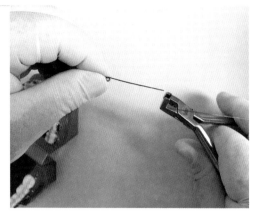

图 1-16-51　操作 25-2

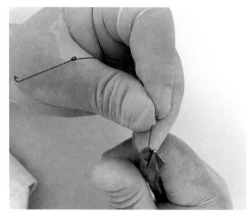

图 1-16-52　操作 26-1

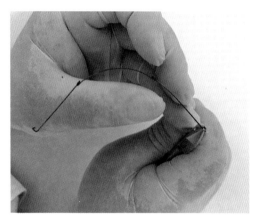

图 1-16-53　操作 26-2

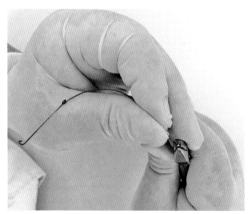

图 1-16-54　操作 26-3

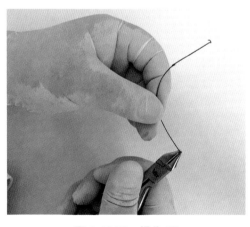

图 1-16-55　操作 27

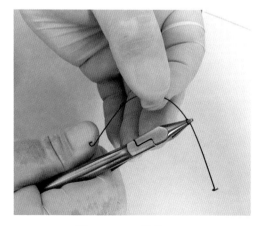

图 1-16-56　操作 28-1

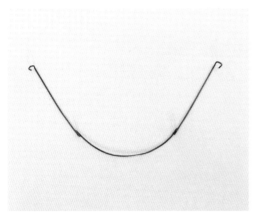

图 1-16-57　操作 28-2

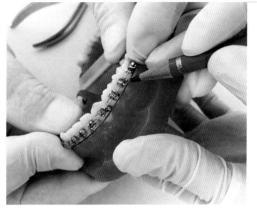

图 1-16-58　标记 29

30．使用细丝钳，钳子圆喙放置在小圈内，前牙段弓丝向曲突相反方向弯折 30°（图 1-16-59～图 1-16-62)。

31．另一侧同样操作，将前牙段弓丝调整成 30°～40° 的角度，形成蛤蟆弓前倾弯（图 1-16-63～图 1-16-65)。

32．钳夹第二前磨牙与第一磨牙之间的弓丝上画线标记（图 1-16-66)。

33．顺着前倾弯的曲度方向朝下弯折 15°～20°，对侧完成同样操作，形成蛤蟆弓的后倾弯（图 1-16-67～图 1-16-70)。

34．吊线检查弓丝两侧前倾弯、后倾弯以及挂钩是否重叠在一个曲线上（图 1-16-71～图 1-16-73)。

35．检查与调整蛤蟆弓形左右的对称性以及前牙段弧度的流畅性（图 1-16-74～图 1-16-78)。

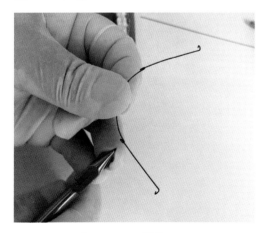

图 1-16-59　操作 30-1

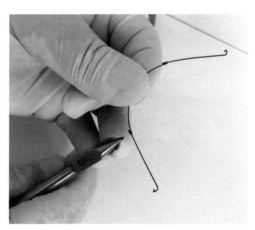

图 1-16-60　操作 30-2

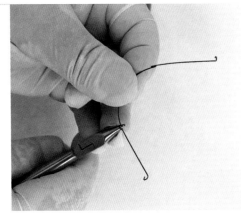

图 1-16-61　操作 30-3

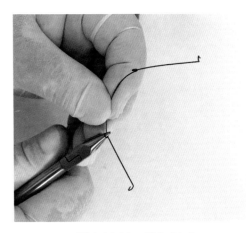

图 1-16-62　操作 30-4

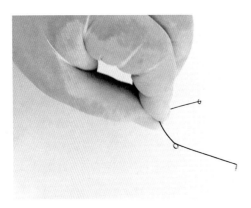

图 1-16-63　示例 31-1

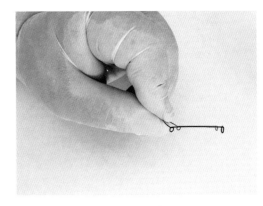

图 1-16-64　示例 31-2

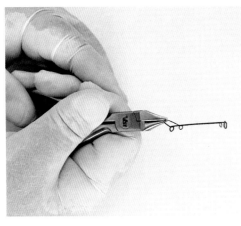

图 1-16-65　操作 31-3

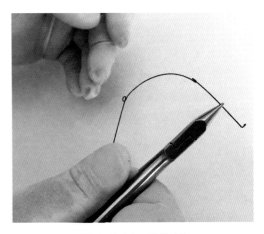

图 1-16-66　操作 32

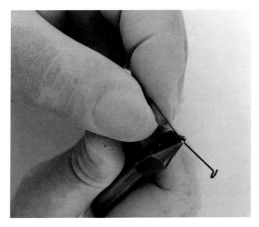

图 1-16-67　操作 33-1

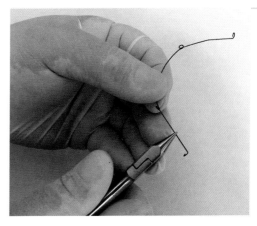

图 1-16-68　操作 33-2

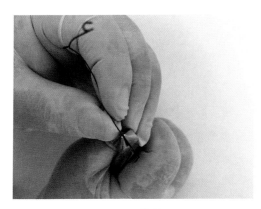

图 1-16-69　操作 33-3

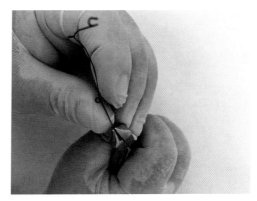

图 1-16-70　操作 33-4

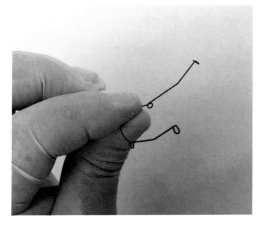

图 1-16-71　示例 34-1

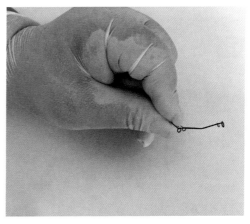

图 1-16-72　示例 34-2

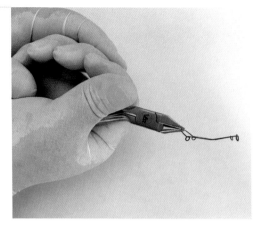

图 1-16-73　操作 34-3

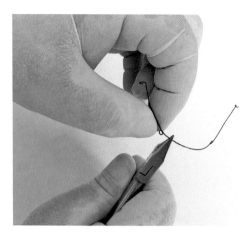

图 1-16-74　操作 35-1

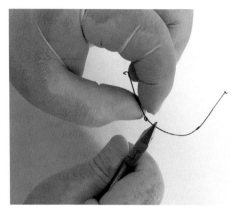

图 1-16-75　操作 35-2

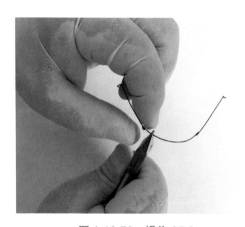

图 1-16-76　操作 35-3

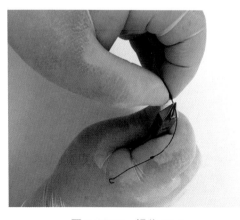

图 1-16-77　操作 35-4

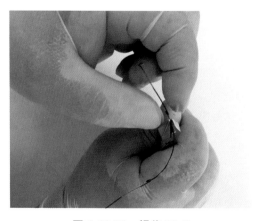

图 1-16-78　操作 35-5

36. 如果蛤蟆脚（挂钩）与蛤蟆眼睛（圈簧）不在一条直线上，即蛤蟆弓的小圈曲和挂钩没有与弓形成90°垂直，可用一把钳子加紧蛤蟆弓的小腿，再用细丝钳调整挂钩的角度（图1-16-79～图1-16-88）。

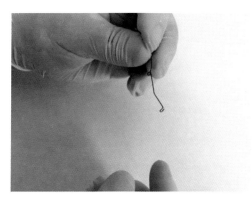

图 1-16-79　示例 36-1

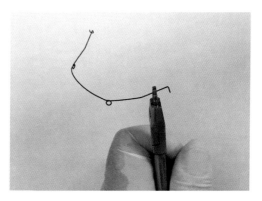

图 1-16-80　操作 36-2

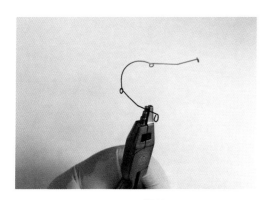

图 1-16-81　操作 36-3

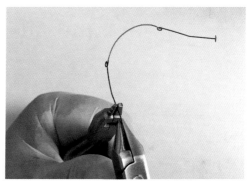

图 1-16-82　操作 36-4

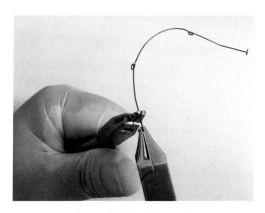

图 1-16-83　操作 36-5

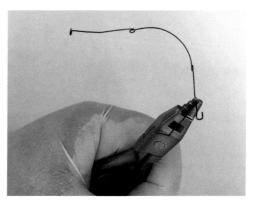

图 1-16-84　操作 36-6

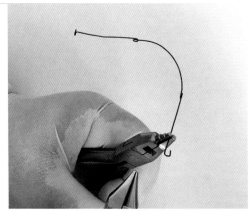

图 1-16-85　操作 36-7

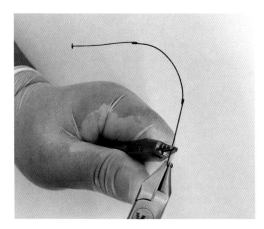

图 1-16-86　操作 36-8

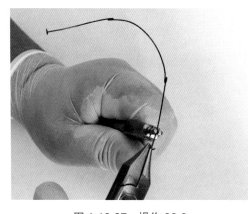

图 1-16-87　操作 36-9

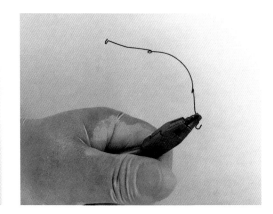

图 1-16-88　操作 36-10

37. 已弯制好的蛤蟆弓形态（图 1-16-89、图 1-16-90）。

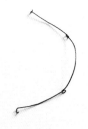

图 1-16-89　示例 1

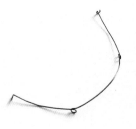

图 1-16-90　示例 2

（二）短腿蛤蟆弓的弯制步骤

弯制步骤：

1. 取一根 0.018″ 的澳丝，测量牙模弓形长度，确定弓丝长度。使用细丝钳，圆喙朝外钳夹弓丝末端弯折与弓丝平行小钩（图 1-16-91～图 1-16-94）。

2. 钳子方喙向下，钳夹住弓丝末端小钩，弯折成 90° 形成挂钩（图 1-16-95～图 1-16-97）。

3. 将弓丝末端挂钩倒挂在第一磨牙近中，弓丝远中段沿牙面托槽龈缘置放，在尖牙与第一前磨牙之间画线作标记点（图 1-16-98～图 1-16-100）。

4. 更换 kim 钳，钳夹住弓丝标记点处，圆喙在内弯折（图 1-16-101、图 1-16-102）。

5. 弓丝绕圆喙转动弯制成小圈曲，小圈曲曲突方向与挂钩方向一致（注：小圈曲的弯制需用 Kim 钳的圆喙弯制，见图 1-16-103～图 1-16-105）。

6. 细丝钳夹住小圈曲远中段，用拇指与示指弯制前牙段弓形弧（图 1-16-106～图 1-16-108）。

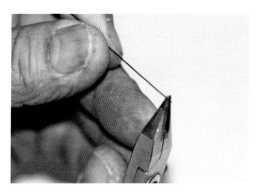

图 1-16-91　操作 1-1

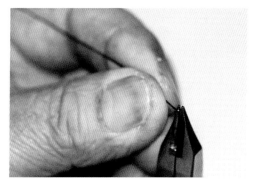

图 1-16-92　操作 1-2

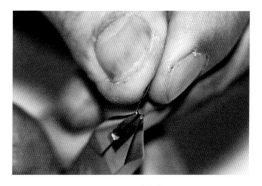

图 1-16-93　操作 1-3

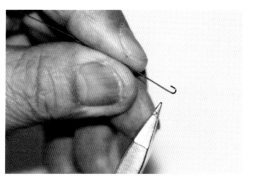

图 1-16-94　操作 1-4

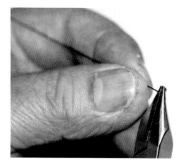

图 1-16-95　操作 2-1

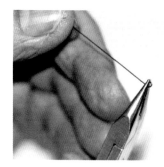

图 1-16-96　操作 2-2

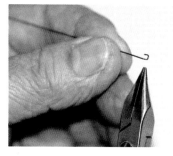

图 1-16-97　操作 2-3

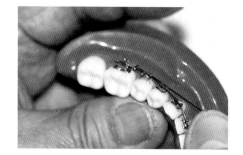

图 1-16-98　操作 3-1

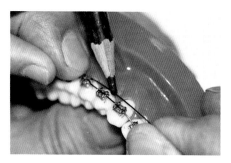

图 1-16-99　操作 3-2

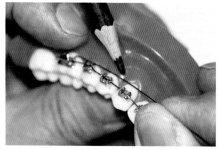

图 1-16-100　操作 3-3

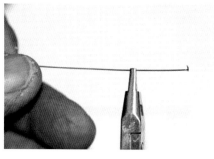

图 1-16-101　操作 4-1

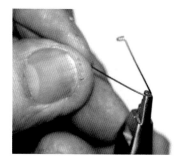

图 1-16-102　操作 4-2

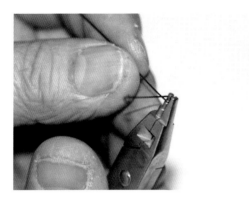

图 1-16-103　操作 5-1

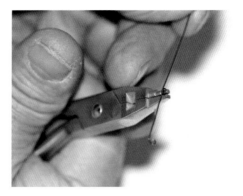

图 1-16-104　操作 5-2

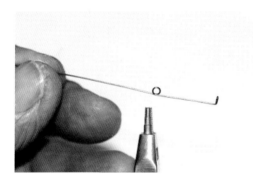

图 1-16-105　操作 5-3

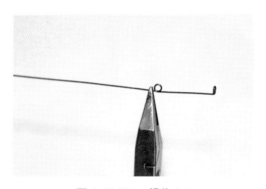

图 1-16-106　操作 6-1

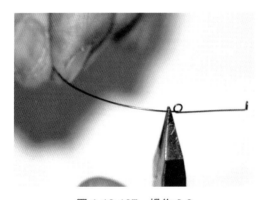

图 1-16-107　操作 6-2

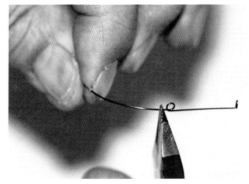

图 1-16-108　操作 6-3

7. 将弓丝置于牙列托槽龈方，在对侧尖牙与第一前磨牙之间画线作标记点（图 1-16-109、图 1-16-110）。

8. 钳夹弓丝依照上述方法弯制对侧小圈曲，然后用手指弯制前牙弓弧度，注意两侧远中段弓丝要置于前牙段弓丝的外侧（图 1-16-111～图 1-16-116）。

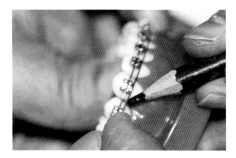

图 1-16-109　操作 7-1

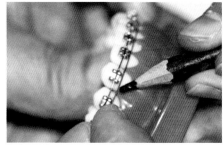

图 1-16-110　操作 7-2

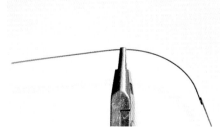

图 1-16-111　操作 8-1

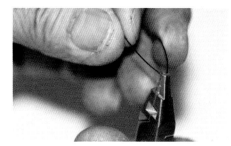

图 1-16-112　操作 8-2

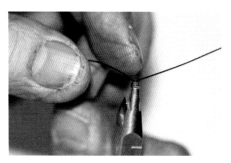

图 1-16-113　操作 8-3

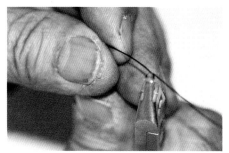

图 1-16-114　操作 8-4

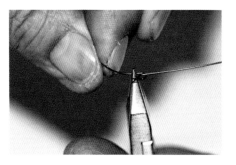

图 1-16-115　操作 8-5

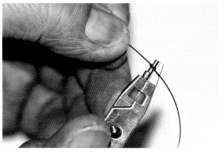

图 1-16-116　操作 8-6

9. 用镊子做标尺，取弯制好的一端小圈曲与挂钩间的距离作标记点（图 1-16-117、图 1-16-118）。

10. 用笔在对侧依照镊子所取的长度画线作标记点（图 1-16-119、图 1-16-120）。

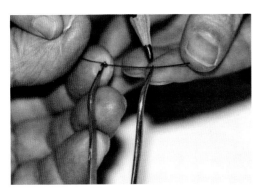

图 1-16-117　操作 9-1

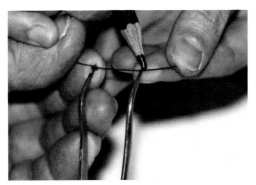

图 1-16-118　操作 9-2

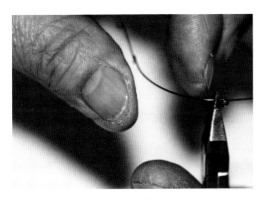

图 1-16-119　操作 10-1

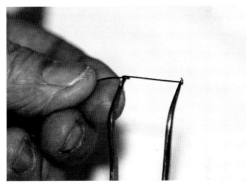

图 1-16-120　操作 10-2

11. 在标志点的末端 5mm 处切断弓丝（图 1-16-121）。

12. 更换细丝钳，圆喙朝外钳夹弓丝弯折平行小钩，然后方喙朝下钳夹小钩向下弯折 90° 形成末端挂钩（图 1-16-122～图 1-16-127）。

13. 调整弓形使两端弓丝对称、协调（图 1-16-128～图 1-16-130）。

14. 圆喙放置在小圈曲内，前牙段弓丝向下弯折 30°（图 1-16-131、图 1-16-132）。

15. 另一侧同样操作，将前牙段弓丝调整成 30°～40° 的角度（图 1-16-133、图 1-16-134）。

16. 已弯制好的蛤蟆弓形态（图 1-16-135～图 1-16-138）。

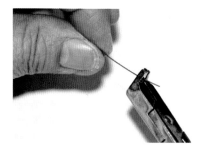

图 1-16-121　操作 11

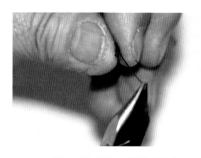

图 1-16-122　操作 12-1

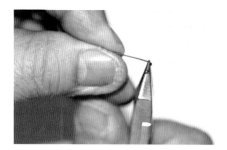

图 1-16-123　操作 12-2

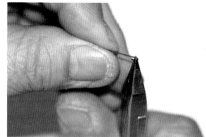

图 1-16-124　操作 12-3

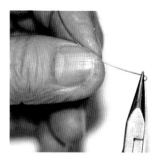

图 1-16-125　操作 12-4

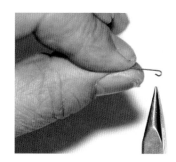

图 1-16-126　操作 12-5

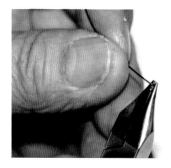

图 1-16-127　操作 12-6

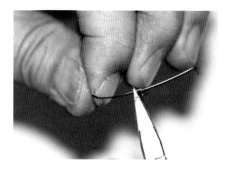

图 1-16-128　操作 13-1

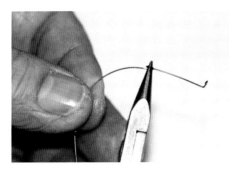

图 1-16-129　操作 13-2

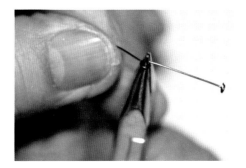

图 1-16-130　操作 13-3

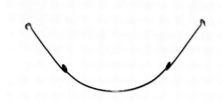

图 1-16-131　示例 1

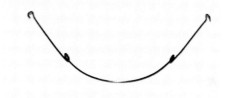

图 1-16-132　示例 2

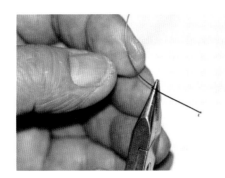

图 1-16-133　操作 15-1

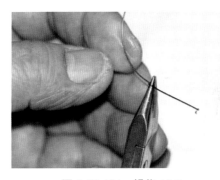

图 1-16-134　操作 15-2

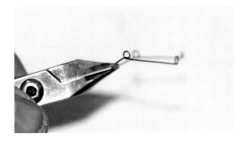

图 1-16-135　操作 16-1

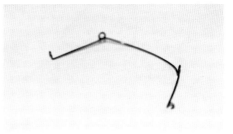

图 1-16-136　示例 16-2

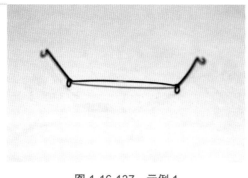

图 1-16-137　示例 1

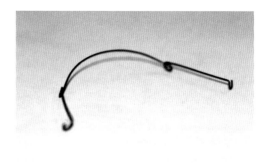

图 1-16-138　示例 2

（武广增）

十七、配有抓手的栅栏曲扩弓保持器

1. 适用条件　舌体因素一直被认为是开𬌗的病因之一，不良的吐舌习惯通常可以导致开𬌗。破除吐舌的不良习惯，是矫治开𬌗及保持矫治结束后效果的一个重要环节。

2. 装置介绍　配有抓手的栅栏曲扩弓保持器由间隙卡、菱形曲、栅栏曲、及方便摘戴的抓手等四部分组成。这种保持器因其有一定的扩弓及维持弓型稳定的作用，所以可用于开𬌗患者矫治结束后的保持，也可以单独用在破除吐舌不良习惯的儿童患者中。

3. 制作步骤及要点

步骤一：首先修整模型，在放置邻间钩的基牙颊侧，邻牙的接触点之下，使用雕刻刀平齐牙龈乳头处，向内刻 0.5mm 左右，以方便放入邻间钩。在工作模型上涂分离剂后，用 0.8mm 的不锈钢丝弯制间隙卡环，钢丝的一端打磨圆钝，使用卡环钳弯制成钝角的钩状，长约 1.5mm，卡置于两牙邻间隙处，以利于固位（图 1-17-1、图 1-17-2）。

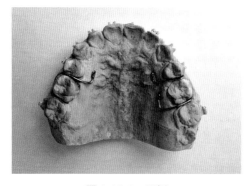

图 1-17-1　示例

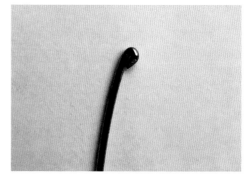

图 1-17-2　示例

步骤二：将厚 1.5mm 的蜡片裁剪为宽约 8.0mm 的长条状，铺在上颌模型的腭中缝中后段；在其上用 1.0mm 的不锈钢丝弯制双菱形曲，前菱形曲前端与 15、25 的近中邻接点连线基本一致，后菱形曲尾端与 17、27 远中面连线基本一致（图 1-17-3）。

步骤三：在上颌两侧尖牙间距舌面 4～5mm 处，用 0.8mm 的不锈钢丝使用梯形钳弯制 6 个连续垂直曲单位构成栅栏曲，栅栏曲横向（水平向）排列应尽量与上颌前牙弧度一一相对应，栅栏曲纵向（垂直向）高出上颌𬌗平面约 5.0mm，具体可根据下颌情况进行调整（图 1-17-4～图 1-17-6）。

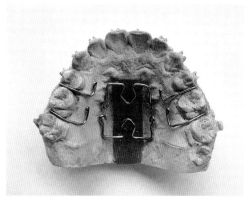

图 1-17-3 示例

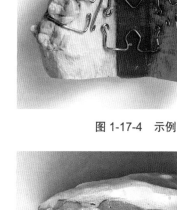

图 1-17-4 示例

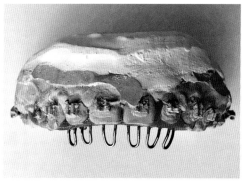

图 1-17-5 示例

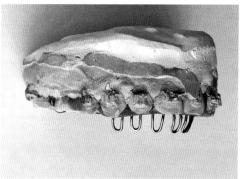

图 1-17-6 示例

步骤四：用蜡片将双菱形曲上面覆盖，栅栏曲的唇侧面与舌侧之间的空间填充，固定唇颊侧的邻间钩（图 1-17-7）。

步骤五：铺胶，在自凝树脂面团初期，将 1.0mm 的不锈钢丝弯制的把手放置于基托板内，抓手高度约 3.0mm（图 1-17-8）。

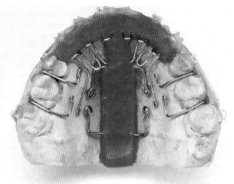

图 1-17-7 示例

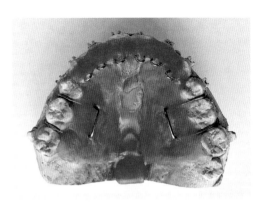

图 1-17-8 示例

步骤六：待自凝树脂完全硬固后取下，打磨抛光（图 1-17-9 、图 1-17-10）。临床患者戴用配有抓手的栅栏曲保持器的牙列状况（图 1-17-11、图 1-17-12）。

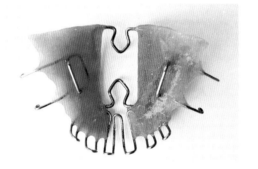

图 1-17-9 示例

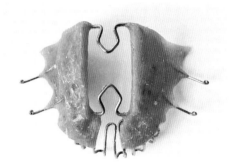

图 1-17-10 示例

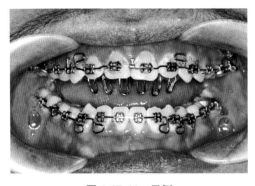

图 1-17-11 示例

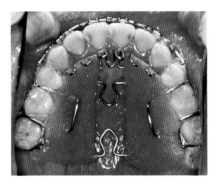

图 1-17-12 示例

（武广增）

十八、蛤蟆弓临床应用细则

1. 蛤蟆弓应采用正规的澳丝作为辅弓弯制材料。标准配置正畸主弓丝为 0.018″ 澳丝，配 0.018″ 澳丝弯制的蛤蟆弓。但临床上患者牙颌畸形情况千差万别，具体情况具体分析，见招拆招。

对于牙周病患者则使用细丝轻力，宜采用 0.016″ 澳丝，配 0.016″ 澳丝弯制的蛤蟆弓。

对于一些二手正畸深覆𬌗病例，Spee 氏曲线陡峭，但是牙列基本排齐；或者拔牙间隙尚未关闭，但牙列基本排齐者，目前只能使用 0.016″ 镍钛丝继续排齐牙列者，我们也建议及早应用 0.016″ 澳丝弯制长腿蛤蟆弓。这时通常需要采用一种加强后牙支抗的特殊措施，利用保护性编织结扎丝方法，增强后牙段丝的稳定性，即使用 0.25mm 结扎丝，从第二磨牙面管远中穿过，将 0.016″ 镍钛丝交叉编织成一股丝并沿近中 2～3 个托槽翼沟结扎。这样蛤蟆脚倒挂在第二磨牙近中编织弓丝上，并且实施倒三角形 II 类颌间牵引。

2. 蛤蟆弓矫治反𬌗的蛤蟆腿的原则是"就短不就长"，比如下颌牙弓一侧有第二磨牙，另一侧只有第一磨牙（第二磨牙未萌出或者萌出不全），两边正畸弓丝就不可能一般长，这时，如何弯制蛤蟆腿呢？

我们只能"就短不就长"，即两侧蛤蟆脚须紧抵住第一磨牙颊面管的近中，没有后退的余地，逼迫蛤蟆嘴向前发力，实施上前牙唇展、延长前牙弓，达到矫治反𬌗的目的。

3. 蛤蟆弓的蛤蟆腿要两边一般长，如果弯制成一条腿长，一条腿短，就会形成"瘸子"。瘸腿蛤蟆不可能跑过正常腿的蛤蟆，瘸腿蛤蟆会导致蛤蟆弓发力不均衡，影响矫治效果，久而久之，还会造成𬌗平面的问题。

4. 除了前牙反𬌗，或者两侧第二磨牙萌出不一致，导致牙弓一边长，另一边短，需要使用"就短不就长"的原则弯制蛤蟆弓外；大多数情况下，蛤蟆腿的弯制原则是"就长不就短"。

5. 蛤蟆弓的前倾弯和后倾弯具有压低前牙、升高后牙的功能，但要其发力，还需要颌间弹力牵引来帮忙。

蛤蟆嘴发力压低前牙如同翘翘板原理，要借助蛤蟆腿升高后牙的传递力，升高后牙的关键环节是颌间垂直牵引力。

6. 蛤蟆弓常规采用多边形颌间弹力牵引模式，倒扎蛤蟆弓矫治开𬌗，采用的是前牙区交叉倒三角形颌间牵引；矫治 II 类错𬌗采用的是正三角形 II 类颌间牵引，在整平 Spee 氏曲线阶段采用正三角形或者倒三角形颌间牵引，甚至跨𬌗倒三角形颌间牵引。

在调整后牙咬合关系阶段常常采用四边形颌间牵引模式。其目的是最大限度地建立前牙覆𬌗、整平牙弓，调整后牙咬合关系。

7. 遵循细丝轻力原则

弯制蛤蟆弓的正畸弓丝为 0.018″ 澳丝、0.016″ 澳丝。采用的是圆丝，相对不锈钢方丝的尺寸规格 0.017″×0.025″、0.018″×0.025″ 和 0.019″×0.025″ 来说是比较细的弓丝。蛤蟆弓颌间牵引多使用 1/4″ 橡皮圈，颌间牵引力量相对 3/16″ 橡皮圈较轻。

8. 对于复杂疑难的错𬌗畸形，比如低角严重深覆𬌗与二手深覆𬌗患者，常常需要采用综合治疗措施，打出一套"组合拳"战术。

这时，蛤蟆弓常与咬合挡板，固定式平导（斜导），附切端钩活动式平导，甚至口外弓、支抗钉技术联合应用。

9. 见招拆招，无招胜有招，特殊病例，特殊处理。比如对于二手深覆𬌗病例在镍钛丝排齐牙列阶段，编者就使用了蛤蟆弓技术来协助打开咬合；这时应常规使用保护性编织结扎丝技术，加粗正畸主弓丝（镍钛丝）的直径和稳定性，早期使用蛤蟆弓有助于打开咬合、矫治深覆𬌗、缩短矫治疗程。这样的非常规出牌，显然并没有按照固定矫治器的矫治步骤，先排齐牙列待牙列托槽槽钩直线化，能够使用 0.018″ 澳丝时，才开始使用标准配置蛤蟆弓。

10. 蛤蟆眼是漂亮的大眼睛，是蛤蟆弓大门两侧的岗哨，也是蛤蟆弓的动力系统。弯制蛤蟆眼要使用 Kim 钳的圆喙，这样弯制的蛤蟆眼，圈簧比较大，两边对称。

安放时蛤蟆眼与𬌗平面垂直置放于正畸主弓丝内侧。在这种状况下蛤蟆眼（圈簧）能够发挥最大的弹性回复力。

11. 长腿蛤蟆弓与短腿蛤蟆弓结扎固定上也有区别。短腿蛤蟆弓只结扎 4 个切牙固定，而长腿蛤蟆弓由于后段弓丝较长，容易摆动，除 4 个切牙外，通常在第一前磨牙或者第二前磨牙处的弓丝上还要补充结扎 2 根结扎丝（不拔牙病例一律结扎在第二前磨牙上，拔牙病例结扎在第一磨牙上），以便加强正畸辅弓的稳定性。也就是说短腿蛤蟆弓切牙用 4 根结扎丝固定，长腿蛤蟆弓则使用 6 根结扎丝固定，即前牙段切牙使用 4 根扎丝，后牙段使用 2 根结扎丝固定。

12. 按需添置，见好就收、灵活机动。

正畸医师可根据错𬌗畸形矫治需要，设置双颌蛤蟆弓，或单颌蛤蟆弓进行矫治。

使用双颌蛤蟆弓矫治开𬌗，一旦前牙开𬌗获得纠正，就及时拆除蛤蟆弓，更换不锈钢方丝"上 T 下靴"模式进行后续治疗。也可先拆除单颌蛤蟆弓，保留一个蛤蟆弓继续矫治。

在正畸整个治疗过程中，可根据需要灵活使用蛤蟆弓进行矫治。

13. 蛤蟆脚具有变化功能

蛤蟆弓在临床应用可根据牙弓长短，矫治错殆畸形类别进行调整。

遇到牙弓两边长度不一致的情况，大多数情况应选择"就长不就短"模式，这时需要改变短的一边蛤蟆脚的结构，将弓丝延伸至磨牙颊面管的远中，其末端弯制成小圈，采用银丝双环锁扣方式结扎固定（图1-18-1、图1-18-2）。

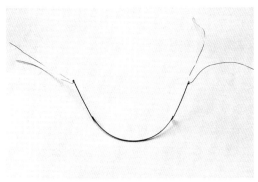
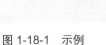

图 1-18-1　示例

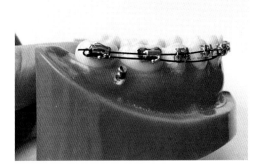

图 1-18-2　示例

如果两边都为第一磨牙，也应"就长不就短"，采用银丝蛤蟆弓弯制方法，将蛤蟆脚从磨牙颊面管近中挪移到颊面管的远中端，这样处理蛤蟆腿就从短腿变成了长腿。使用专利产品武氏直丝弓托槽矫治器者，其第一磨牙牙位设置了改良磨牙托槽，其托槽龈端设置了颊面管，方便正畸辅弓的就位。蛤蟆弓的挂钩可变化为附有停止曲的弓丝，其末端直接插入颊面管就位即可（图1-18-3、图1-18-4）。

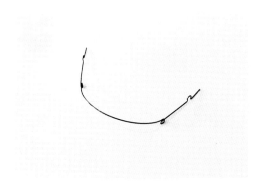
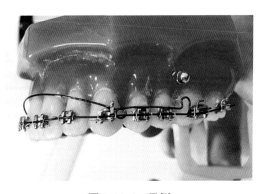

图 1-18-3　示例

图 1-18-4　示例

14. 主攻与助攻，方向目标一致。为了最大限度发挥蛤蟆弓的矫治功能，减少发力过程中的不利因素。正畸主弓丝应该与蛤蟆弓的施力方向一致。即在整平下颌Spee氏曲线时，正畸主弓丝的摇椅曲应为反Spee氏曲线，主攻与助攻方向一致协同作战，取得最好的效果。

如果方向不一致，就会消耗掉蛤蟆弓的战斗力，降低矫治效能。特别是使用较粗的不锈钢方丝的情况下。

15. 蛤膜弓除了上述功能外，在正畸临床上我们发现还有扩展后段牙弓宽度的作用。在常规Ⅱ类颌间牵引过程中，下牙弓在弹性牵引力作用下有缩窄牙弓的作用，往往可造成后牙舌倾，牙弓宽度缩窄。导致上下牙弓宽度不协调，严重者后牙覆盖增大，影响咀嚼效率。为了避免这种状况的发生，我们可以将两侧蛤蟆腿预先扩宽5～6mm，然后倒挂金钩固位，也可以将蛤蟆脚弯成横着放置，对抗Ⅱ类牵引的副移动。对于不采用颌间牵引的患者，则主要表现为扩弓效果。对于原本后段牙弓狭窄的病例，可打一套"组合拳"方案。即正畸主弓丝除了弯制摇椅曲外，蛤蟆弓两腿之间加大宽度，在下颌第二前磨牙和第一磨牙舌面粘接舌侧扣，挂上 1/4″ 橡皮圈作跨𬌗Ⅱ类三角颌间牵引。银丝蛤蟆弓也是一种变革，有利于蛤蟆弓的长腿发挥功效，打开咬合。主要是第二磨牙未萌出的病例，我们将蛤蟆脚弯成小圈，用 0.25mm 结扎丝将小圈打结，采用双环锁扣模式将其在第一磨牙颊面管远中弓丝环扎，这样蛤蟆腿延长了 8～9mm，（短腿变长腿了），使蛤蟆弓打开咬合功能变强。于是形成现在临床上的蛤蟆弓"就长不就短"模式了。

16. 蛤蟆弓另外一个重要功能，就是维持上颌牙弓整平打开咬合的效果，我们常常遇到用固定式平导打开咬合的效果非常好，患者要求拆除导板，医师也觉得导板完成了打开咬合的使命，于是拆除了固定式平导。但是一个月或数月后复诊时发现深覆𬌗反弹，压低的前牙很快复发，其复发速度比矫治速度快，这是一个让人十分头疼的问题。重新使用固定式平导，患者是不乐意的。对于这个问题，我们可以在拆除固定式平导的同时，装配上蛤蟆弓，维持打开咬合的效果，防止复发。

17. 对于特别严重深覆𬌗病例，还需要配合使用长臂可摘式平导。某些极为复杂的深覆𬌗患者、低角病例，单靠蛤蟆弓打开咬合还是力量不足，这时就需要采取综合治疗措施，打一套"组合拳"了。

①蛤蟆弓配合固定式平导或者长臂活动式平导，通过压低下前牙，升高后牙方式，协同蛤蟆弓打开咬合，注意后牙段千万不要忘了挂皮圈实施颌间牵引以利升高后牙，整平 Spee 氏曲线，这是矫治深覆𬌗的重要手段，还要记得尽可能及早将第二磨牙纳入矫治器系统，占领制高点。②对于覆盖在 1～3mm 的深覆𬌗、闭锁𬌗病例，可以使用 11.12 牙冠舌侧粘接光固化树脂咬合挡板，配合蛤蟆弓矫治深覆𬌗；注意覆盖大于 4mm 的患者不适合应用咬合挡板。咬合挡板标准长度为 5mm，靠近其边缘易因受力过大咬掉脱落。

（武广增）

临床病例解析

病例 -1　改良四眼簧及蛤蟆弓矫治深覆𬌗锁𬌗病例

患者，男，初诊年龄 30 岁。主述：牙齿排列不齐，前牙有缝，后牙咬合不得力，要求矫治。

检查：颜面部基本对称。恒牙列 18～28，47～38；外院拔除 48，32 外院根管治疗后桩冠修复，47 外院牙体充填治疗；上颌牙列散在间隙，下前牙咬伤上腭黏膜；44.45.46.47.34 舌倾，分别与 14.15.16.17.24 𬌗面无咬合接触；双侧磨牙呈远中关系，两侧尖牙呈远中关系；下颌中线右偏 1.0mm。

全口曲面断层片显示：14～24，32～42 牙槽嵴顶水平吸收约 1/3，21 牙根吸收超过 1/2，18，28 正位萌出，31 桩核修复，37 远中颈部深龋未充填，38 近中水平阻生，47 远中邻牙𬌗面大面积充填体修复。

初次接诊（2015-08-16，图 2-1-1～图 2-1-12）

诊断

Angle Ⅱ 类错𬌗，骨性 Ⅱ 类错𬌗，下牙弓狭窄，14～15 与 44～45 正锁𬌗，16～17 与 46～47 正锁𬌗，24 与 34 正锁𬌗，深覆𬌗 Ⅲ°，均角。14～23 中度牙周病，上前牙高低不平，上颌牙槽骨水平吸收。

（矫治前 X 线头影测量分析数据见表 2-1-1）

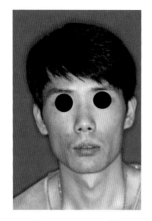

图 2-1-1　正面像

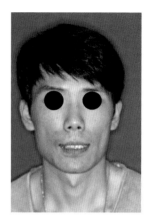

图 2-1-2　正面微笑像

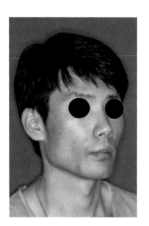

图 2-1-3　斜面像

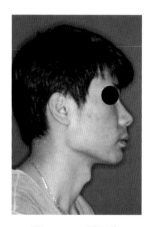

图 2-1-4　侧面像

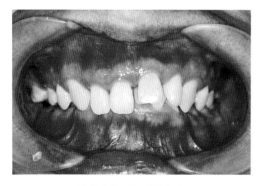

图 2-1-5　正面咬合像

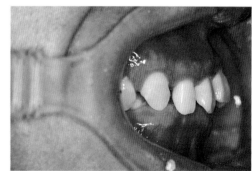

图 2-1-6　前牙覆盖像

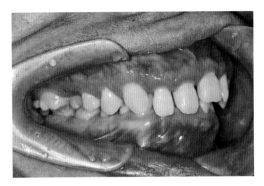

图 2-1-7　右侧咬合像

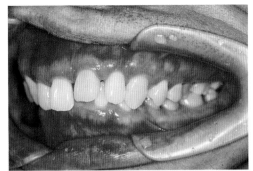

图 2-1-8　左侧咬合像

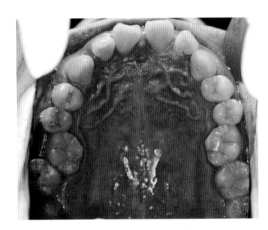

图 2-1-9　上颌𬌗面像

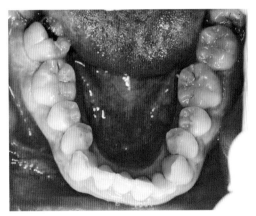

图 2-1-10　下颌𬌗面像

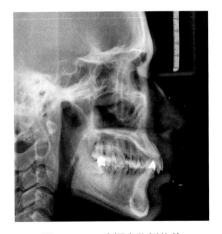

图 2-1-11　头颅定位侧位片

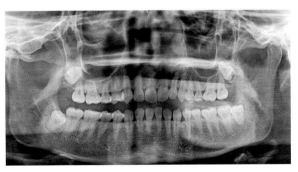

图 2-1-12　全口曲面断层片

矫治设计

1. 非常规拔牙矫治计划：拔除 18、28、38（48 缺失），使用自锁托槽矫治器。

2. 上颌装配附有横腭杆的固定式平导与下颌蛤蟆弓联合应用、打开咬合矫治深覆殆；下颌使用改良四眼簧扩弓；配合上下颌后牙交互牵引，使下颌牙弓宽度与上颌牙弓宽度协调，解除两侧后牙正锁殆，建立正常的后牙咬合关系。

3. 前牙建立正常的覆殆、覆盖关系，尖牙、磨牙达到中性咬合关系。

4. 佩戴个性化保持器。

矫治过程

矫治阶段 -1：装配固定矫治器及辅助装置（2015-08-29，图 2-1-13～图 2-1-14）

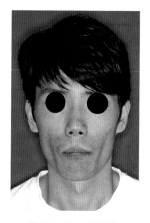

图 2-1-13　正面像

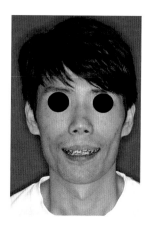

图 2-1-14　正面微笑像

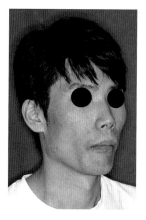

图 2-1-15　斜面像

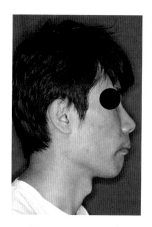

图 2-1-16　侧面像

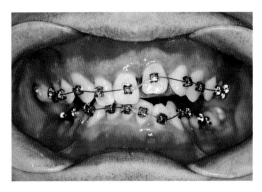

图 2-1-17　正面咬合像

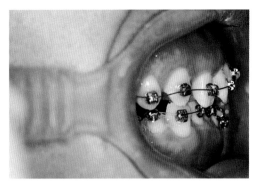

图 2-1-18　前牙覆盖像

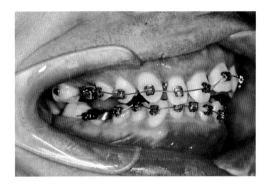

图 2-1-19　右侧咬合像

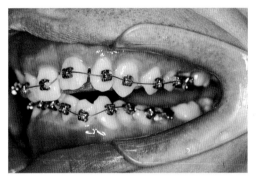

图 2-1-20　左侧咬合像

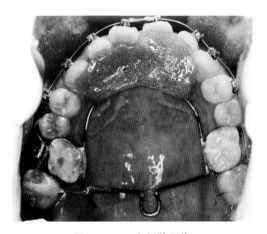

图 2-1-21　上颌𬌗面像

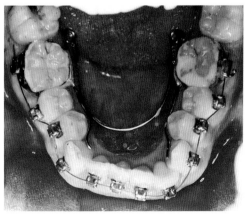

图 2-1-22　下颌𬌗面像

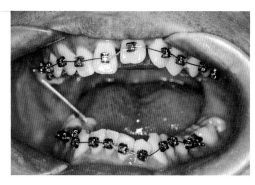

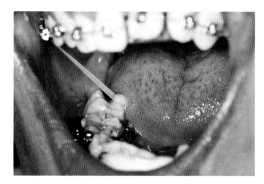

图 2-1-23　正位张口像　　　　　　　　　　　图 2-1-24　张口像特写镜头

正畸思路：此阶段矫治目的是装配固定矫治器，启动矫治进程，因为该患者错殆畸形比较复杂，有牙列不齐，牙周病，有深覆殆、锁殆等，故宜采用细丝轻力原则实施矫治。两侧多数后牙的锁殆，打开锁结是关键，对于塌陷的下颌牙弓，设置了特殊装置改良四眼扩弓簧，配合使用上下颌交互牵引纠正；总的来说，采用综合矫治措施，多种矫治装置同时施力，一把钥匙开一把锁，三维方向同步移动矫治错位牙，是该患者个性化矫治设计的治疗特点。

具体操作：上下颌牙列唇面清理抛光，粘接 Damon 金属自锁托槽；上下颌放置0.012″镍钛圆丝；下颌装配固定式改良四眼簧扩弓；上颌装配附有横腭杆的固定式平导增强上颌磨牙支抗同时牵引 17，辅助解除 17 与 47 正锁殆；17 唇侧粘接舌侧扣，47 殆面粘接舌侧扣，17 与 47 采用 3/16″橡皮圈交互牵引，17 唇侧舌侧扣与上颌腭侧牵引钩挂橡皮链（注：初次接诊拔除 18，28；为矫正后牙正锁殆提供必要的空间）。

矫治阶段 -2（2016-02-21，图 2-1-25～图 2-1-34）

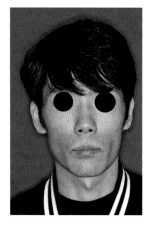

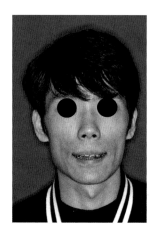

图 2-1-25　正面像　　　　　　　　　　　　　图 2-1-26　正面微笑像

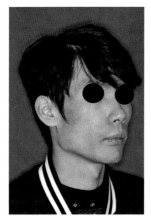

图 2-1-27　斜面像

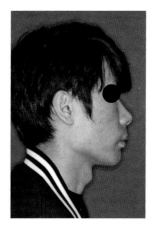

图 2-1-28　侧面像

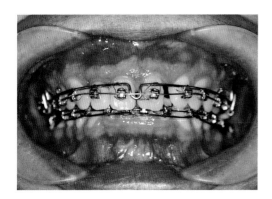

图 2-1-29　正面咬合像

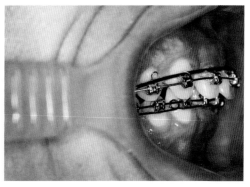

图 2-1-30　前牙覆盖像

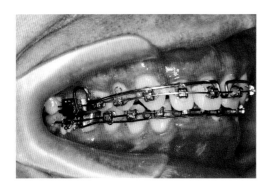

图 2-1-31　右侧咬合像

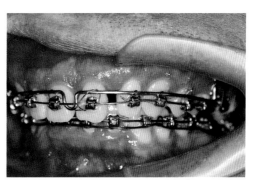

图 2-1-32　左侧咬合像

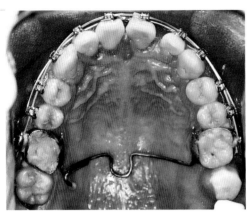

图 2-1-33　上颌殆面像

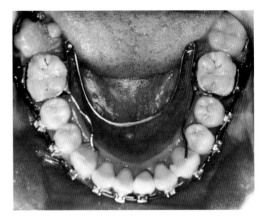

图 2-1-34　下颌殆面像

复诊检查： 第一阶段经过 6 个月的矫治，上下颌牙齿基本排齐，上前牙高低不平的现象获得解决，咬合较前打开。目前，深覆殆Ⅱ°，上前牙散在间隙未关闭，14～15 与 44～45 正锁殆，16～17 与 46～47 正锁殆，24 与 34 正锁殆均已解除，上颌颊侧错位的 17 已经腭向移动，排入正常的牙列。下颌塌陷的牙弓经过使用改良四眼扩弓簧，已经恢复到正常形态与宽度，与对颌牙弓建立了咬合关系，两侧磨牙轻度远中关系。第一阶段的矫治打了一个漂亮仗，获得良好的效果。

治疗目的： 要维持上、下牙弓宽度的协调，在矢状方向上，要使上前牙适当远中移动（关闭散在间隙）、下颌牙弓近中移动，将远中磨牙关系逐渐变成中性关系，同时打开咬合，纠正深覆殆。

具体操作： 上颌主弓丝更换 0.017″×0.025″ 不锈钢方丝，于 12～13 之间以及 22～23 之间弯制 "T" 型曲，上颌采用 1.0mm 不锈钢丝弯制粗丝扩展辅弓维持上颌弓形；27 殆面置放粘接式殆垫；下颌主弓丝更换 0.018″ 澳丝摇椅弓，下颌采用 0.018″ 澳丝弯制银丝蛤蟆弓正扎压低下前牙打开咬合；上颌拆除平导，保留横腭杆；右上 "T" 型曲与 46 挂 1/4″ 橡皮圈颌间牵引，23 与 36 挂 1/4″ 橡皮圈颌间牵引，17 与 47 采用 3/16″ 橡皮圈交互牵引，局部麻醉下拔除 38。

矫治阶段 -3（2016-05-09，图 2-1-35～图 2-1-46）

复诊检查： 第二阶段经过 2 个半月的矫治，上下颌牙齿明显排齐，深覆殆Ⅰ°，上前牙散在间隙基本关闭，下颌中线右偏 1.0mm。下颌牙弓比较稳定，已经拆除了改良四眼扩弓簧，47 与对颌咬合不协调，尚有点舌倾需要继续矫治。

治疗目的： 继续打开咬合，矫治深覆殆，维持上颌牙弓的良好形态与宽度，纠正偏斜的下颌牙列中线，采用不对等的Ⅱ类颌间牵引调整磨牙关系。通过上下后牙的交互牵引使 47 颊侧移动、与对颌建立良好咬合接触。

具体操作： 上颌主弓丝更换 0.017″×0.025″ 不锈钢方丝于 12～13 之间以及

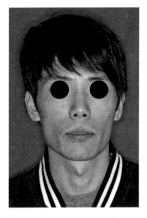

图 2-1-35　正面像

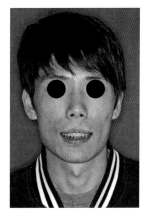

图 2-1-36　正面微笑像

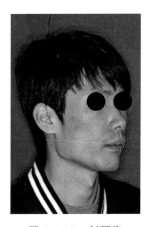

图 2-1-37　斜面像

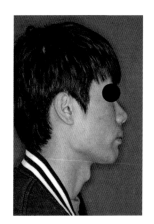

图 2-1-38　侧面像

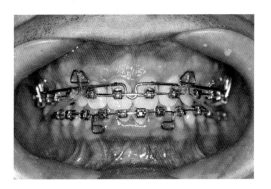

图 2-1-39　正面咬合像

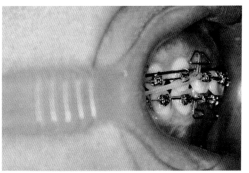

图 2-1-40　前牙覆盖像

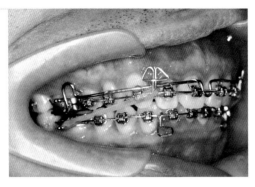

图 2-1-41 右侧咬合像

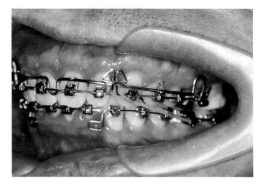

图 2-1-42 左侧咬合像

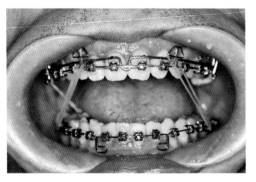

图 2-1-43 正位张口像

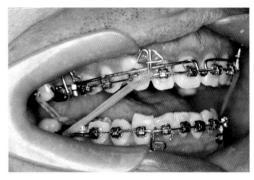

图 2-1-44 右侧位张口像

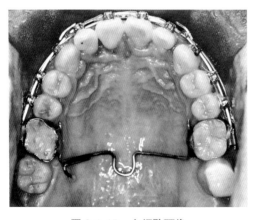

图 2-1-45 上颌𬌗面像

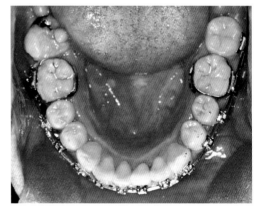

图 2-1-46 下颌𬌗面像

22～23 之间弯制蘑菇曲；下颌主弓丝更换 0.017″×0.025″ 不锈钢方丝于 42～43 之间以及 32～33 之间弯制靴型曲，下颌拆除扩弓簧；双侧上颌蘑菇曲分别与 46，36 挂 1/4″ 橡皮圈颌间牵引，17 与 47 采用 3/16″ 橡皮圈交互牵引。

矫治阶段 -4（2017-05-24，图 2-1-47～图 2-1-56）

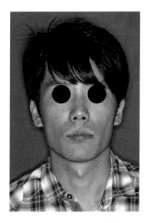

图 2-1-47　正面像

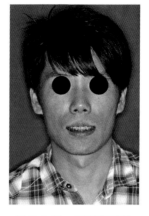

图 2-1-48　正面微笑像

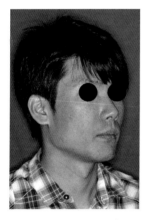

图 2-1-49　斜面像

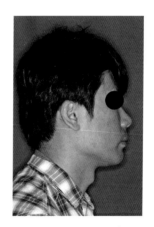

图 2-1-50　侧面像

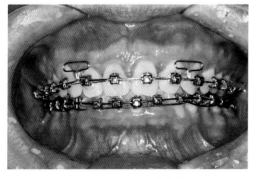

图 2-1-51　正面咬合像

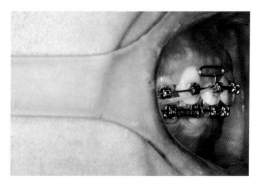

图 2-1-52　前牙覆盖像

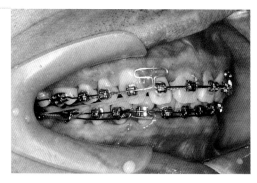

图 2-1-53　右侧咬合像

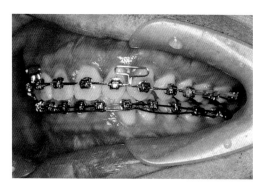

图 2-1-54　左侧咬合像

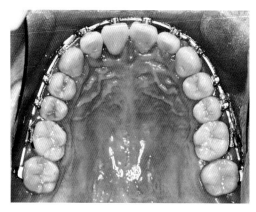

图 2-1-55　上颌𬌗面像

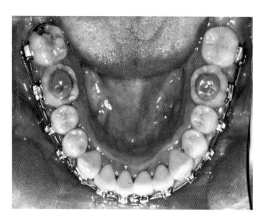

图 2-1-56　下颌𬌗面像

　　复诊检查： 第三阶段经过 1 年的主动矫治，上颌前牙散在间隙基本关闭，经使用长腿蛤蟆弓技术、颌间不对侧Ⅱ类弹力牵引等措施，咬合较前打开程度大了一点，下颌牙列切牙托槽已经整个暴露出来，深覆𬌗明显改善，原来远中状态的尖牙关系、磨牙已经呈现中性咬合关系，矢状向的错𬌗畸形得到矫正，上下牙弓的形态非常协调。舌倾的 47 也排入正常牙列，拆除其𬌗面树脂舌侧扣。

　　治疗目的： 维持上下牙弓良好的匹配，继续使用蛤蟆弓技术、巩固打开咬合的疗效，精细调整后牙尖窝相嵌的咬合关系。

　　具体操作： 上颌拆除粗丝扩展辅弓，上颌主弓丝更换 0.017″×0.025″ 不锈钢方丝于 12～13 之间以及 22～23 之间弯制"T"型曲，12 至 22 采用 0.25 结扎丝紧密"8"字结扎；下颌主弓丝更换 0.018″ 澳丝摇椅弓，下颌采用 0.018″ 澳丝弯制单腿银丝蛤蟆弓正扎压低下前牙打开咬合；46 与 36 𬌗面置放粘接式𬌗垫；24 与 27 挂橡皮链；右上"T"型曲与 46 至 47 挂 1/4″ 橡皮圈颌间牵引。

矫治阶段 -5（2017-10-06，图 2-1-57～图 2-1-75）

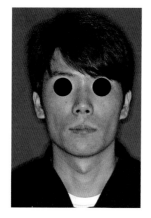

图 2-1-57　正面像

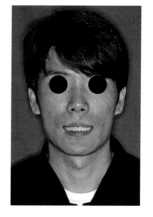

图 2-1-58　正面微笑像

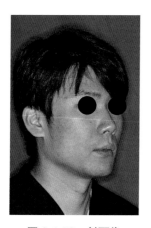

图 2-1-59　斜面像

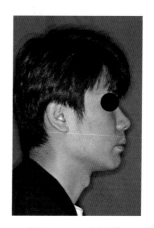

图 2-1-60　侧面像

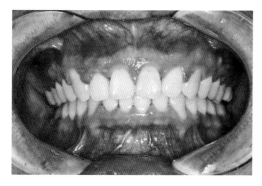

图 2-1-61　正面咬合像

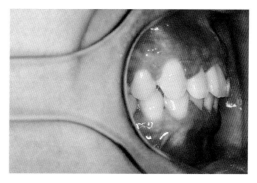

图 2-1-62　前牙覆盖像

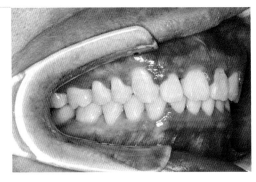

图 2-1-63　右侧咬合像

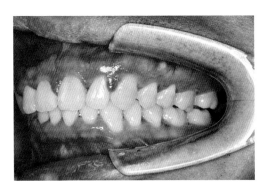

图 2-1-64　左侧咬合像

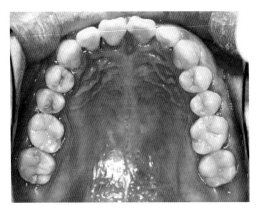

图 2-1-65　上颌𬌗面像

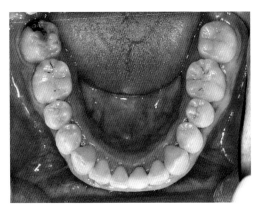

图 2-1-66　下颌𬌗面像

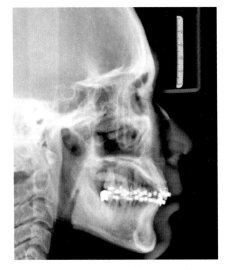

图 2-1-67　头颅定位侧位片

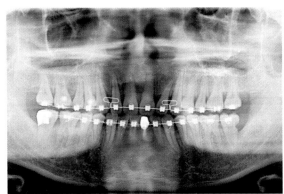

图 2-1-68　全口曲面断层片

复诊检查：矫治后期精细调整 5 个月，上下前牙中线对齐，前牙覆𬌗、覆盖关系正常，双侧尖牙呈中性关系，双侧磨牙呈中性关系。后牙建立紧密咬合关系，侧貌良好，整个矫治疗程历经 2 年零 38 天，达到预期矫治目标，结束主动矫治。

结束矫治：上下颌拆除托槽、颊面管及矫治弓丝，清理牙面多余粘接剂，抛光牙面，清理牙结石，取藻酸盐印模，灌制石膏模型，设计制作个性化保持器（上颌牙列环绕式保持器，下颌牙列钢托保持器）。

当天，取牙模制作压膜式活动保持器。交待患者佩戴保持器注意事项。

佩戴活动式保持器（2017-10-17）

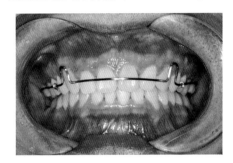

图 2-1-69　正面咬合像

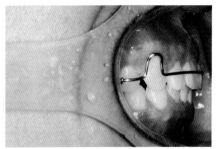

图 2-1-70　前牙覆盖像

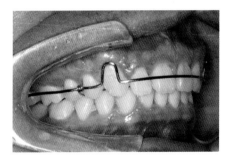

图 2-1-71　右侧咬合像

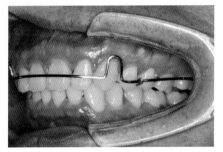

图 2-1-72　左侧咬合像

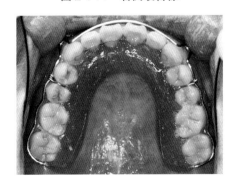

图 2-1-73　上颌𬌗面像

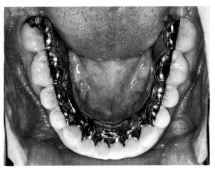

图 2-1-74　下颌𬌗面像

上颌采用联合措施进行保持，即13～23舌侧采用光固化树脂编织麻花丝制作粘接式固定保持器，上颌佩戴环绕式保持器；下颌为防止牙弓狭窄扩弓后复发，故设计了铸造式保持器。

表2-1-1　矫治前、后X线头影测量分析数据对比

测量项目	正常值	治疗前	治疗后
SNA	82.84±4.0	90.02	88.68
SNB	80.1±3.9	88.68	84.99
ANB	2.7±2.0	5.15	3.69
MP-FH	31.1±5.6	20.29	23.11
U1-SN	105.7±6.3	102.39	116.6
L1-MP	92.6±7.0	102.04	105.83
U1-L1	125.4±7.9	130.9	119.23
Z角	67.3±6.38	73.28	71.82
FMIA	54.9±6.1	57.67	51.06

－－－－－治疗前
－－－－－治疗后

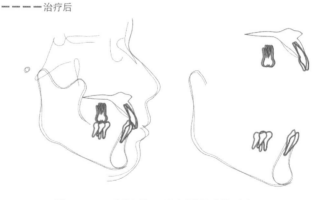

图2-1-75　矫治前、后头影图重叠对比

矫治体会

1. 患者为男性成人骨性安氏Ⅱ类、前牙深覆𬌗、双侧多数后牙正锁𬌗病例。此病例矫治成功的关键环节是后牙锁𬌗的矫治。上颌采用固定式平导，下颌辅以武氏蛤蟆弓正扎方式打开咬合，改善深覆𬌗。同时在下颌装配改良式四眼扩弓簧（二眼簧）装置扩展塌陷的牙弓，相继拔除3颗第三磨牙为解除锁𬌗提供了必要的空间，解除了后牙的正锁𬌗关系，达到了上、下颌牙列正常咬合的目的。

2. 在矫治的初期，制订了一套综合治疗方案，上颌装配固定式联合腭托附平导装置，其横腭杆向远中方向焊接牵引钩，在增强上颌磨牙支抗的同时又可以起到牵引作用，使颊向萌出的17能顺利排入牙列中。固定式平导打开咬合、解除了两侧后牙正锁𬌗状态，为扩展塌陷的下颌牙弓、实施矫治力，解除后牙正锁𬌗奠定了基础。矫正上下牙弓宽度的不协调，上下颌牙齿排列不齐创造了条件。

3. 上颌更换稳定型主弓丝，下颌更换 0.018″ 澳丝摇椅弓，附加同型号澳丝弯制武氏蛤蟆弓辅弓正扎固定，并配合Ⅱ类颌间弹力牵引。借助武氏蛤蟆弓的作用力，在压低下前牙的同时升高后牙。在这套"组合拳"的作用下，前牙深覆𬌗咬合的打开既快速又稳定。解除了前牙深覆𬌗、多数后牙正锁𬌗的问题。牙列排齐与整平、尖牙磨牙关系的调整按常规方法处理，获得了较理想的尖窝相嵌的咬合关系。

病例 -2　蛤蟆弓技术矫治骨性反𬌗病例

患者，女，初诊年龄 26 岁。主述：面部凹陷、牙齿反颌（地包天），影响面容美观，要求矫治。

检查：颜面左右不对称，面中份凹陷，下颌颏部稍右偏，面下 1/3 偏短，侧貌欠佳。

恒牙期 18～28，48～38；33～44 牙齿切端咬在 13～22 唇侧 1/2 处；右侧磨牙呈中性关系，左侧磨牙呈近中关系，右侧尖牙呈中性关系，左侧尖牙呈近中关系；下颌中线右偏 3.0mm。

初次接诊（2016-06-19，图 2-2-1～图 2-2-12）

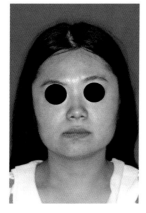

图 2-2-1　正面像

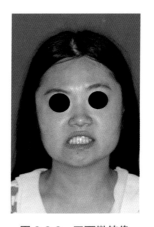

图 2-2-2　正面微笑像

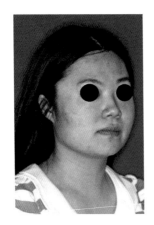

图 2-2-3　斜面像

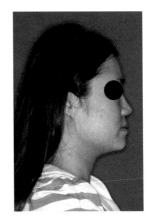

图 2-2-4　侧面像

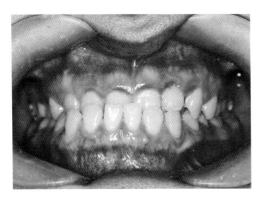

图 2-2-5　正位咬合像

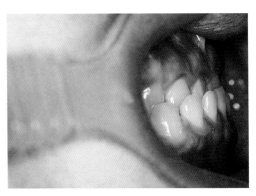

图 2-2-6　前牙覆盖像

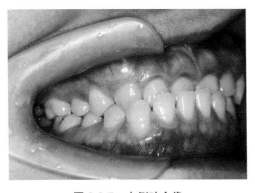

图 2-2-7　右侧咬合像

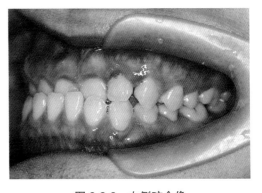

图 2-2-8　左侧咬合像

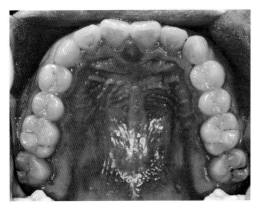

图 2-2-9　上颌𬌗面像

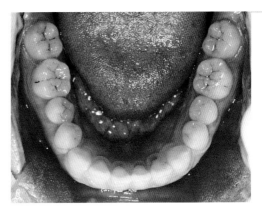

图 2-2-10　下颌𬌗面像

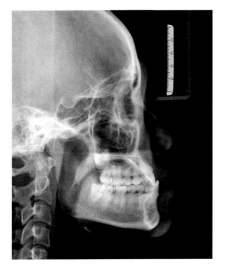

图 2-2-11　头颅定位侧位片

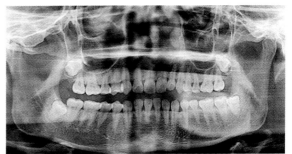

图 2-2-12　全口曲面断层片

诊断

Angle Ⅲ类错𬌗，骨性Ⅲ类错𬌗，13～22 与 44～33 反𬌗，下颌偏斜，低角。（矫治前 X 线头影测量分析数据见表 2-2-1）

矫治设计

1. 不拔牙矫治计划。
2. 数字化 Ezbond 自锁托槽定位矫治技术。
3. 上下颌采用蛤蟆弓技术解除 13～22 与 44～33 反𬌗。
4. 上下牙列中线对齐，前牙建立正常的覆𬌗、覆盖关系，磨牙达到中性关系。

5. 佩戴个性化保持器。

矫治进程

矫治阶段 -1：装配固定矫治器及辅助装置（2016-09-16，图 2-2-13～图 2-2-22）

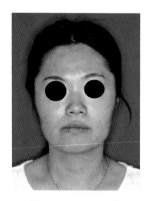

图 2-2-13　正面像

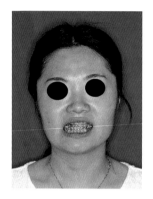

图 2-2-14　正面微笑像

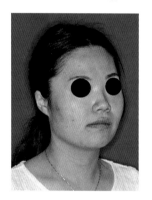

图 2-2-15　斜面像

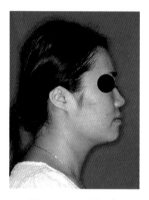

图 2-2-16　侧面像

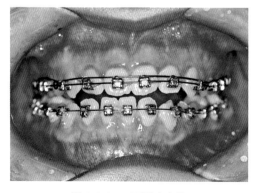

图 2-2-17　正面咬合像

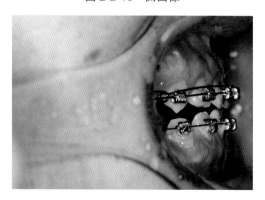

图 2-2-18　覆盖像

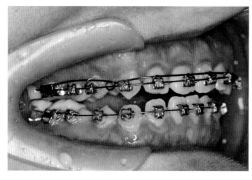

图 2-2-19　右侧咬合像

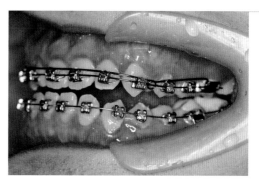

图 2-2-20　左侧咬合像

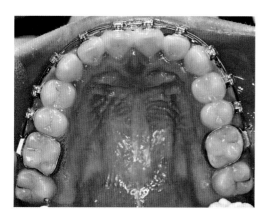

图 2-2-21　上颌𬌗面像

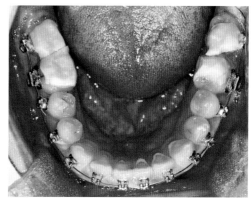

图 2-2-22　下颌𬌗面像

　　正畸思路： 此阶段矫治目的是装配固定矫治器，启动矫治进程，因为该患者系成人骨性反𬌗畸形、中线偏斜等，要让上颌前牙唇展，必须打通前行的道路，打开前牙反𬌗是关键的步骤，编者采用了下颌后牙垫粘接式𬌗垫的方式完成这一步。如何在排齐牙列的同时唇展上前牙呢？我们没有按常规矫治路径出牌，而是在启动矫治阶段就使用了武氏正畸专利蛤蟆弓技术（前牙压低弹力辅弓）。这对于尽可能早点矫治前牙反𬌗，改善患者面型是有帮助的。

　　具体操作： 上下颌牙列唇面清理抛光，粘接数字化 Ezbond 自锁定位托槽；上颌主弓丝用 0.016″澳丝弯制平弓；采用 0.018″澳丝弯制蛤蟆弓，常规结扎固定，实施唇展上前牙，扩展上牙弓长度，矫治前牙反𬌗；

　　下颌主弓丝用 0.014″镍钛丝；36～37 与 46～47 𬌗面置放粘接式𬌗垫，打开前牙反𬌗锁结。

矫治阶段 -2（2017-04-23，图 2-2-23～图 2-2-40）

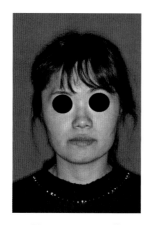

图 2-2-23　正面像

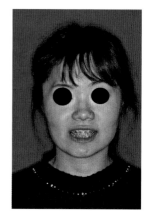

图 2-2-24　正面微笑像

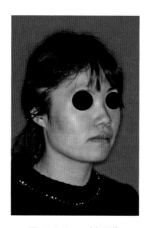

图 2-2-25　斜面像

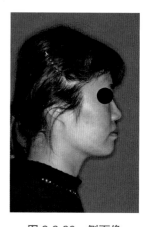

图 2-2-26　侧面像

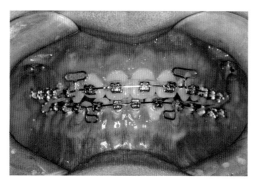

图 2-2-27　正面咬合像

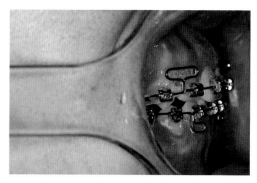

图 2-2-28　覆盖像

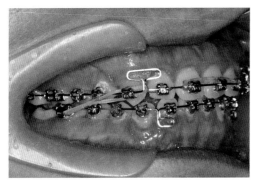

图 2-2-29　右侧咬合像

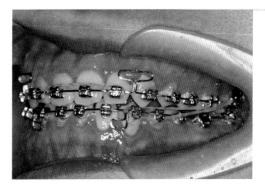

图 2-2-30　左侧咬合像

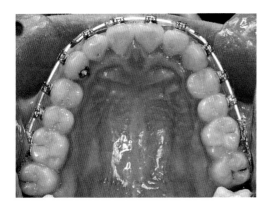

图 2-2-31　上颌𬌗面像

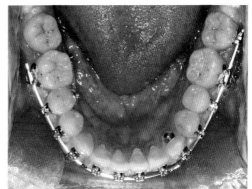

图 2-2-32　下颌𬌗面像

复诊处置照片

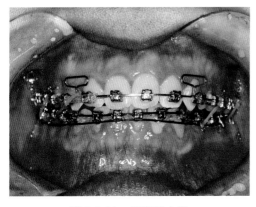

图 2-2-33　正面咬合像

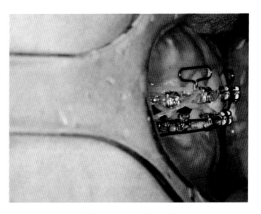

图 2-2-34　覆盖像

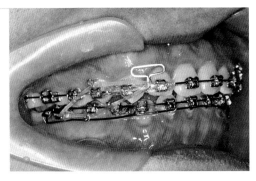

图 2-2-35　右侧咬合像

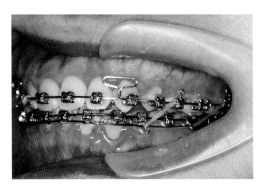

图 2-2-36　左侧咬合像

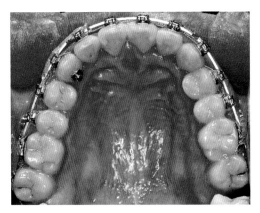

图 2-2-37　上颌𬌗面像

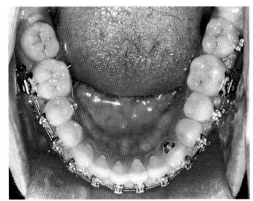

图 2-2-38　下颌𬌗面像

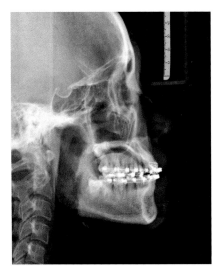

图 2-2-39　头颅定位侧位片

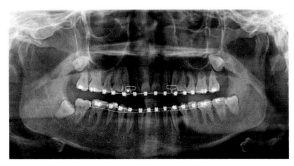

图 2-2-40　全口曲面断层片

复诊检查： 第一阶段经过 7 个月的矫治，患者颜面中份较前丰满，前牙反𬌗解除，建立了覆𬌗、覆盖关系，下颌中线偏右 2.0mm。前牙覆盖像（图 2-2-28）观察，上前牙牙轴没有出现通常掩饰性治疗的唇侧漂移现象，这或许与使用数字化 Ezbond 自锁定位托槽有关。

治疗目的： 巩固前期矫治成效，上下牙弓采用稳定弓丝维持良好弓型，实施不对侧颌间牵引纠正下颌牙列中线不齐，同时调整后牙咬合关系。

具体操作： 上颌主弓丝更换 0.017″×0.025″ 不锈钢方丝于 12～13 之间以及 22～23 之间弯制"T"型曲，13～23 紧密"8"字结扎；11 和 12 之间"穿针引线"挂橡皮链至 14，关闭散在间隙；下颌更换 0.018″ 澳丝，于 46，36 颊面管近中 3.0mm 处正畸主弓丝上打外展弯；采用 0.018″ 澳丝弯制蛤蟆弓，常规结扎固定，实施压低下前牙，升高下后牙以便建立良好的咬合关系。右上"T"型曲至 13 和 45、46 挂 1/4″ 橡皮圈颌间牵引，25～27 和 34～36 挂 1/4″ 橡皮圈颌间牵引。

矫治阶段 -3（2018-10-21，图 2-2-41～图 2-2-53）

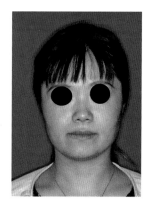

图 2-2-41 正面像

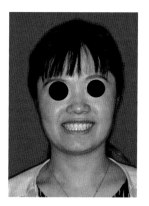

图 2-2-42 正面微笑像

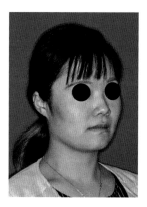

图 2-2-43 斜面像

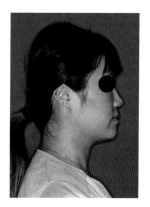

图 2-2-44 侧面像

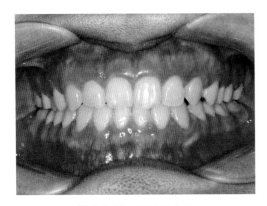

图 2-2-45　正面咬合像

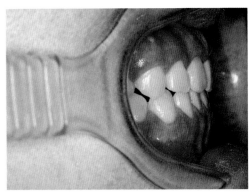

图 2-2-46　覆盖像

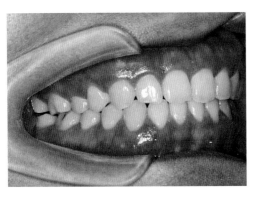

图 2-2-47　右侧咬合像

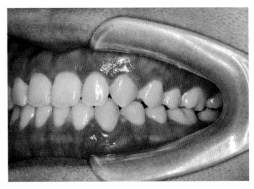

图 2-2-48　左侧咬合像

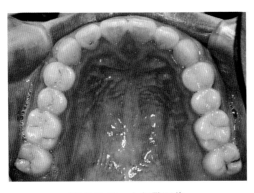

图 2-2-49　上颌𬌗面像

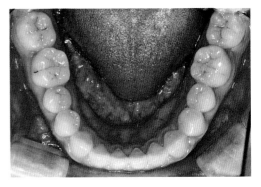

图 2-2-50　下颌𬌗面像

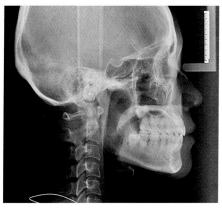

图 2-2-51　头颅定位侧位片

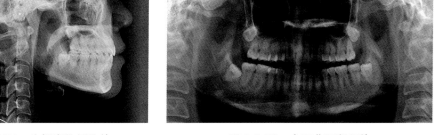

图 2-2-52　全口曲面断层片

复诊检查：患者颜值较矫治前明显提高，面部中份凹陷部分已获饱满，X线头影测量上颌骨 A 点前移（矫治前 -2，73，矫治后达到 1.43），上下前牙中线对齐，前牙覆𬌗、覆盖关系正常，双侧尖牙呈中性关系，双侧磨牙呈中性关系。后牙建立紧密咬合接触，侧貌良好，矫治疗程历经 2 年零 4 个月，达到预期矫治目标，结束主动矫治。

结束矫治：上下颌拆除托槽、颊面管及矫治弓丝，清理牙面多余粘接剂，抛光牙面，清理牙结石，取藻酸盐印模，灌制石膏模型，设计制作个性化保持器（上下颌牙列环绕式保持器）。

当天，取牙模制作压膜式活动保持器。交待患者佩戴保持器注意事项。

表2-2-1　矫治前、后X线头影测量分析数据对比

测量项目	正常值	治疗前	治疗后
SNA	82.84±4.0	84.11	87.7
SNB	80.1±3.9	86.85	86.27
ANB	2.7±2.0	−2.73	1.43
MP-FH	31.1±5.6	17.69	19.87
U1-SN	105.7±6.3	107.22	105.58
L1-MP	92.6±7.0	93.95	89.43
U1-L1	125.4±7.9	136.15	140.17
Z 角	67.3±6.38	79.83	79.25
FMIA	54.9±6.1	68.35	70.7

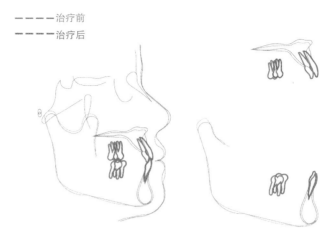

－－－－治疗前
－－－－治疗后

图 2-2-53　矫治前、后头影图重叠对比

矫治体会

1. 患者为女性成人骨性反𬌗病例，原本设计采用颧突钉磨牙推进器推前矫治器治疗，推上颌牙弓前磨牙段朝近中移动，唇向扩展上颌前牙弓长度，下颌设计颊棚钉支抗拉下颌牙列整体朝远中移动，来矫治反𬌗病例的矢状向不调，达到非手术方法矫治骨性反𬌗的目的。

2. 在实施矫治的起步阶段，适时引进了台湾黄正和教授的现代 Ezbond 数字化托槽定位粘接技术。在排牙的镍钛丝启始阶段使用武氏正畸专利技术蛤蟆弓唇展上前牙，为了加强后牙段的稳定性，使用了保护性结扎丝技术，即在前磨牙与磨牙的正畸主弓丝镍钛丝与 0.25mm 结扎丝编织在一起，形成一股较粗的绳索，弥补了后牙段弓丝强度不足的问题，这样的处理便于蛤蟆弓的就位和发挥唇展上前牙的功能。

3. 由于较早地解决了前牙反𬌗问题，后面的牙列排齐与整平、磨牙关系的调整就顺理成章地按常规方法处理，获得了较为理想的尖窝相嵌的磨牙中性、尖牙中性的咬合关系。

病例 -3　Nance 托支架矫治替牙期个别牙反𬌗病例

患者，男，初诊年龄 8 岁。主述：患儿家长发现孩子前牙不齐，地包天，要求矫治。

检查：颜面部基本对称，侧貌面型微突。混合牙列，11 舌侧错位与 41、42 构成反合状况，64 刚刚拔除，上颌中线左偏 1.5mm，双侧第一磨牙呈中性偏近中关系。

初次接诊（2018-05-06，图 2-3-1～图 2-3-12）

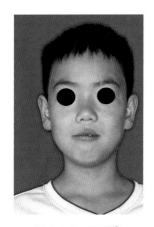

图 2-3-1　正面像

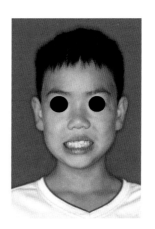

图 2-3-2　正面微笑像

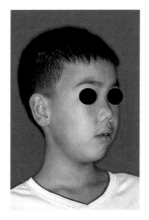

图 2-3-3　斜面像

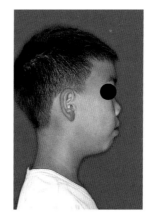

图 2-3-4　侧面像

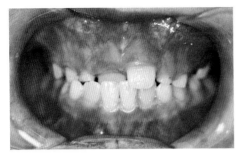

图 2-3-5　正面咬合像

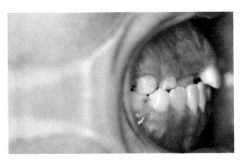

图 2-3-6　前牙覆盖像

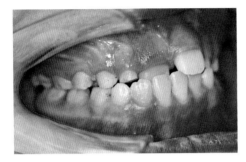

图 2-3-7　右侧咬合像

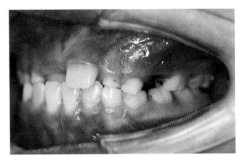

图 2-3-8　左侧咬合像

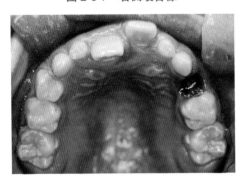

图 2-3-9　上颌𬌗面像

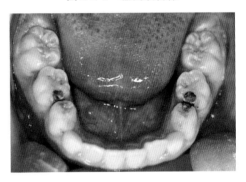

图 2-3-10　下颌𬌗面像

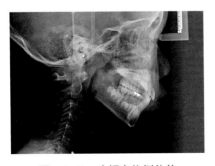

图 2-3-11　头颅定位侧位片

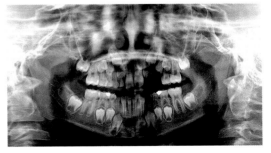

图 2-3-12　全口曲面断层片

诊断

替牙期个别前牙反𬌗，Angle Ⅰ类错𬌗，骨性Ⅰ类错𬌗，均角。

矫治设计

1. Ⅰ期矫治计划采用改良 Nance 托支架装置，解除 11 与 41、42 反𬌗。
2. 如恒牙期出现牙列拥挤不齐等情况再行Ⅱ期矫治计划。

矫治进展

矫治阶段 -1：装配矫治器及辅助装置（2018-05-12，图 2-3-13～图 2-3-26）

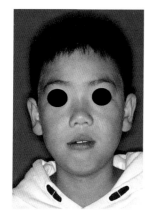

图 2-3-13　正面像

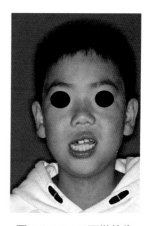

图 2-3-14　正面微笑像

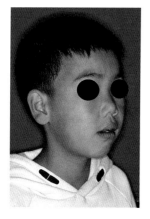

图 2-3-15　斜面像

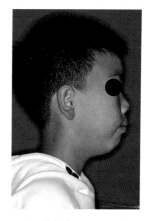

图 2-3-16　侧面像

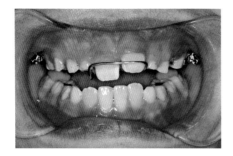

图 2-3-17　正面咬合像

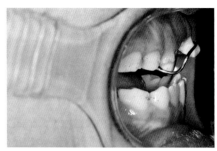

图 2-3-18　前牙覆盖像

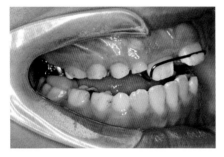

图 2-3-19　右侧咬合像

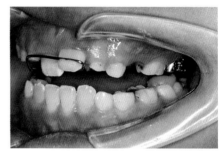

图 2-3-20　左侧咬合像

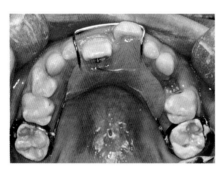

图 2-3-21　上颌𬌗面像

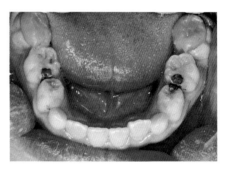

图 2-3-22　下颌𬌗面像

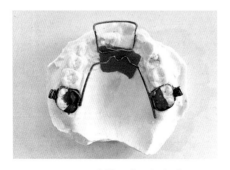

图 2-3-23　选带环弯制钢丝支架

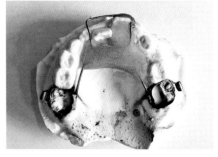

图 2-3-24　焊接带环铺塑胶打磨抛光

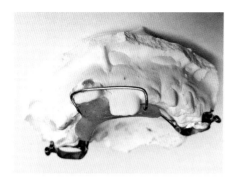 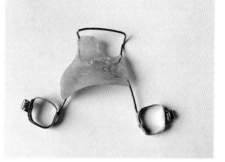

图 2-3-25　Nance 托支架唇面观　　　图 2-3-26　制作完毕的 Nance 托支架

正畸思路： 替牙期个别牙反𬌗，41～42 反覆盖 11 牙冠高度约 1/2，即反覆𬌗比较深，要矫治 11 的反𬌗，先要打开锁结，下颌磨牙设置粘接式𬌗垫，其次要提供合适的矫治力让舌倾的 11 唇向移动。该患者乳侧切牙经过磨耗，牙冠比较短小，不适合粘托槽，即使粘接了托槽，受力后也容易脱落。编者针对替牙期患儿的特点，创新设计了 Nance 托支架装置及其配套的矫治技术，较好地解决了这个问题。

具体操作： 上颌装配改良式 Nance 托支架装置，11 舌侧靠近切端粘接舌侧扣，挂橡皮链至改良 Nance 托唇侧钢丝支架上。46 和 36 𬌗面使用蓝胶材料制作粘接式𬌗垫（图 2-3-13～图 2-3-22）。

改良式 Nance 托支架制作工艺过程图解（图 2-3-23～图 2-3-26），唇侧矫治支架钢丝选用 0.8mm 不锈钢丝材质，腭侧连接胶托钢丝 0.9mm 不锈钢丝材质。

矫治阶段 -2（2018-05-17，图 2-3-27～图 2-3-36）

矫治 1 周复诊

可见 11 在橡皮链的弹力牵引作用力下，其牙冠明显朝唇侧移动（图 2-3-25），腭侧离开胶托留下 3mm 空当，目前的 11 与 41、42 形成对刃𬌗关系。

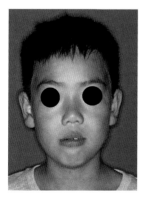 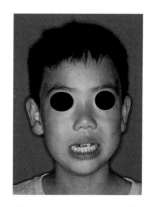

图 2-3-27　正面像　　　　　　　　图 2-3-28　正面微笑像

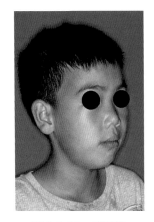

图 2-3-29 斜面像

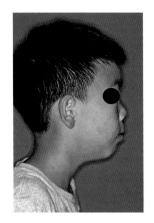

图 2-3-30 侧面像

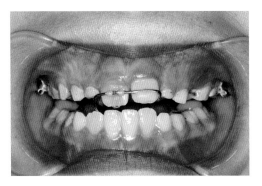

图 2-3-31 正面咬合像

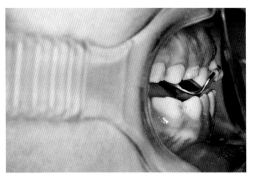

图 2-3-32 前牙覆盖像

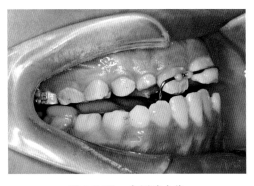

图 2-3-33 右侧咬合像

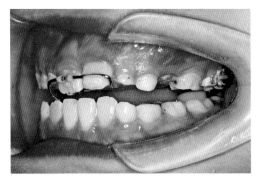

图 2-3-34 左侧咬合像

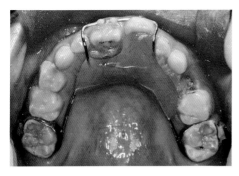

图 2-3-35　上颌𬌗面像

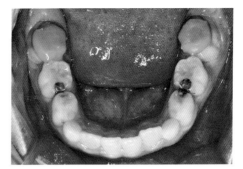

图 2-3-36　下颌𬌗面像

备注：为了防止 Nance 托唇侧支架上橡皮链的摆动，在挂橡皮链两侧的钢丝上用光固化树脂做了阻挡球。

复诊处置比较简单，更换橡皮链即可。注意挂橡皮链前，应该用手把橡皮链扯一扯，使之弹力比较均匀、柔和与持久，防止初始使用橡皮链牵引力量过大。

矫治阶段 -3（2018-06-02，图 2-3-37～图 2-3-52）

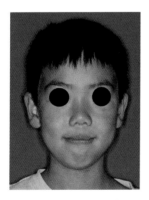

图 2-3-37　正面像

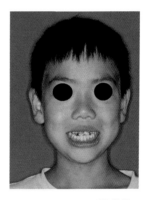

图 2-3-38　正面微笑像

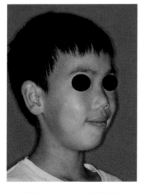

图 2-3-39　斜面像

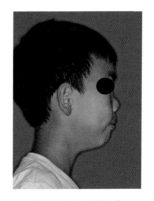

图 2-3-40　侧面像

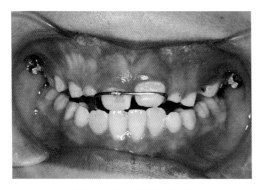

图 2-3-41　正面咬合像

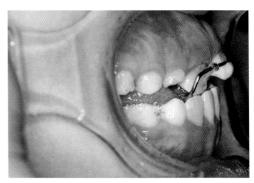

图 2-3-42　前牙覆盖像

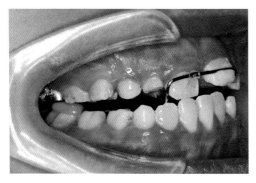

图 2-3-43　右侧咬合像

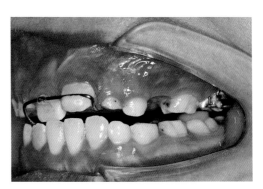

图 2-3-44　左侧咬合像

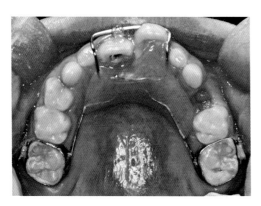

图 2-3-45　上颌𬌗面像

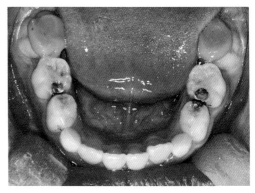

图 2-3-46　下颌𬌗面像

复诊处置照片

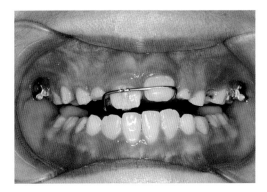

图 2-3-47　正面咬合像

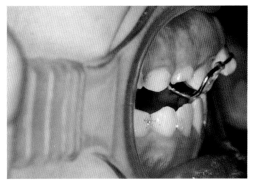

图 2-3-48　前牙覆盖像

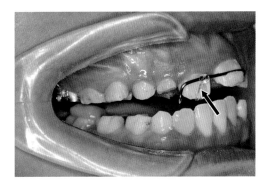

图 2-3-49　右侧咬合像

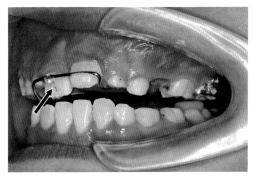

图 2-3-50　左侧咬合像

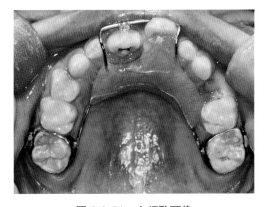

图 2-3-51　上颌𬌗面像

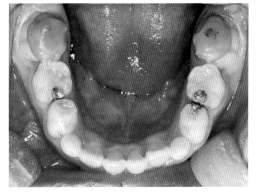

图 2-3-52　下颌𬌗面像

备注：图 2-3-49、图 2-3-50 黑色箭头指 Nance 托支架 11 牙冠挂橡皮链处并行加了一根栓结结扎丝。

复诊检查

间隔半个月复诊，患儿昨天用上下切牙咬硬食将橡皮链咬断（图 2-3-43～图 2-3-45）。11 牙冠腭向复发约 1.0mm，𬌗向伸长 1.0mm，与 41 构成切对切接触。这个情况说明 2 个问题，第一，使用编者设计制作 Nance 支架装置矫治替牙期个别牙反𬌗，对孩子没有任何影响，该吃就吃，该玩就玩，不会造成疼痛与不适，注意他是用正在矫治的牙齿咬东西。第二，提醒正畸医师，正在施力的橡皮链有可能被患儿牙齿咬断的哟。橡皮链断了会导致牙齿移动效果的打折，出现部分复发。

我们发现了这个情况，在复诊加力更换橡皮链的同时，见招拆招，立即做了防范性处理。

具体操作： 拆除断裂橡皮链，在 11 舌侧扣与改良 Nance 托支架处的更换新橡皮链，为了防止橡皮链再次咬断，并行加了一根栓结结扎丝，经过这样的处理，即使再发生橡皮链咬断的情况，11 的复发回弹也能被控制住。为了避开 11 与 41 的切对切关系，有利于 11 的唇展，下颌磨牙适当加高𬌗垫。

常规医嘱： 嘱咐家长和患儿不要用挂橡皮链的牙齿咬硬食及硬物。

矫治阶段 -4（2018-06-16，图 2-3-53～图 2-3-62）

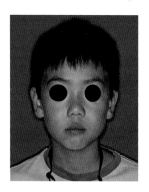

图 2-3-53　正面像

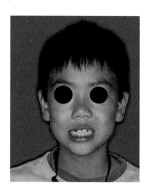

图 2-3-54　正面微笑像

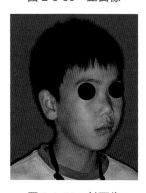

图 2-3-55　斜面像

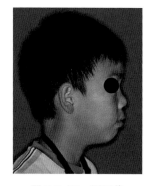

图 2-3-56　侧面像

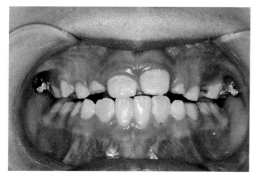

图 2-3-57　正面咬合像

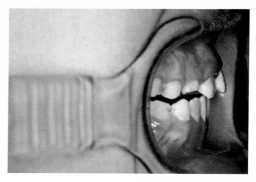

图 2-3-58　前牙覆盖像

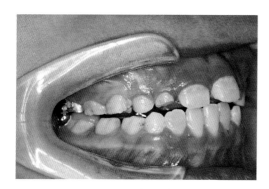

图 2-3-59　右侧咬合像

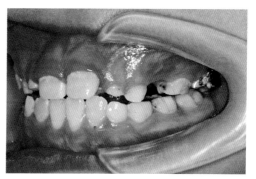

图 2-3-60　左侧咬合像

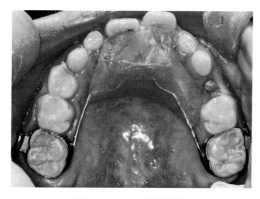

图 2-3-61　上颌𬌗面像

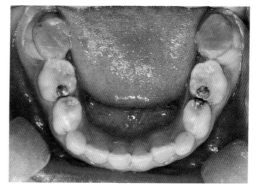

图 2-3-62　下颌𬌗面像

复诊检查：个别牙反𬌗已经矫正，11 唇向移动已经与 41、42 建立良好的覆𬌗、覆盖关系。21 牙冠唇面稍稍靠前一点，与 11 不在牙弓平面上。

临床处置：磨除 46 和 36 蓝胶𬌗垫；打磨去掉附着在 Nance 托上的钢丝支架矫治装置，在 11 舌侧空当处衬垫自凝塑料，用粗金刚石车针在 21 塑胶基托颈缘处磨除 1.0mm 间隙，以便 21 依靠唇肌力量内收，其目的调整两个中切牙唇面在一个平面上。

矫治阶段 -5（2018-07-21，图 2-3-63～图 2-3-78）

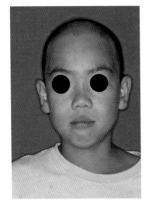

图 2-3-63　正面像

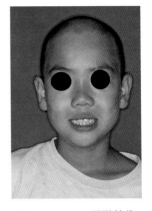

图 2-3-64　正面微笑像

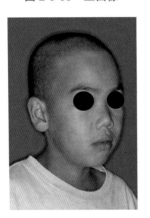

图 2-3-65　斜面像

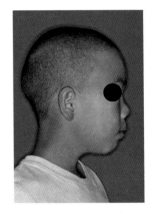

图 2-3-66　侧面像

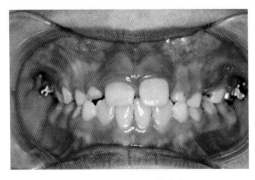

图 2-3-67　正面咬合像

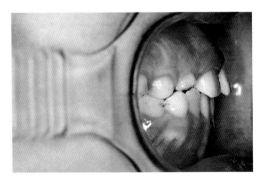

图 2-3-68　前牙覆盖像

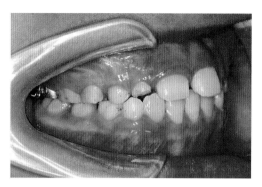

图 2-3-69　右侧咬合像

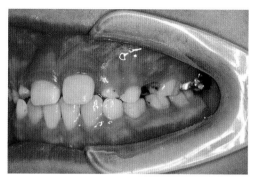

图 2-3-70　左侧咬合像

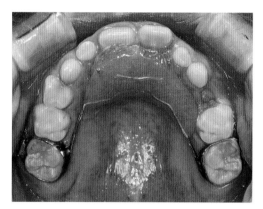

图 2-3-71　上颌𬌗面像

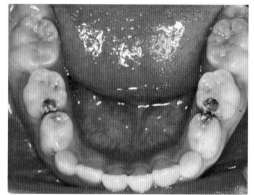

图 2-3-72　下颌𬌗面像

复诊处置照片

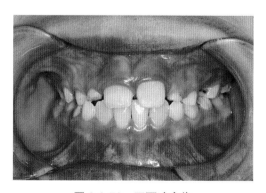

图 2-3-73　正面咬合像

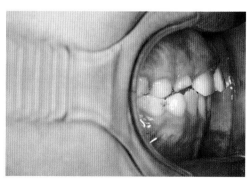

图 2-3-74　前牙覆盖像

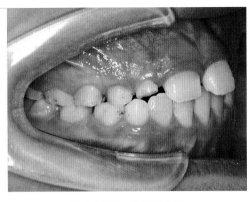

图 2-3-75　右侧咬合像

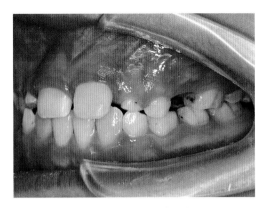

图 2-3-76　左侧咬合像

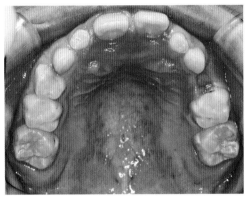

图 2-3-77　上颌𬌗面像

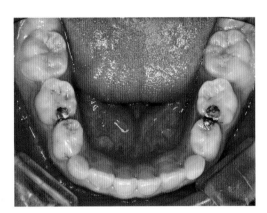

图 2-3-78　下颌𬌗面像

复诊检查： 11 与 21 唇面基本平齐，建立了正常的覆𬌗、覆盖关系，后牙尖窝锁结咬合关系。

结束矫治： 个别牙反𬌗已经矫正，11 与 21 唇面基本平齐，11 与 41～42 建立良好的前牙覆𬌗、覆盖关系正常，后牙咬合关系稳定。历经 2 个月零 9 天的矫治，达到了预期矫治目标。

备注： 该患者的个别牙替牙期反𬌗矫治后，上下切牙之间建立了良好、稳定的覆𬌗关系，故不需要佩戴保持器。

具体操作： 上颌拆除改良 Nance 托支架装置，清理牙面，抛光，嘱患者定期复诊、观察。

矫治阶段 -6（2019-02-18，图 2-3-79～图 2-3-90）

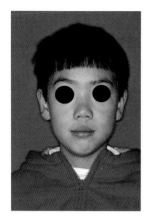

图 2-3-79　正面像

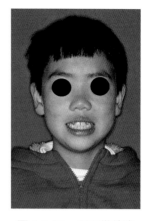

图 2-3-80　正面微笑像

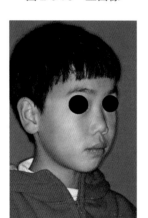

图 2-3-81　斜面像

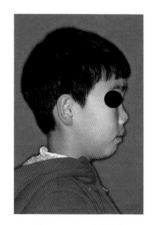

图 2-3-82　侧面像

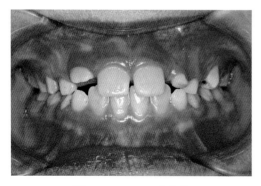

图 2-3-83　正面咬合像

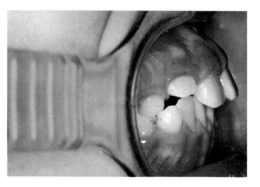

图 2-3-84　前牙覆盖像

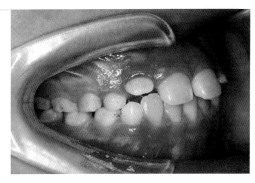

图 2-3-85　右侧咬合像

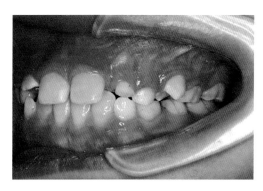

图 2-3-86　左侧咬合像

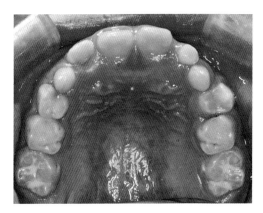

图 2-3-87　上颌𬌗面像

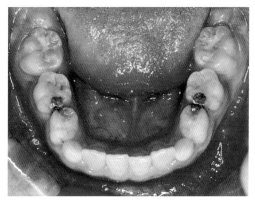

图 2-3-88　下颌𬌗面像

矫治结束 7 个月复诊情况：11 与 41、42 建立正常咬合关系，11 牙齿稳固，前牙覆𬌗、覆盖关系良好，后牙咬合接触良好，24 顺利萌出。X 线头颅定位侧位片、全口曲面断层片影像检查正常（图 2-3-89、图 2-3-90）。

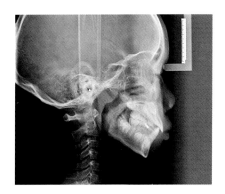

图 2-3-89　头颅定位侧位片

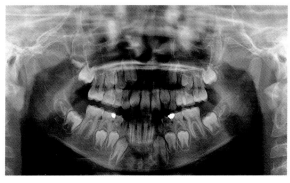

图 2-3-90　全口曲面断层片

矫治体会

1. 患者为男性儿童替牙期个别切牙反𬌗案例。治疗过程中创新设计了 Nance 托支架矫治装置，在上颌舌倾中切牙的舌面仅仅粘接了一个舌侧扣，通过链状橡皮圈挂在前牙 Nance 托钢丝支架上，唇向控冠移动，其矫治原理有点类似于用简易矫治方法雪糕棒咬翘法。复诊时间 1 周，个别牙反𬌗矫正后即停止牵引。Nance 托支架弹力牵引矫治个别反𬌗是一种持续力，这点显然不同于咬翘法的间歇用力，Nance 托支架弹力牵引矫治个别牙反𬌗效果非常明显，值得正畸临床推广应用。

2. 改良 Nance 托钢丝支架矫治个别牙反𬌗是武广增正畸团队新研发的一种创新矫治路径，为了便于正畸医师及广大基层医师学习和运用，作者将患者每次复诊的牙齿变化情况、医师的矫治思路、见招拆招、处理步骤详细记录在册，包括该装置的制作要点也有图片展示。

3. 改良 Nance 托钢丝支架矫治个别牙反𬌗优点还在于，舌倾的中切牙的牙冠唇向移动与正常中切牙平齐后，即被 Nance 托钢丝支架抵住，有刹车作用，即便弹力圈施加力量，切牙也不可能继续唇向移动。另外，在该患者前牙反𬌗矫正后，可以清晰地从腭侧观察到 Nance 托支架的胶托离开切牙牙面并留下较大的空档，这时用自凝塑料衬垫一下，即可稳定维持其矫治效果。个别前牙反𬌗矫治后建立了正常覆𬌗、覆盖关系，不需要佩戴保持器。

病例 -4　固定式平导及蛤蟆弓矫治严重牙周病深覆𬌗病例

患者，男，初诊年龄 41 岁。主述：牙齿不齐，前牙有缝，门牙突出松动，影响美观，要求矫治。

检查： 颜面部对称、右侧面部较左侧面部丰满。恒牙列 18～28，48～38；上颌牙列散在间隙，下前牙咬伤上腭黏膜；双侧磨牙远中尖对尖关系，双侧尖牙远中关系；X 线片显示 11 牙槽骨吸收占根长约 1/2，松动度Ⅱ°，21 牙槽骨吸收占根长约 2/3，松动度Ⅲ°。

初次接诊（2015-04-09，图 2-4-1～图 2-4-13）

诊断

Angle Ⅱ类 1 分类错𬌗畸形，骨性Ⅱ类错𬌗，深覆𬌗Ⅲ°，深覆盖Ⅲ°，低角，11、21 严重牙周病。

（矫治前 X 线头影测量分析数据见表 2-4-1）

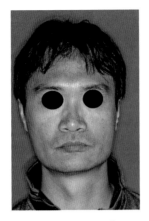

图 2-4-1　正面像

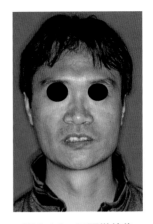

图 2-4-2　正面微笑像

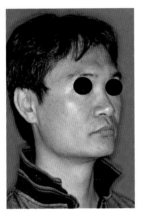

图 2-4-3　斜面像

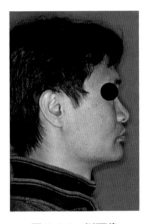

图 2-4-4　侧面像

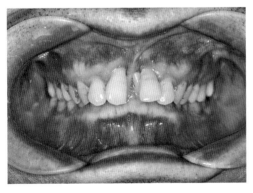

图 2-4-5　正面咬合像

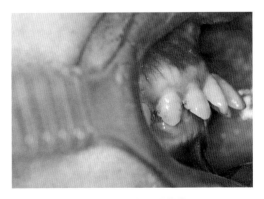

图 2-4-6　前牙覆盖像

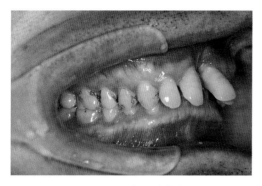
图 2-4-7 右侧咬合像

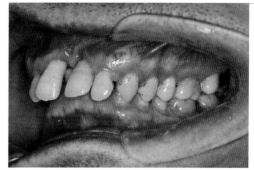
图 2-4-8 左侧咬合像

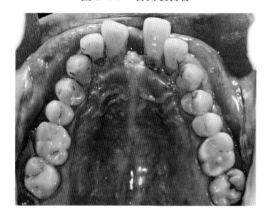
图 2-4-9 上颌𬌗面像

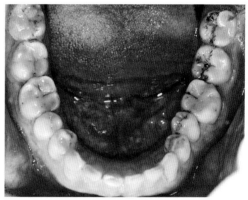
图 2-4-10 下颌𬌗面像

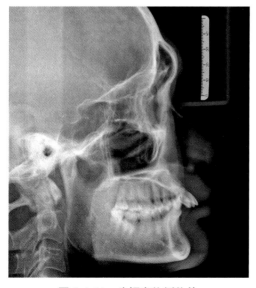
图 2-4-11 头颅定位侧位片

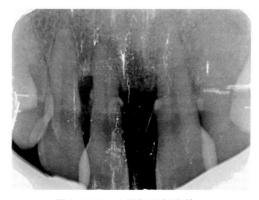
图 2-4-12 上颌切牙根尖片

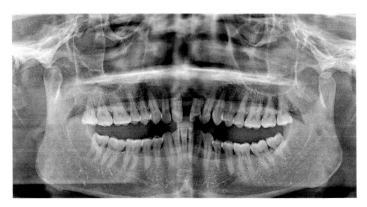

图 2-4-13　全口曲面断层片

矫治设计

1. 非常规拔牙矫治计划：拔除 18，28。选择自锁托槽矫治器。

2. 上颌长臂式活动平导与下颌蛤蟆弓技术联合应用，打开咬合矫治深覆𬌗。

3. 争取保留住患严重牙周病的 11、21，关闭上前牙宽大间隙，前牙达到接近正常的覆𬌗、覆盖关系、磨牙获得中性关系。

4. 佩戴个性化保持器。

5. 定期牙周维护。

矫治进程

矫治阶段 -1：装配固定矫治器及辅助装置（2015-04-10，图 2-4-14～图 2-4-23）

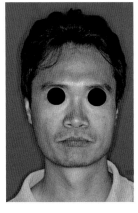

图 2-4-14　正面像

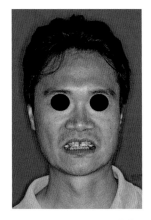

图 2-4-15　正面微笑像

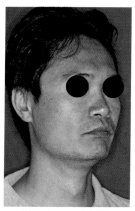

图 2-4-16　斜面像

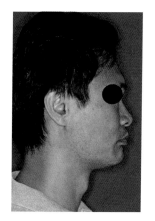

图 2-4-17　侧面像

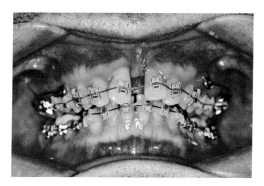

图 2-4-18　正面咬合像

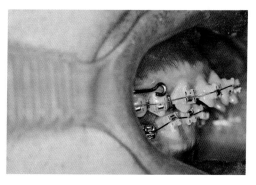

图 2-4-19　前牙覆盖像

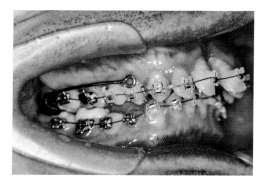

图 2-4-20　右侧咬合像

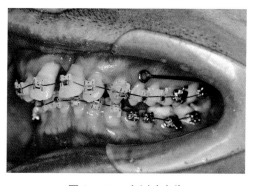

图 2-4-21　左侧咬合像

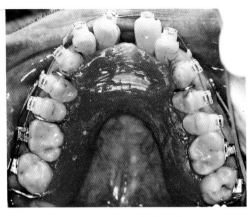

图 2-4-22　上颌殆面像

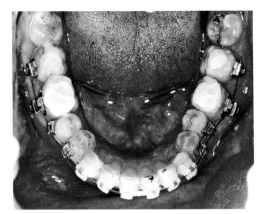

图 2-4-23　下颌殆面像

正畸思路： 此阶段矫治目的是装配固定矫治器，启动矫治进程，因为该患者系成人低角、合并严重牙周病的深覆殆、深覆盖病例。矫治路上困难重重，一不小心，2 颗摇摇欲坠的 11，21 就会脱落。

如何避免上颌松动切牙的咬合创伤，打开咬合、矫治深不见底的深覆殆是成功的关键。遵循细丝轻力的矫治原则，选用了自锁托槽矫治器，细镍钛圆丝排齐牙列。低角病例打开咬合，矫治深覆殆也是一个难点，编者设计了活动式平导与蛤蟆弓技术联合应用解决了这个问题。

具体操作： 上下颌牙列唇面清理抛光，粘接德国非凡陶瓷自锁托槽；上下颌放置 0.012″ 镍钛圆丝；上颌装配长臂式活动平导；46～47 和 36～37 殆面粘接式殆垫但与对殆牙无咬合接触，以便达到辅助患者进食的作用，局部麻醉下拔除 18，28。

矫治阶段 -2（2015-10-08，图 2-4-24～图 2-4-37）

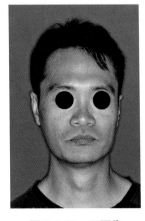

图 2-4-24　正面像

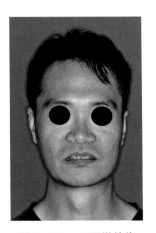

图 2-4-25　正面微笑像

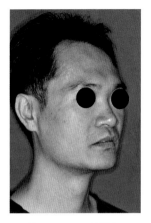

图 2-4-26 斜面像

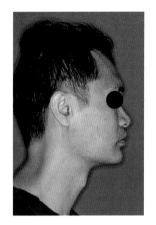

图 2-4-27 侧面像

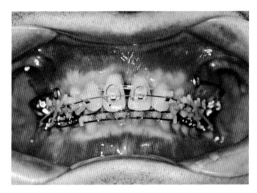

图 2-4-28 正面咬合像

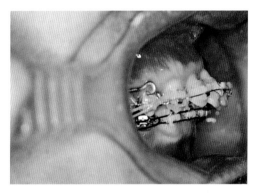

图 2-4-29 前牙覆盖像

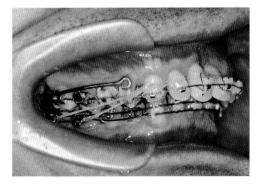

图 2-4-30 右侧咬合像

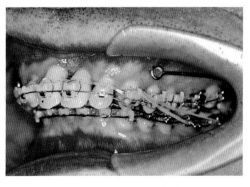

图 2-4-31 左侧咬合像

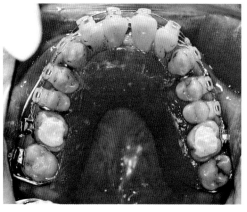

图 2-4-32 上颌𬌗面像

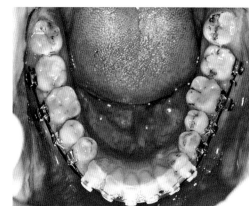

图 2-4-33 下颌𬌗面像

复诊处置照片

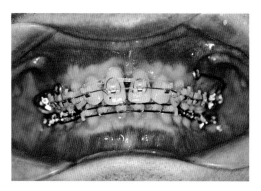

图 2-4-34 正面咬合像

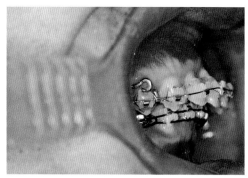

图 2-4-35 前牙覆盖像

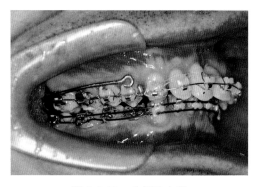

图 2-4-36 右侧咬合像

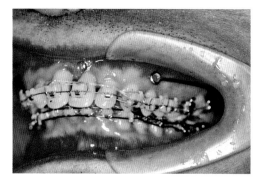

图 2-4-37 左侧咬合像

复诊检查：经第一阶段治疗，上下颌前牙基本排齐，深覆𬌗Ⅱ°，上颌前牙采用 13～23 之间托槽龈方、挂橡皮链实施轻力关闭散在间隙，11 与 21 之间间隙明显减小，下颌磨牙𬌗垫已经打磨拆除，改变牙位在 16、26 粘接了树脂𬌗垫。这样的处理，利于下颌整平 Spee 氏曲线，上颌长臂式活动平导与武氏正畸蛤蟆弓技术联合应用矫治深覆𬌗取得良好效果。

矫治目的：需要继续打开咬合，矫治深覆𬌗，关闭上前牙散在间隙，同时通过颌间弹力牵引调整磨牙关系。

具体操作：上颌活动式平导衬垫前牙段基托与武氏正畸蛤蟆弓技术的联合应用，上颌主弓丝更换 0.016″ 镍钛圆丝；13 至 23 托槽龈端挂橡皮链；下颌主弓丝更换 0.018″ 澳丝摇椅弓，下颌采用 0.018″ 澳丝弯制长腿蛤蟆弓正扎压低下前牙打开咬合；13 与 46、47 挂 1/4″ 橡皮圈颌间牵引，23 与 36、37 挂 1/4″ 橡皮圈颌间牵引。

矫治阶段 -3（**2016-07-08，图 2-4-38～图 2-4-47**）

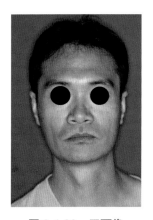

图 2-4-38　正面像

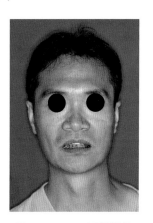

图 2-4-39　正面微笑像

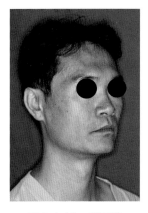

图 2-4-40　斜面像

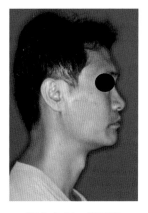

图 2-4-41　侧面像

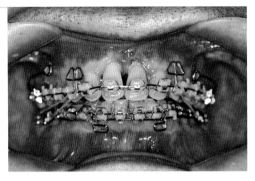

图 2-4-42　正面咬合像

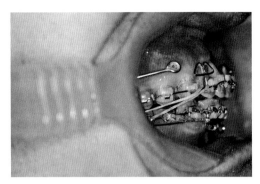

图 2-4-43　前牙覆盖像

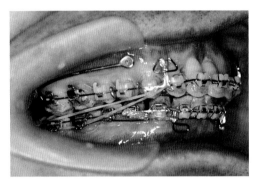

图 2-4-44　右侧咬合像

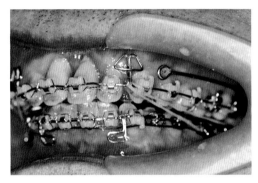

图 2-4-45　左侧咬合像

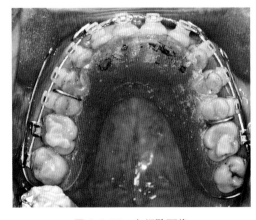

图 2-4-46　上颌𬌗面像

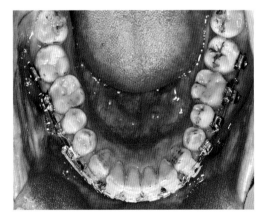

图 2-4-47　下颌𬌗面像

复诊检查：上下颌牙齿明显排齐，前牙覆𬌗、覆盖关系基本正常，11 与 21 之间间隙基本关闭。

矫治目的：需要维持打开咬合的成效，采用活动式平面导板与蛤蟆弓应用技术继续矫治深覆殆，使用橡皮链关闭上前牙剩余散在间隙，继续防止上颌前牙段可能存在的隐性咬合创伤，矫治重点是通过颌间弹力牵引调整磨牙关系。

　　具体操作：上颌主弓丝更换 0.017″×0.025″ 不锈钢方丝于 12～13 之间以及 22～23 之间弯制蘑菇曲；降低上颌活动式平导高度，在平导前牙舌面衬垫了塑胶基托；下颌主弓丝更换 0.017″×0.025″ 不锈钢方丝于 32～33 之间以及 42～43 之间弯制靴型曲；下颌采用 0.018″ 澳丝弯制长腿蛤蟆弓正扎压低下前牙打开咬合；右上蘑菇曲与 46～47 挂 1/4″ 橡皮圈颌间牵引，左上蘑菇曲与 36～37 挂 1/4″ 橡皮圈颌间牵引。

　　矫治阶段 -4（2016-10-10，图 2-4-48～图 2-4-57）

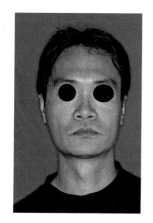

图 2-4-48　正面像

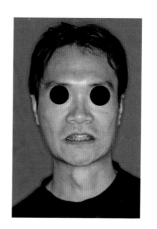

图 2-4-49　正面微笑像

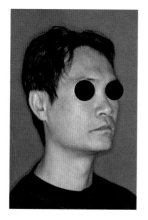

图 2-4-50　斜面像

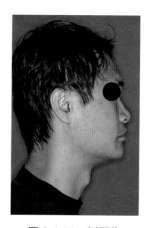

图 2-4-51　侧面像

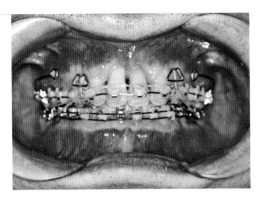

图 2-4-52　正面咬合像

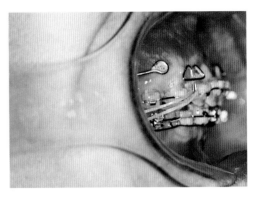

图 2-4-53　前牙覆盖像

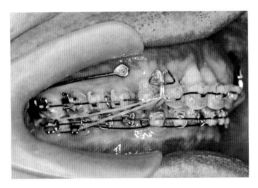

图 2-4-54　右侧咬合像

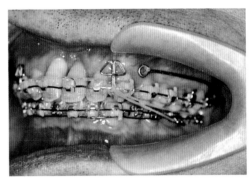

图 2-4-55　左侧咬合像

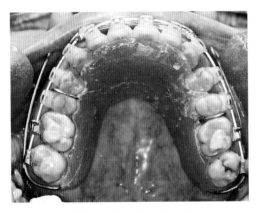

图 2-4-56　上颌𬌗面像

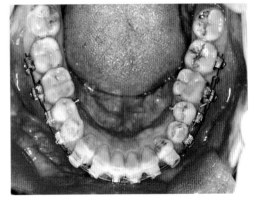

图 2-4-57　下颌𬌗面像

复诊检查： 上下颌牙齿明显排齐，11、21 间隙已经关闭、牙轴平行排列。前牙覆𬌗、覆盖关系基本正常，上下颌中线基本对齐；但上下牙弓后牙段的宽度不协调，两侧前磨牙处覆盖偏大。

矫治目的：需要维持打开咬合的成效，采用活动式导板与蛤蟆弓应用技术继续矫治深覆𬌗，关闭上前牙剩余散在间隙，适当扩大下颌牙弓后牙段的宽度，矫治重点是通过颌间弹力牵引调整磨牙关系。

具体操作：继续使用活动式导板与蛤蟆弓联合应用技术，在下颌牙弓 45 与 35 舌侧清理牙面粘接舌侧扣，右上蘑菇曲同时与 45 舌侧扣及 46～47 颊侧挂 1/4″ 橡皮圈实施Ⅱ类复合牵引；左上蘑菇曲同时与 35 舌侧扣及 36～37 颊侧挂 1/4″ 橡皮圈实施Ⅱ类复合牵引。

矫治阶段 -5（2016-12-05，图 2-4-58～图 2-4-73）

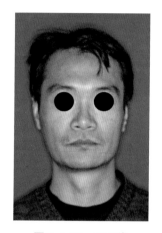

图 2-4-58　正面像

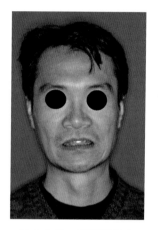

图 2-4-59　正面微笑像

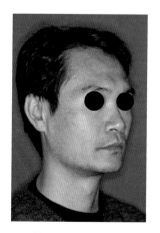

图 2-4-60　斜面像

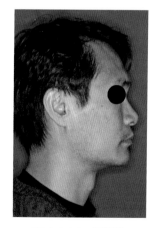

图 2-4-61　侧面像

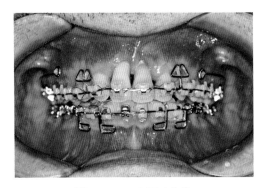

图 2-4-62　正面咬合像

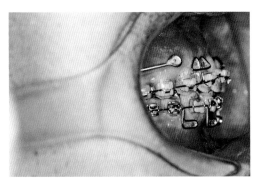

图 2-4-63　前牙覆盖像

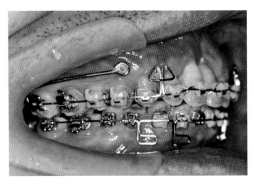

图 2-4-64　右侧咬合像

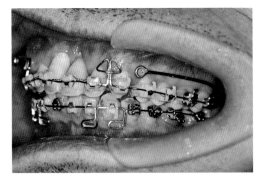

图 2-4-65　左侧咬合像

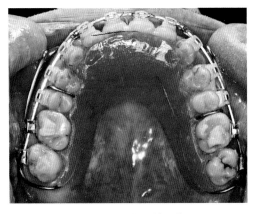

图 2-4-66　上颌𬌗面像

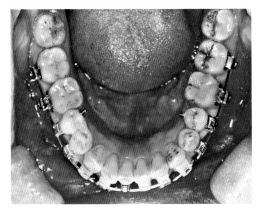

图 2-4-67　下颌𬌗面像

复诊处置照片

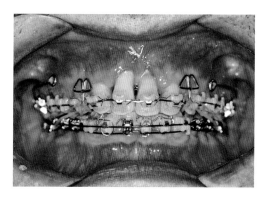

图 2-4-68　正面咬合像

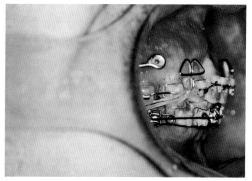

图 2-4-69　前牙覆盖像

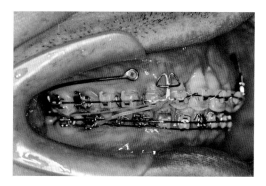

图 2-4-70　右侧咬合像

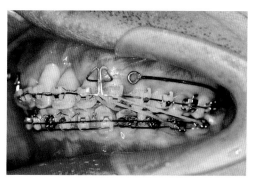

图 2-4-71　左侧咬颌像

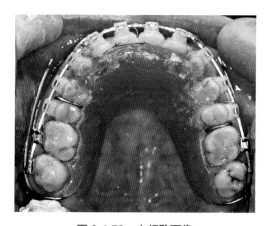

图 2-4-72　上颌𬌗面像

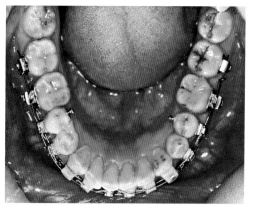

图 2-4-73　下颌𬌗面像

复诊检查： 12～22 舌侧麻花丝固定式粘接保持器脱位，23 与 24 之间约 1.0mm 间隙。

矫治目的： 维持上下颌的弓型，加固 11，21 的稳定性，继续使用蛤蟆弓技术打开咬合，实施颌间Ⅱ类弹力牵引，将远中磨牙关系调整至中性磨牙关系。

具体操作： 上颌重新粘接 12～22 舌侧麻花丝固定式粘接保持器；上颌蘑菇曲回抽加力；下颌主弓丝更换 0.018″ 澳丝摇椅弓，下颌采用 0.018″ 澳丝弯制长腿蛤蟆弓正扎压低下前牙打开咬合；右上蘑菇曲同时与 45 舌侧扣及 46～47 颊侧挂 1/4″ 橡皮圈实施Ⅱ类复合牵引；左上蘑菇曲同时与 35 舌侧扣及 36～37 颊侧挂 1/4″ 橡皮圈实施Ⅱ类复合牵引。

矫治阶段 -6（2017-09-11，图 2-7-74～图 2-7-87）

复诊检查： 上、下前牙中线基本对齐，前牙覆𬌗、覆盖正常，11 和 21 松动度Ⅰ°，双侧尖牙中性关系，磨牙中性关系；后牙建立紧密咬合关系，侧貌良好，矫治疗程历经 2 年零 5 个月，达到预期矫治目标，结束主动矫治。

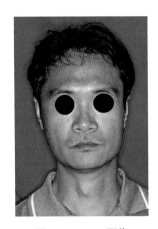

图 2-4-74　正面像

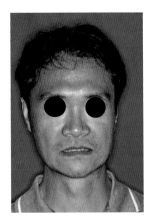

图 2-4-75　正面微笑像

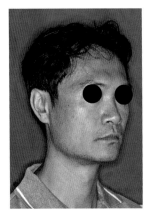

图 2-4-76　斜面像

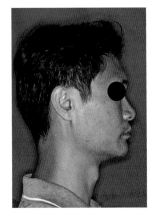

图 2-4-77　侧面像

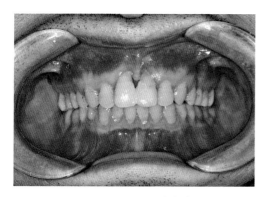

图 2-4-78　正面咬合像

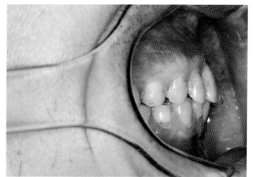

图 2-4-79　前牙覆盖像

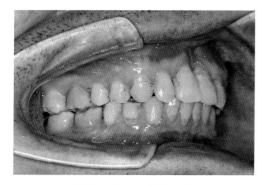

图 2-4-80　右侧咬合像

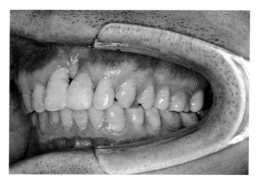

图 2-4-81　左侧咬合像

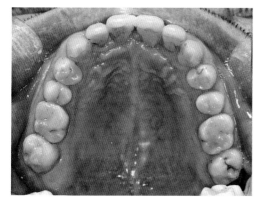

图 2-4-82　上颌𬌗面像

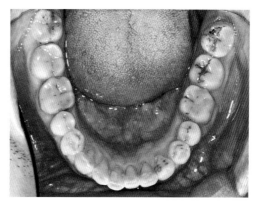

图 2-4-83　下颌𬌗面像

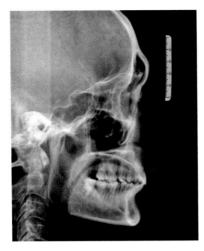

图 2-4-84 头颅定位侧位片

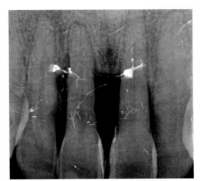

图 2-4-85 上颌切牙根尖片

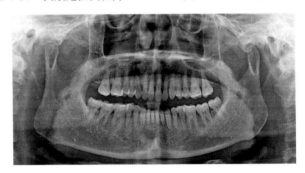

图 2-4-86 全口曲面断层片

结束矫治：上下颌拆除托槽、颊面管及矫治弓丝，清理牙面多余粘接剂，抛光牙面，清理牙结石，取藻酸盐印模，灌制石膏模型，设计制作个性化保持器。

表2-4-1 矫治前、后X线头影测量分析数据对比

测量项目	正常值	治疗前	治疗后
SNA	82.84±4.0	76.83	79.53
SNB	80.1±3.9	75.12	76.5
ANB	2.7±2.0	1.7	3.03
MP-FH	31.1±5.6	13.66	15.16
U1-SN	105.7±6.3	121.19	109.56
L1-MP	92.6±7.0	103.72	115.68
U1-L1	125.4±7.9	114.15	113.82
Z角	67.3±6.38	74.1	73.26
FMIA	54.9±6.1	62.62	49.16

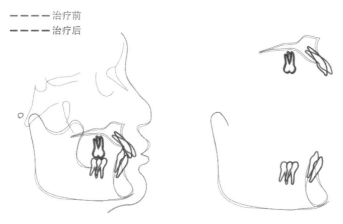

图 2-4-87　矫治前、后头影图重叠对比

矫治体会

1. 患者为男性成人骨性安氏Ⅱ类1分类错𬌗畸形，低角。前牙Ⅲ°深覆𬌗、深覆盖并伴有严重牙周病。该病例设计采用非常规拔牙矫治的方法，拔除两颗上颌第三磨牙。全口粘接德国非凡陶瓷自锁托槽，采用细丝轻力矫治体系矫治牙齿。上颌使用长臂式活动平导装置，下颌使用武氏蛤蟆弓正扎方式打开咬合，改善深覆𬌗。

2. 在实施矫治初期，上颌佩戴长臂式活动平导，并在下颌双侧第一、第二磨牙区𬌗面加垫𬌗垫，此𬌗垫与对𬌗牙并无咬合接触。因11牙槽骨吸收占根长约1/2，松动度Ⅱ°；21牙槽骨吸收占根长约2/3，松动度Ⅲ°；故此𬌗垫在进食时可减少前牙区受力，辅以稳定平导打开咬合的同时降低前牙区牙槽骨受力吸收的风险。

3. 待上下颌前牙基本排齐，此阶段咬合明显改善，下颌更换0.018″澳丝摇椅弓，附加同型号澳丝弯制武氏蛤蟆弓辅弓正扎固定，依次磨除下颌双侧第二磨牙及第一磨牙𬌗垫，并配合Ⅱ类颌间弹力牵引，借助武氏正畸蛤蟆弓的作用力，在压低下前牙的同时升高后牙，而前牙在矫治力的作用下使牙槽骨骨质发生了改变，11、21牙周骨质生成，松动度较前改善，避免后期因牙周病拔牙。

4. 矫治后期12～22舌侧使用麻花丝固定式粘接保持器以保持矫治的稳定状态，又相当于形成牙周夹板的作用，有利于牙周病的维护和治疗。按常规矫治方式精细调整，前牙中线对齐，覆𬌗、覆盖关系正常，尖牙、磨牙达到中性关系，前牙区牙周问题得到了改善，获得了较理想的矫治效果。

病例-5　武氏推后磨牙推进器矫治病例

患者，女，初诊年龄 21 岁。主述：牙齿排列不齐，门牙内扣，影响美观且咀嚼不便，要求矫治。

检查：面部左右基本对称，面部三等分基本协调。恒牙列 18～28，48～38；右侧磨牙呈中性关系，左侧磨牙呈远中尖对尖关系，右侧尖牙呈中性关系，左侧尖牙呈远中关系；下前牙咬伤上腭黏膜；前牙舌倾呈闭锁𬌗关系。

初次接诊（2017-03-09，图 2-5-1～图 2-5-12）

诊断

Angle Ⅱ类 2 分类亚类错𬌗畸形，骨性Ⅱ类错𬌗，深覆𬌗Ⅲ°，低角。
（矫治前 X 线头影测量分析数据见表 2-5-1）

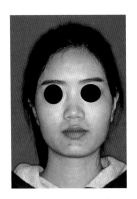

图 2-5-1　正面像

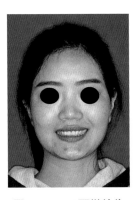

图 2-5-2　正面微笑像

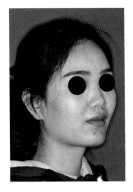

图 2-5-3　斜面像

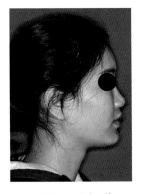

图 2-5-4　侧面像

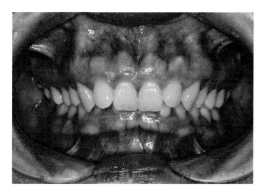

图 2-5-5　正面咬合像

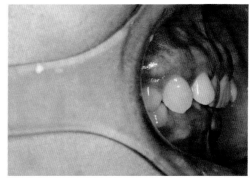

图 2-5-6　前牙覆盖像

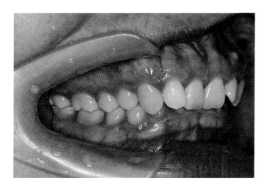

图 2-5-7　右侧咬合像

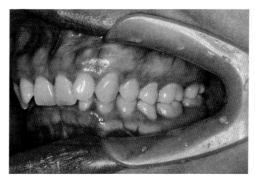

图 2-5-8　左侧咬合像

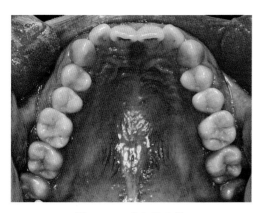

图 2-5-9　上颌𬌗面像

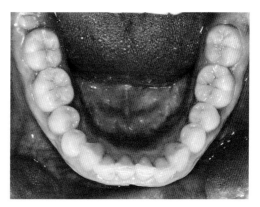

图 2-5-10　下颌𬌗面像

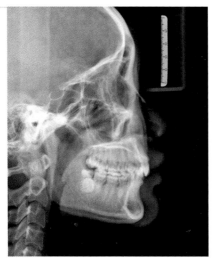

图 2-5-11　头颅定位侧位片

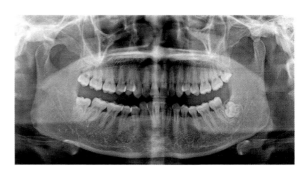

图 2-5-12　全口曲面断层片

矫治设计

1. 非常规拔牙矫治计划：拔除 28、38。

2. 上颌活动式平导与下颌𬌗蟆弓联合应用、打开咬合矫治深覆𬌗。

3. 左上采用颧突钉武氏磨牙推进器推后扩展后牙弓间隙，利用此间隙调整磨牙关系，尖牙关系。

4. 前牙达到接近正常的覆𬌗、覆盖关系。尖牙、磨牙达到中性关系。

5. 佩戴个性化保持器。

矫治阶段 -1：装配固定矫治器及辅助装置（2017-03-20，图 2-5-13～图 2-5-24）

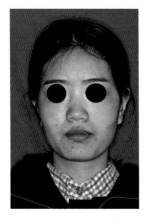

图 2-5-13　正面像

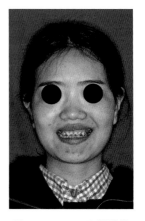

图 2-5-14　正面微笑像

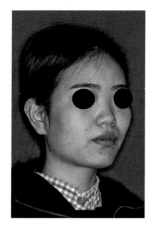

图 2-5-15　斜面像

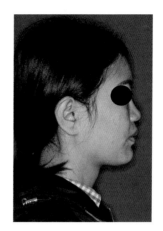

图 2-5-16　侧面像

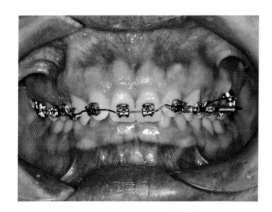

图 2-5-17　正面咬合像

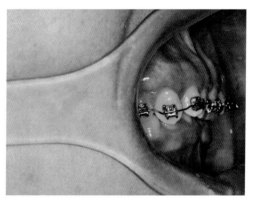

图 2-5-18　前牙覆盖像

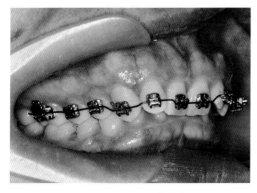

图 2-5-19　右侧咬合像

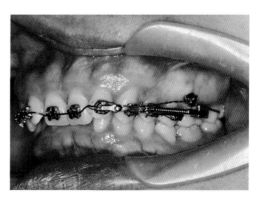

图 2-5-20　左侧咬合像

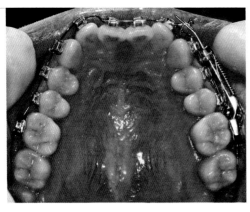

图 2-5-21　上颌𬌗面像

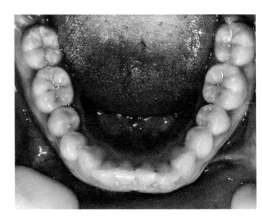

图 2-5-22　下颌𬌗面像

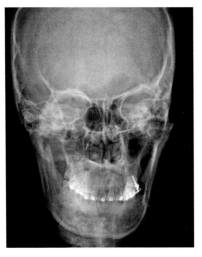

图 2-5-23　头颅正位片

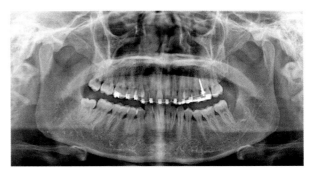

图 2-5-24　全口曲面断层片

正畸思路： 该患者系女性成人低角、前牙内倾性深覆𬌗病例，右侧磨牙中性关系，左侧磨牙轻度远中关系，正畸治疗只需将一侧远中磨牙关系调整为中性关系即可。

我们选择了武氏正畸专利磨牙推进器（专利号：ZL 201420650167.8），采用单侧颧突钉磨牙推进器推后矫治技术，即使出现推磨牙向后的反作用力，致使上前牙直立或唇倾，这对于一个上前牙过度舌倾的病例来说正是需求的。为了消除推磨牙远移的阻力，拔除了 28、38。她的前牙内倾性深覆𬌗，采用活动式平导与蛤蟆弓技术矫治。后期利用单侧推磨牙向后获得的间隙，排齐拥挤的牙列，调整其远中磨牙关系至中性磨牙关系。

具体操作： 清洁 16～25 唇侧牙面，粘接德国非凡金属自锁托槽，26 清洁牙面后粘接磨牙推进器，26 与 27 之间局部麻醉下植入 2.0mm×10mm 颧突钉，种植钉与

22、23 使用 0.25mm 结扎丝紧密结扎固定，上颌粘接式磨牙推进器加力；上颌主弓丝采用 0.018″ 澳丝弯制随形弓，局部麻醉下拔除 28、38。

矫治阶段 -2（2017-10-17，图 2-5-25～图 2-5-40）

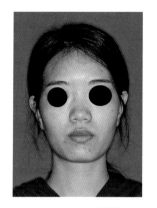

图 2-5-25　正面像

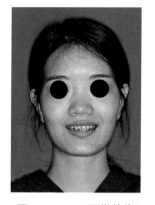

图 2-5-26　正面微笑像

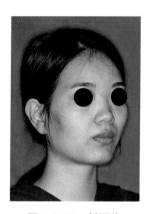

图 2-5-27　斜面像

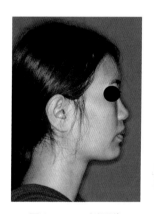

图 2-5-28　侧面像

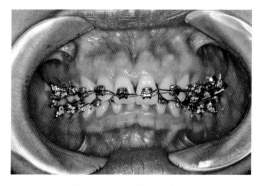

图 2-5-29　正面咬合像

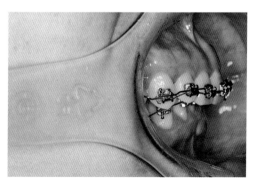

图 2-5-30　前牙覆盖像

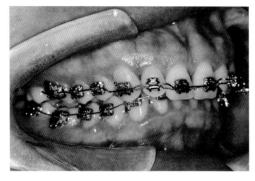

图 2-5-31　右侧咬合像

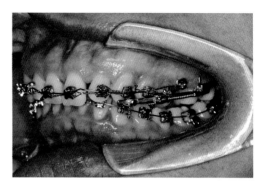

图 2-5-32　左侧咬合像

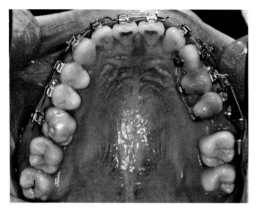

图 2-5-33　上颌𬌗面像

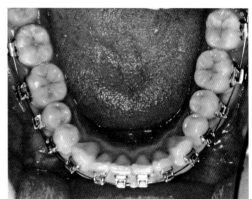

图 2-5-34　下颌𬌗面像

复诊处置照片

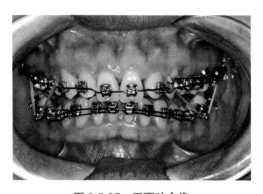

图 2-5-35　正面咬合像

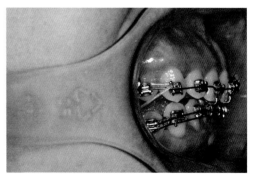

图 2-5-36　前牙覆盖像

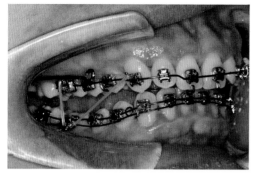

图 2-5-37　右侧咬合像

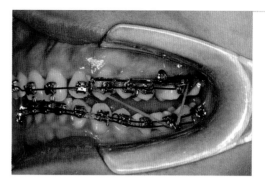

图 2-5-38　左侧咬合像

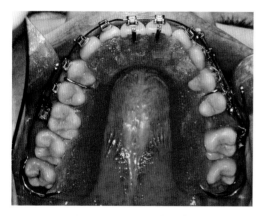

图 2-5-39　上颌𬌗面像

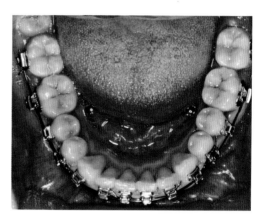

图 2-5-40　下颌𬌗面像

复诊检查：经使用颧突钉磨牙推进器单侧推后矫治技术，25 与 26 之间推出约 5.0mm 间隙，达到预期矫治目标。11、21 稍稍唇展，牙列较前排齐。

矫治目的：拆除磨牙推进器，维持磨牙远移扩展的间隙，使用蛤蟆弓技术、佩戴活动式平导，配合颌间弹力牵引，伸高后牙、压低下前牙，整平下颌陡峭的 Spee 氏曲线。

具体操作：下颌牙齿清洁牙面粘接托槽，下颌主弓丝更换 0.016″ 澳丝摇椅弓，下颌采用 0.016″ 澳丝弯制长腿蛤蟆弓正扎压低下前牙打开咬合；左上拆除磨牙推进器，粘接托槽，上颌更换 0.018″ 澳丝平弓，在 16 与 26 颊面管近中弯制停止曲，23 远中至 26 近中放置 0.018″ 澳丝弯制推杆；上颌佩戴附有切端钩的活动式平导打开咬合；13～16 和 46 挂 1/4″ 橡皮圈颌间牵引，左上推杆至 26 和 36 挂 1/4″ 橡皮圈颌间牵引。

矫治阶段 -3（2017-12-18，图 2-5-41～图 2-5-56）

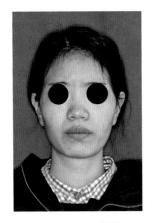

图 2-5-41　正面像

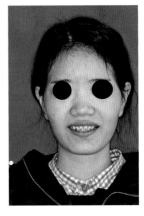

图 2-5-42　正面微笑像

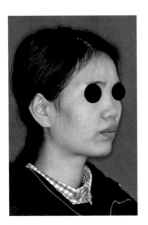

图 2-5-43　斜面像

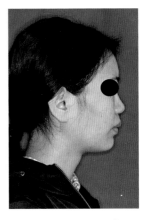

图 2-5-44　侧面像

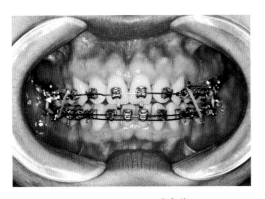

图 2-5-45　正面咬合像

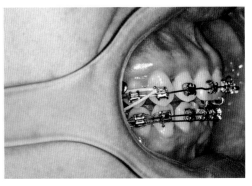

图 2-5-46　前牙覆盖像

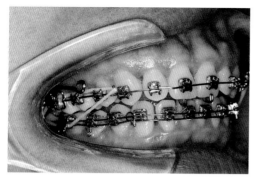

图 2-5-47　右侧咬合像

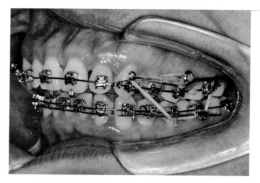

图 2-5-48　左侧咬合像

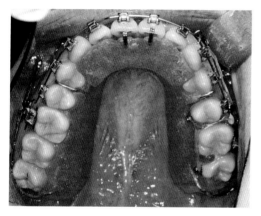

图 2-5-49　上颌𬌗面像

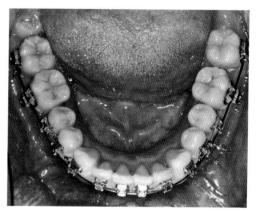

图 2-5-50　下颌𬌗面像

复诊处置照片

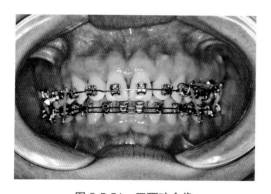

图 2-5-51　正面咬合像

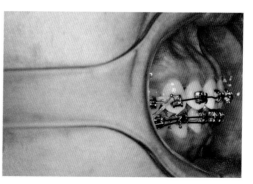

图 2-5-52　前牙覆盖像

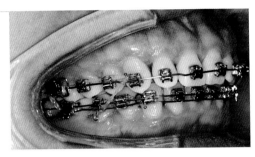

图 2-5-53　右侧咬合像

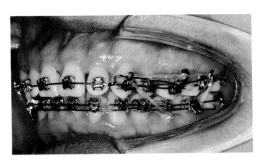

图 2-5-54　左侧咬合像

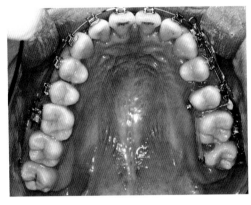

图 2-5-55　上颌𬌗面像

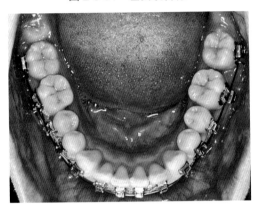

图 2-5-56　下颌𬌗面像

复诊检查：经上处理下颌 Spee 曲线基本整平，后牙建立咬合关系，下颌中线左偏 2.0mm。

临床处置：上颌停止佩戴活动式平导；25 和 27 舌侧粘接舌侧扣，挂橡皮链关闭散在间隙；13～16 与 45～46 挂 1/4″ 橡皮圈颌间牵引，23～26 与 35～36 挂 1/4″ 橡皮圈颌间牵引。

矫治阶段 -4（2018-05-20，图 2-5-57～图 2-5-66）

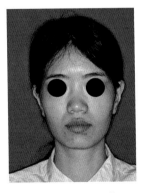

图 2-5-57　正面像

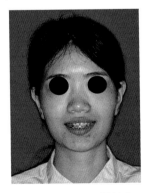

图 2-5-58　正面微笑像

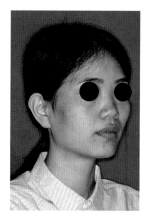

图 2-5-59　斜面像

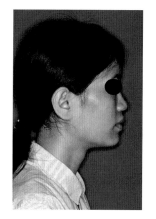

图 2-5-60　侧面像

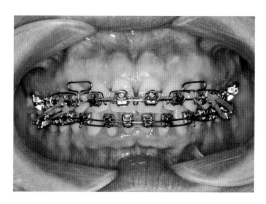

图 2-5-61　正面咬合像

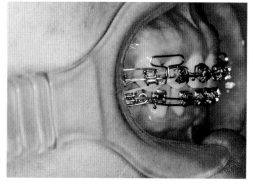

图 2-5-62　前牙覆盖像

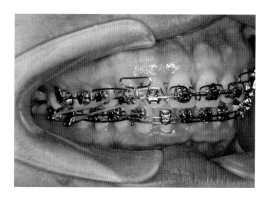

图 2-5-63　右侧咬合像

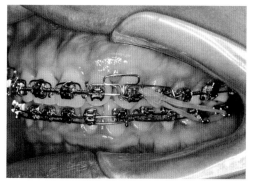

图 2-5-64　左侧咬合像

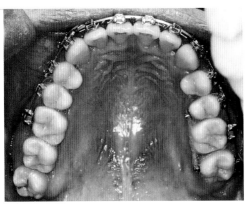

图 2-5-65　上颌殆面像

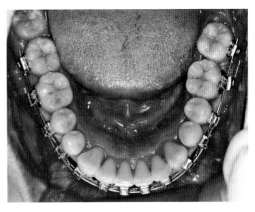

图 2-5-66　下颌殆面像

复诊检查：上下颌中线基本对齐，左上散在间隙基本关闭，后牙咬合关系良好。

临床处置：上颌主弓丝更换 0.017″×0.025″ 不锈钢方丝于 12～13 之间以及 22～23 之间弯制"T"型曲；上颌前牙采用五曲控根辅弓实施冠唇向转矩；13 与 46～47 挂 1/4″ 橡皮圈颌间牵引，23 与 36～37 挂 1/4″ 橡皮圈颌间牵引。

矫治阶段 -5（**2018-10-21，图 2-5-67～图 2-5-80**）

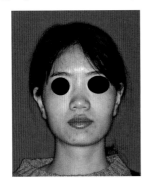

图 2-5-67　正面像

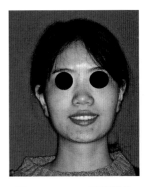

图 2-5-68　正面微笑像

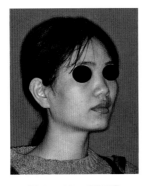

图 2-5-69　斜面像

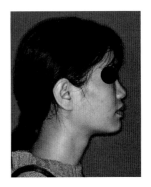

图 2-5-70　侧面像

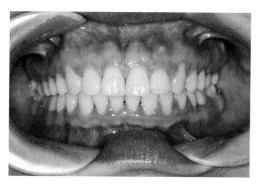

图 2-5-71　正面咬合像

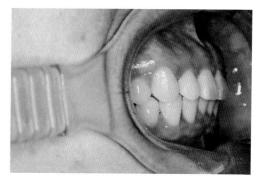

图 2-5-72　前牙覆盖像

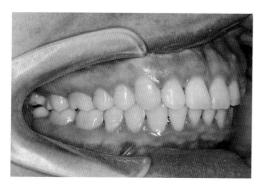

图 2-5-73　右侧咬合像

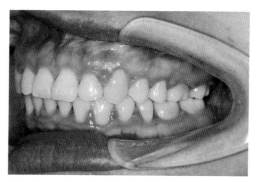

图 2-5-74　左侧咬合像

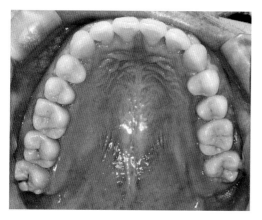

图 2-5-75　上颌𬌗面像

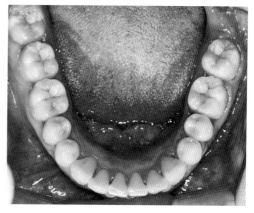

图 2-5-76　下颌𬌗面像

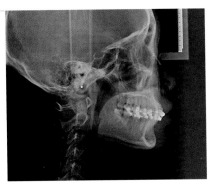

图 2-5-77　头颅定位侧位片

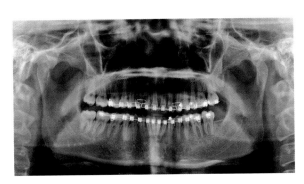

图 2-5-78　全口曲面断层片

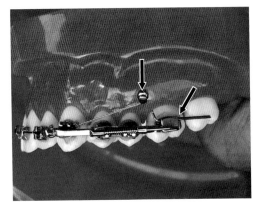

图 2-5-79　磨牙推进器牙模颊面观

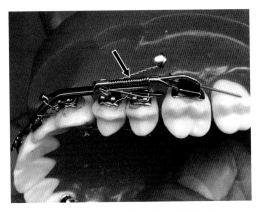

图 2-5-80　磨牙推进器牙模𬌗面冠

备注：图 2-5-79、图 2-5-80 颧突钉磨牙推进器装配牙模，黑色箭头指的是粘接式专用颊面管及其配套弓丝，黑色箭头指颧突钉与结扎丝拴结在尖牙托槽上组成支抗单位，绿色箭头指磨牙推进器插入颊面管及加力激活的状况。

复诊检查：上下前牙中线对齐，前牙覆𬌗、覆盖关系正常，双侧尖牙中性关系，磨牙中性关系。后牙建立紧密咬合关系，侧貌良好，矫治疗程历经 1 年零 7 个月，达到预期矫治目标，结束主动矫治。

结束矫治：上下颌拆除托槽、颊面管及矫治弓丝，清理牙面多余粘接剂，抛光牙面，清理牙结石，取藻酸盐印模，灌制石膏模型，设计制作个性化保持器。

表2-5-1　矫治前、后X线头影测量分析数据对比

测量项目	正常值	治疗前	治疗后
SNA	82.84±4.0	82.97	83.23
SNB	80.1±3.9	76.91	79.83

续表

测量项目	正常值	治疗前	治疗后
ANB	2.7±2.0	6.06	3.4
MP-FH	31.1±5.6	18.16	14.93
U1-SN	105.7±6.3	84.69	106.95
L1-MP	92.6±7.0	98.28	106.88
U1-L1	125.4±7.9	150.74	123.11
Z角	67.3±6.38	76.92	77.25
FMIA	54.9±6.1	63.54	58.19

- - - - 治疗前
- - - - 治疗后

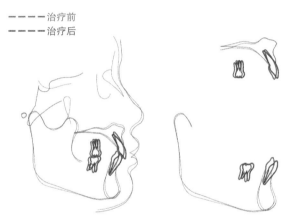

图 2-5-81　矫治前、后头影图重叠对比

矫治体会

1. 这是一例女性成人骨性安氏Ⅱ类2分类亚类错殆畸形、低角、Ⅲ°深覆殆病例。该病例设计采用非常规拔牙矫治的方法矫治，拔除左侧上下两颗第三磨牙。全口粘接德国非凡金属自锁托槽，采用细丝轻力矫治体系矫治牙齿。因患者为骨性安氏Ⅱ类2分类亚类错殆畸形，为了使左侧尖牙、磨牙达到中性关系，故左上颌采用武氏颧突钉磨牙推进器推后技术推磨牙向后，提供空间使远中磨牙关系调整为中性关系。

2. 磨牙推进器的反作用力使舌倾的上前牙唇展恢复了覆盖关系。上颌使用附有切端钩的活动式平导装置，下颌使用武氏蛤蟆弓技术整平牙弓。

3．在23远中至26近中放置0.018″澳丝弯制的推杆配合Ⅱ类颌间弹力牵引，借助武氏蛤蟆弓的作用力，在压低下前牙的同时升高后牙，打开咬合，改善深覆𬌗。此阶段巧妙地运用了推杆这个辅助小装置并借助了颌间弹性牵引，较好地维持了磨牙推进器推后所推出的间隙，为后期调整前牙中线和尖牙中性关系奠定了基础。

4．后续按常规矫治方式精细调整，使上下前牙中线对齐，覆𬌗、覆盖关系正常，尖牙、磨牙达到中性关系，获得了较理想的矫治效果。

病例-6　四眼簧及蛤蟆弓矫治全牙弓反𬌗病例

患者，男，初诊年龄26岁。主述：自觉牙列不齐，地包天，要求矫治。

检查： 面部对称无偏斜，唇形突度尚可。恒牙列18～28，48～38，反覆盖1.5mm，反覆𬌗1.0mm。上牙列拥挤5.5mm，下牙列拥挤4.0mm，上牙弓狭窄；双侧磨牙完全近中关系，全牙弓呈反𬌗状况，上下尖牙近中关系，下颌中线左偏1.5mm。

初次接诊（2016-04-04，图2-6-1～图2-6-12）

诊断

Angle Ⅲ类错𬌗，骨性Ⅲ类错𬌗，上颌牙弓狭窄，全牙弓反𬌗，牙列拥挤，高角。

（矫治前X线头影测量分析数据见表2-6-1）

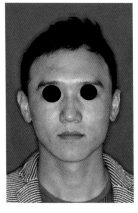

图2-6-1　正面像

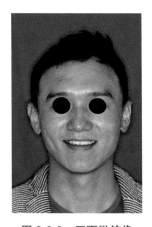

图2-6-2　正面微笑像

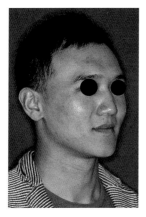

图 2-6-3 斜面像

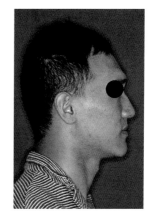

图 2-6-4 侧面像

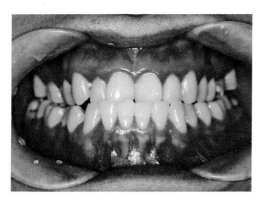

图 2-6-5 正面咬合像

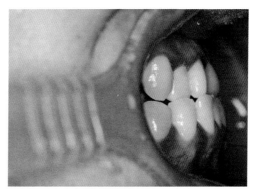

图 2-6-6 前牙覆盖像

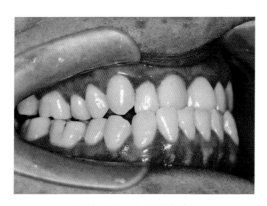

图 2-6-7 右侧咬合像

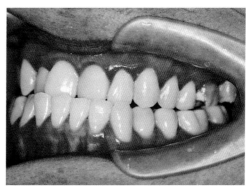

图 2-6-8 左侧咬合像

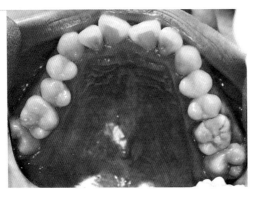

图 2-6-9　上颌殆面像

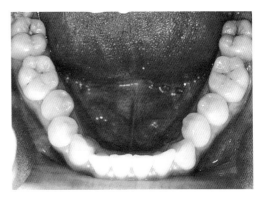

图 2-6-10　下颌殆面像

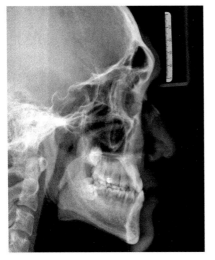

图 2-6-11　头颅定位侧位片

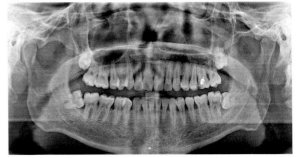

图 2-6-12　全口曲面断层片

矫治设计

1. 非手术正畸矫治，采用常规拔牙矫治计划：拔除 38，48。

2. 武氏直丝弓托槽矫治技术。

3. 上颌四眼扩弓簧扩弓使上颌牙弓宽度与下颌牙弓宽度协调，建立正常的后牙咬合关系。

4. 上颌采用武氏正畸蟆弓技术压低并唇展上前牙，解除前牙反殆，使前牙达到正常的覆殆、覆盖关系。

5. 通过颌间Ⅲ类牵引，将近中磨牙关系调整为中性磨牙关系。

6. 个性化保持器。

矫治进程

矫治阶段 -1：装配矫治器及辅助装置（2016-05-07，图 2-6-13～图 2-6-22）

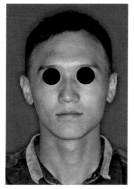

图 2-6-13　正面像

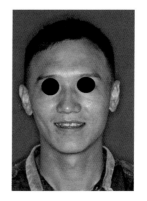

图 2-6-14　正面微笑像

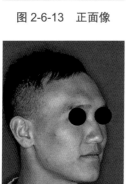

图 2-6-15　斜面像

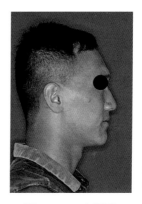

图 2-6-16　侧面像

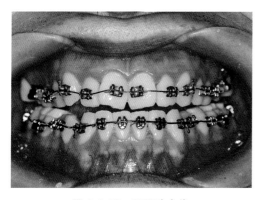

图 2-6-17　正面咬合像

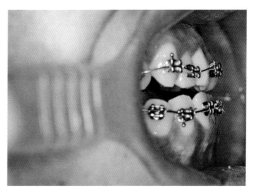

图 2-6-18　前牙覆盖像

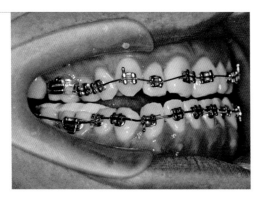

图 2-6-19　右侧咬合像

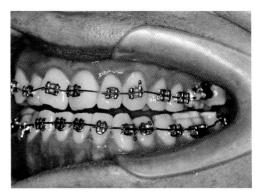

图 2-6-20　左侧咬合像

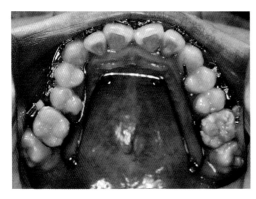

图 2-6-21　上颌𬌗面像

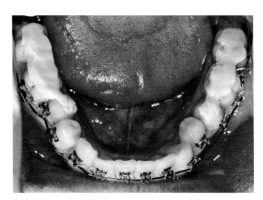

图 2-6-22　下颌𬌗面像

正畸思路：该患者系全牙弓反𬌗，主要问题是牙弓长度与宽度的不调。矫治反𬌗，要唇展上颌牙弓，武氏蛤蟆弓技术是强项。打开锁结，最简单的方法是采用粘接式𬌗垫。上颌牙弓狭窄，但基骨弓比较宽，适合采用四眼簧扩弓治疗。

具体操作：上颌 16、26 试戴带环，制作四眼扩弓簧，装配在上颌牙弓，上下颌牙列唇面清理抛光，粘接武氏直丝弓托槽（一种轻力低摩擦直丝弓矫治器）专利号：ZL 201420752462.4；上颌放置 0.014″ 镍钛圆丝；下颌 0.018″ 澳丝弯制随行弓；35～37 与 45～47 𬌗面垫粘接式𬌗垫，解除前牙反𬌗锁结关系（注：38 于第一次就诊拔除）。

矫治阶段 -2（2016-09-17，图 2-6-23～图 2-6-38）

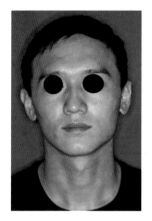

图 2-6-23　正面像

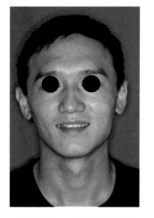

图 2-6-24　正面微笑像

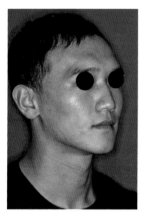

图 2-6-25　斜面像

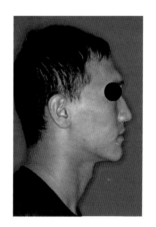

图 2-6-26　侧面像

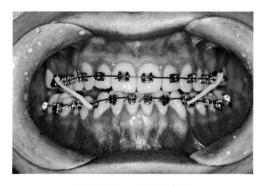

图 2-6-27　正面咬合像

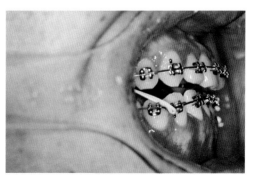

图 2-6-28　前牙覆盖像

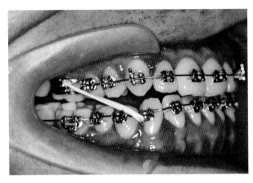

图 2-6-29　右侧咬合像

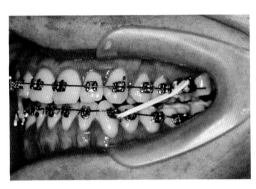

图 2-6-30　左侧咬合像

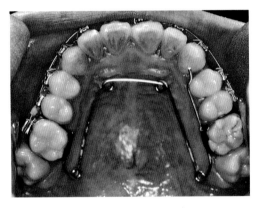

图 2-6-31　上颌𬌗面像

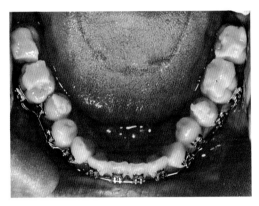

图 2-6-32　下颌𬌗面像

复诊处置照片

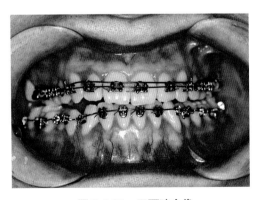

图 2-6-33　正面咬合像

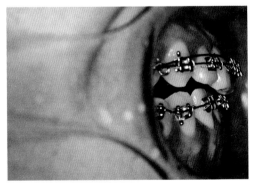

图 2-6-34　前牙覆盖像

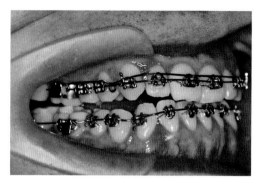
图 2-6-35　右侧咬合像

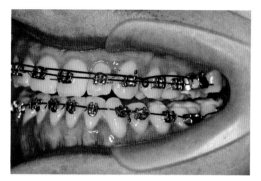
图 2-6-36　左侧咬合像

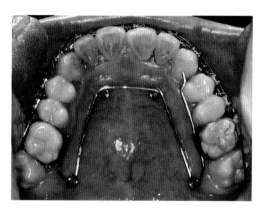
图 2-6-37　上颌殆面像

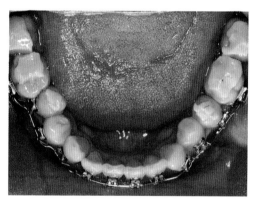
图 2-6-38　下颌殆面像

复诊检查： 经使用上述方法矫治，上下牙列基本排齐，上颌扩展牙弓宽度明显，四眼簧右侧扩展臂已无作用，将其磨断。前牙反殆已经解除，达到浅覆殆，浅覆盖，两侧牙弓中段咬合尚需建立接触，下颌中线左偏 2.0mm。

矫治目的： 使用武氏蛤蟆弓技术唇展上前牙，同时伸高后牙，改善后牙段的咬合状况。通过打磨方法降低后牙粘接式殆垫的高度。

临床处置： 上颌更换 0.016″ 澳丝于 16，26 颊面管近中 3.0mm 处上打外展弯；配合 0.018″ 澳丝弯制蛤蟆弓，双侧蛤蟆脚紧抵 16 与 26 颊面管近中，便于唇展上前牙，扩展上牙弓长度。

矫治阶段 -3（2017-01-18，图 2-6-39～图 2-6-54）

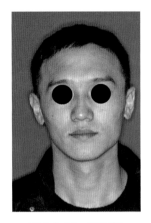

图 2-6-39　正面像

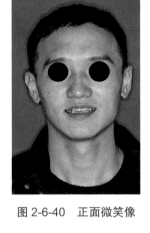

图 2-6-40　正面微笑像

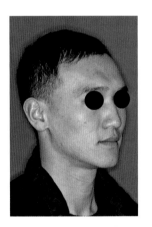

图 2-6-41　斜面像

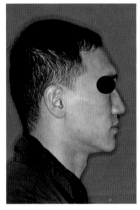

图 2-6-42　侧面像

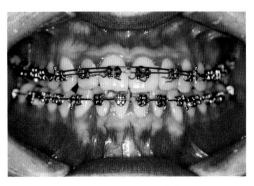

图 2-6-43　正面咬合像

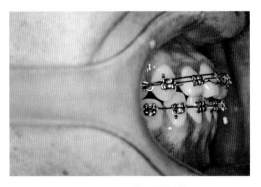

图 2-6-44　前牙覆盖像

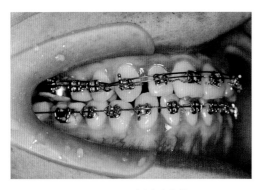

图 2-6-45　右侧咬合像

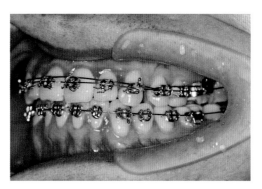

图 2-6-46　左侧咬合像

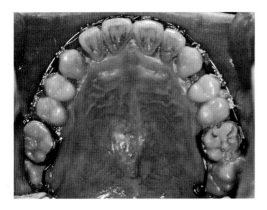

图 2-6-47　上颌𬌗面像

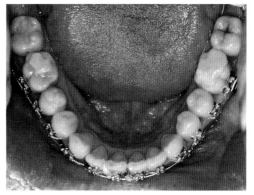

图 2-6-48　下颌𬌗面像

复诊处置照片

复诊检查： 16，26 带环位置及 17 颊面管位置偏向𬌗方。

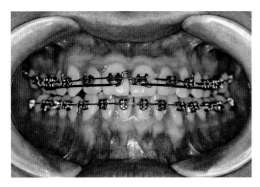

图 2-6-49　正面咬合像

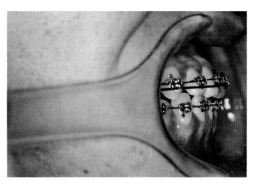

图 2-6-50　前牙覆盖像

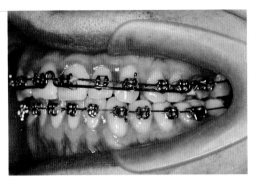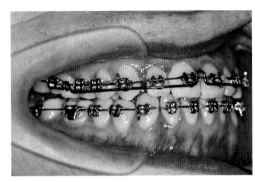

图 2-6-51　右侧咬合像　　　　　图 2-6-52　左侧咬合像

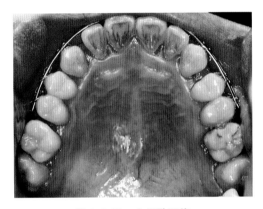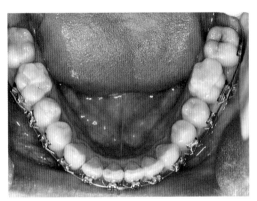

图 2-6-53　上颌𬌗面像　　　　　图 2-6-54　下颌𬌗面像

临床处置： 16，26 拆除带环更换粘接式颊面管，同 17 颊面管重新定位粘接；上颌更换 0.018″ 镍钛丝，置 1.0mm 不锈钢丝弯制的粗丝扩展辅弓维持上颌牙弓弓形；下颌更换 0.016″ 镍钛丝排齐牙列。

矫治阶段 -4（2017-07-12，图 2-6-55～图 2-6-64）

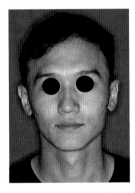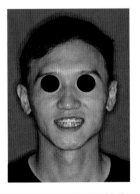

图 2-6-55　正面像　　　　　图 2-6-56　正面微笑像

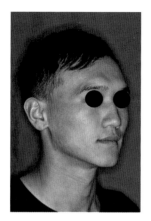

图 2-6-57 斜面像

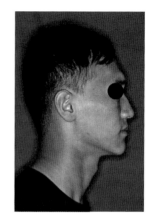

图 2-6-58 侧面像

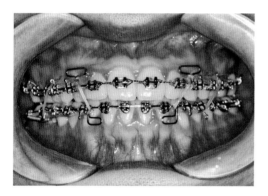

图 2-6-59 正面咬合像

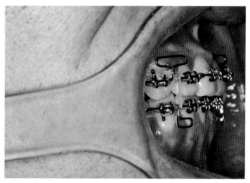

图 2-6-60 前牙覆盖像

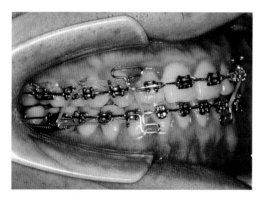

图 2-6-61 右侧咬合像

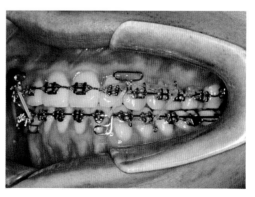

图 2-6-62 左侧咬合像

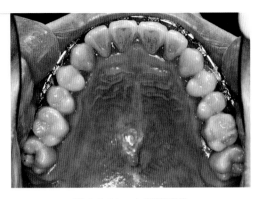

图 2-6-63 上颌𬌗面像

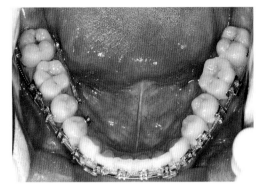

图 2-6-64 下颌𬌗面像

复诊检查： 下颌中线右偏 0.5mm，右侧磨牙咬合关系欠佳。

临床处置： 15～11 至 21 之间更换橡皮链，继续关闭散在间隙；47 颊侧拉簧加力，更换 45～47 舌侧橡皮链；14 至"T"型曲 /43 舌侧挂 3/16″ 橡皮圈实施交互牵引，14～15/44 至 46 挂 1/4″ 橡皮圈实施四边形（梯形）颌间牵引，24 至"T"型曲与下颌 44 靴型曲挂 1/4″ 橡皮圈实施四边形Ⅲ类颌间牵引调整中线。

矫治阶段 -5（2017-11-07，图 2-6-65～图 2-6-86）

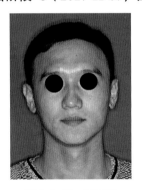

图 2-6-65 正面像

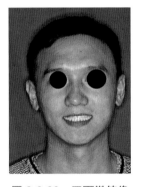

图 2-6-66 正面微笑像

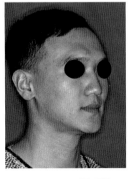

图 2-6-67 斜面像

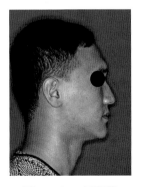

图 2-6-68 侧面像

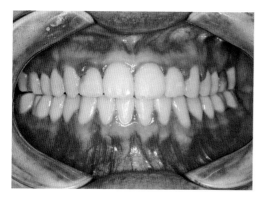

图 2-6-69　正面咬合像

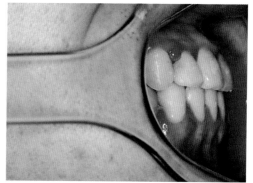

图 2-6-70　前牙覆盖像

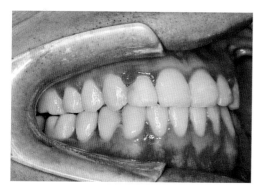

图 2-6-71　右侧咬合像

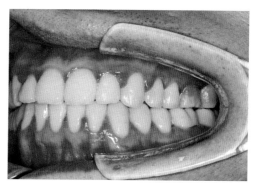

图 2-6-72　左侧咬合像

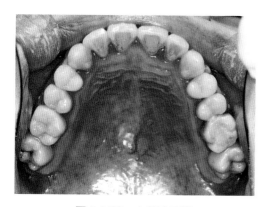

图 2-6-73　上颌𬌗面像

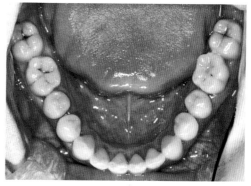

图 2-6-74　下颌𬌗面像

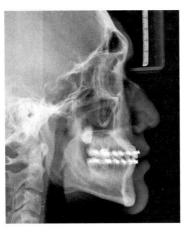

图 2-6-75　头颅定位侧位片

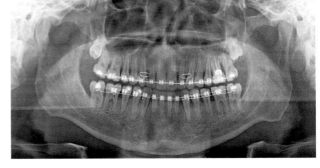

图 2-6-76　全口曲面断层片

复诊检查： 上下前牙中线基本对齐，前牙覆𬌗覆盖正常，上下尖牙中性关系，磨牙中性关系；上下牙弓宽度协调，后牙建立紧密咬合关系，侧貌良好，矫治疗程历经 1 年零 6 个月，达到预期矫治目标，结束主动矫治。

结束矫治： 上下颌拆除托槽、颊面管及矫治弓丝，清理牙面多余粘接剂，抛光牙面，清理牙结石，取藻酸盐印模，灌制石膏模型，设计制作个性化保持器。

佩戴铸造保持器（2017-12-09）

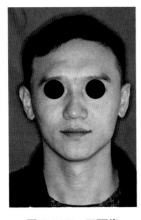

图 2-6-77　正面像

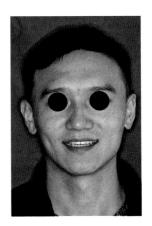

图 2-6-78　正微笑面像

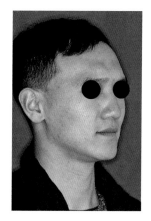

图 2-6-79　斜面像

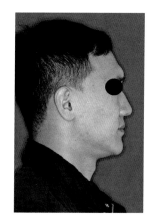

图 2-6-80　侧面像

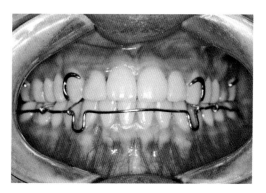

图 2-6-81　正面咬合像

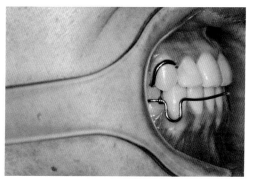

图 2-6-82　前牙覆盖像

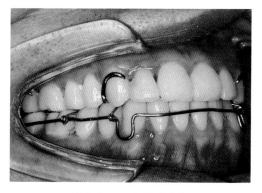

图 2-6-83　右侧咬合像

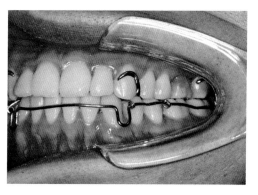

图 2-6-84　左侧咬合像

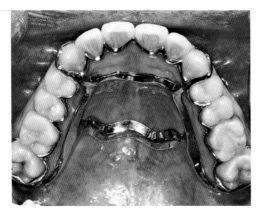

图 2-6-85　上颌𬌗面像

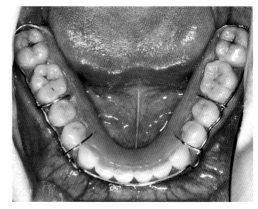

图 2-6-86　下颌𬌗面像

个性化特殊处置： 上颌防止牙弓狭窄扩弓后复发，故采用铸造式保持器；下颌采用环绕式保持器。

表2-6-1　矫治前、后X线头影测量分析数据

测量项目	正常值	治疗前	治疗后
SNA	82.84±4.0	75.38	76.14
SNB	80.1±3.9	78.71	79.24
ANB	2.7±2.0	−3.33	−3.1
MP-FH	31.1±5.6	32.01	27.47
U1-SN	105.7±6.3	98.99	112.3
L1-MP	92.6±7.0	79.37	89.78
U1-L1	125.4±7.9	144.79	125.02
Z角	67.3±6.38	70.12	71.06
FMIA	54.9±6.1	68.62	62.76

矫治体会

患者为男性成人骨性全牙弓反𬌗病例，采用非手术方法进行正畸治疗。患者的上颌牙弓中段狭窄，除了27有正常覆盖关系外，几乎是全牙弓反𬌗。但面部软组织代偿尚可，面中部凹陷不明显。治疗方案设计了四眼扩弓簧首先扩展该患者上牙弓后牙段的宽度，接着使用了武氏蛤蟆弓唇向扩展上颌前牙弓长度，纠正了反𬌗，在后牙解除反𬌗关系后采用了阶段性保持措施，使用了粗丝扩展辅弓维持上颌扩弓效果。在结束矫治进入保持阶段，考虑到该患者上颌牙弓的复发因素，设计了个性化铸造基托保持器。

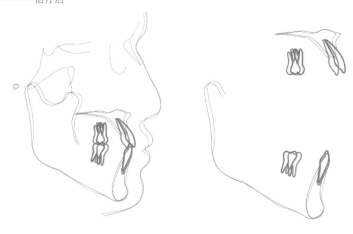

－－－－－治疗前
－－－－－治疗后

图 2-6-87　矫治前、后头影图重叠对比

病例 -7　武氏反殆矫治器矫治病例

患者，男，初诊年龄 11 岁。主述：前牙地包天，影响咀嚼及美观，要求矫治。

检查：颜面部基本对称，面中 1/3 凹陷。替牙期，42～32 切端反咬在 12～22 唇侧颈部 1/3 处，反覆殆深，右侧磨牙呈中性关系，左侧磨牙呈近中关系。

初次接诊（2016-05-22，图 2-7-1～图 2-7-12）

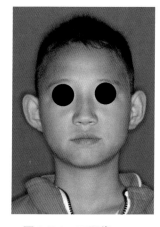

图 2-7-1　正面像

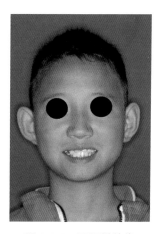

图 2-7-2　正面微笑像

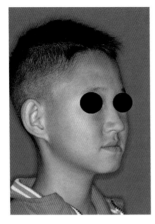

图 2-7-3　斜面像

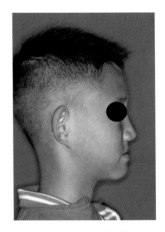

图 2-7-4　侧面像

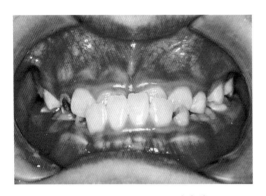

图 2-7-5　正面咬合像

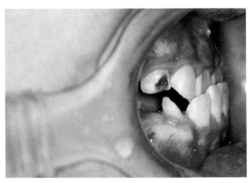

图 2-7-6　前牙覆盖像

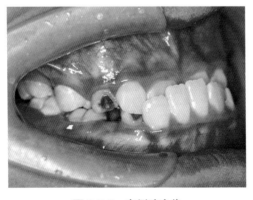

图 2-7-7　右侧咬合像

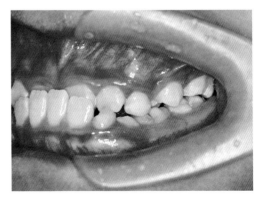

图 2-7-8　左侧咬合像

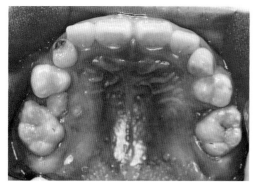

图 2-7-9 上颌𬌗面像

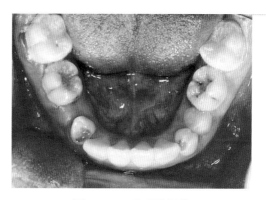

图 2-7-10 下颌𬌗面像

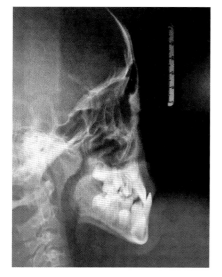

图 2-7-11 头颅定位侧位片

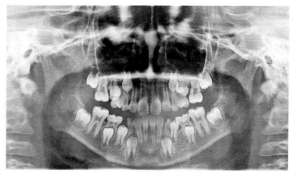

图 2-7-12 全口曲面断层片

诊断

替牙期前牙反𬌗、Angle Ⅲ类错𬌗，骨性Ⅲ类错𬌗，高角。
（矫治前 X 线头影测量分析数据见表 2-7-1）

矫治设计

1. Ⅰ期矫治计划采用武氏反𬌗矫治器解除 12～22 与 42～32 反𬌗。
2. 如恒牙期出现牙列拥挤不齐等情况再行Ⅱ期矫治计划。

矫治进程

矫治阶段 -1：装配武氏反𬌗矫治器：（2016-05-22，图 2-7-13～图 2-7-25）

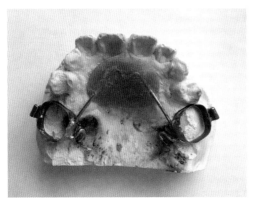

图 2-7-13　武氏反𬌗矫治器上颌装置

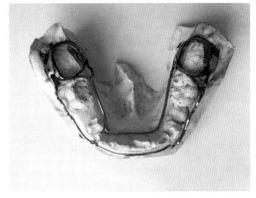

图 2-7-14　武氏反𬌗矫治器下颌装置

备注：图 2-7-13、图 2-7-14 展示武氏反𬌗矫治器由两部分装置组合，上颌由改良的 Nance 托制作而成，其两侧磨牙带环腭侧利用胶托的连接弓丝弯制了一个牵引钩。这样一来，每个上颌磨牙带环颊侧、腭侧均有牵引钩，两侧共有 4 个牵引钩；下颌也用磨牙带环设置了固定式舌弓，可以有效地防止下前牙舌倾，下颌装置的唇侧有改良靴形曲弯制成的唇弓，其远中端钢丝与磨牙带环焊接在一起。通过挂 4 根橡皮圈实施复合Ⅲ类牵引矫治反合。功能类似于口内版的前方牵引矫治器。

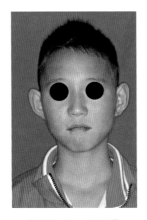

图 2-7-15　正面像

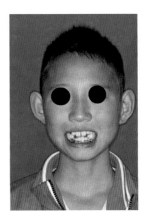

图 2-7-16　正面微笑像

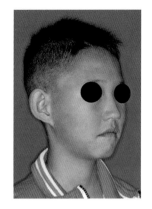

图 2-7-17　斜面像

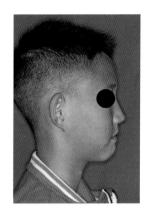

图 2-7-18　侧面像

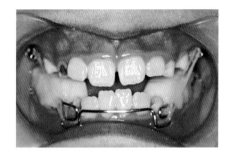

图 2-7-19　正面咬合像

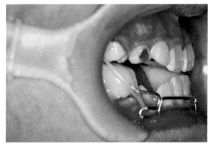

图 2-7-20　前牙覆盖像

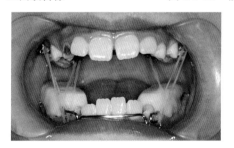

图 2-7-21　正面张口像

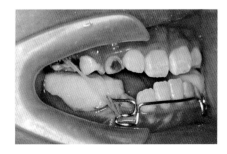

图 2-7-22　右侧咬合像

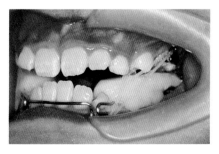

图 2-7-23　左侧咬合像

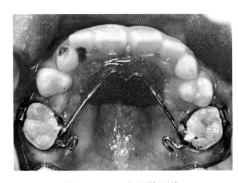

图 2-7-24 上颌𬌗面像

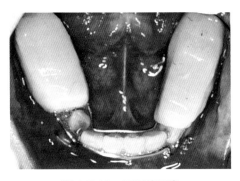

图 2-7-25 下颌𬌗面像

正畸思路：替牙期反𬌗，Spee 氏曲线陡峭，下前牙舌倾反覆𬌗深，几乎遮盖住整个上切牙组所有牙齿的牙冠，武氏反𬌗矫治器既能打开反𬌗的锁结，又有牵引整个上颌牙弓向前的功能，下颌设置的固定式舌弓装置还能防止下颌前牙的舌倾，是矫治替牙期骨性反𬌗的有效装置。故选择武氏反𬌗矫治器进行治疗。

具体操作：装配武氏反𬌗矫治器，上颌 Nance 托磨牙带环颊侧、腭侧牵引钩与下颌双侧靴型曲挂 1/4″ 橡皮圈，实施复合Ⅲ类牵引（图 2-7-19～图 2-7-23）。

矫治阶段 -2（2016-06-17，图 2-7-26～图 2-7-41）

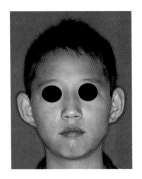

图 2-7-26 正面像

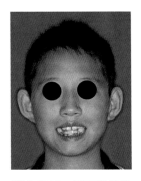

图 2-7-27 正面微笑像

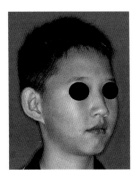

图 2-7-28 斜面像

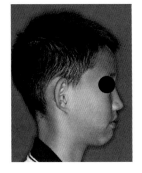

图 2-7-29 侧面像

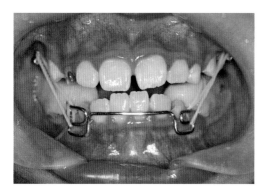

图 2-7-30　正面像

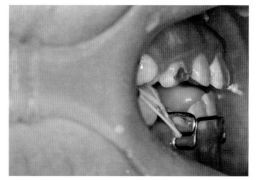

图 2-7-31　前牙覆盖像

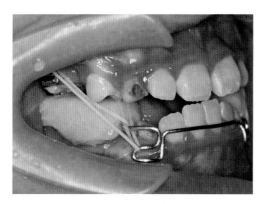

图 2-7-32　右侧咬合像

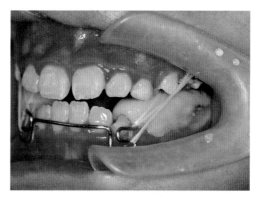

图 2-7-33　左侧咬合像

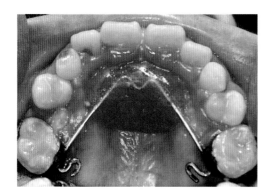

图 2-7-34　上颌𬌗面像

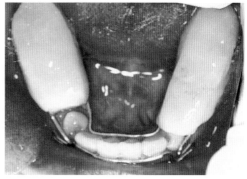

图 2-7-35　下颌𬌗面像

复诊处置照片

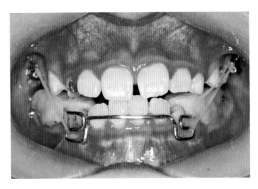

图 2-7-36　正面像

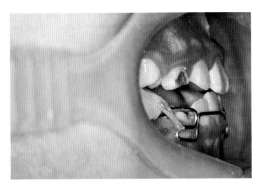

图 2-7-37　前牙覆盖像

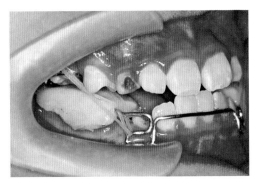

图 2-7-38　右侧咬合像

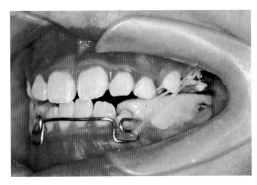

图 2-7-39　左侧咬合像

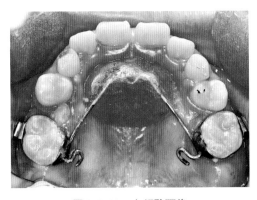

图 2-7-40　上颌𬌗面像

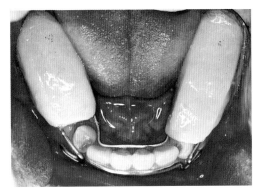

图 2-7-41　下颌𬌗面像

复诊检查： 经过四周武氏反𬌗矫治器的治疗，该患者前牙已经达到切对切关系。能按照医师嘱咐每天自己动手挂橡皮圈。

治疗目的： 继续应用武氏反𬌗矫治器进行复合Ⅲ类牵引，适当降低下颌后牙段树脂粭垫高度。

具体操作：采用打磨方式降低后牙粭垫高度；上颌 Nance 托磨牙带环颊侧、腭侧牵引钩与下颌双侧靴型曲挂 1/4″ 橡皮圈，实施复合Ⅲ类颌间弹力牵引。

矫治阶段 -3（2016-07-08，图 2-7-42～图 2-7-58）

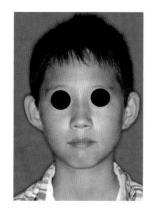

图 2-7-42　正面像

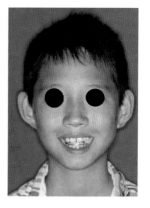

图 2-7-43　正面微笑像

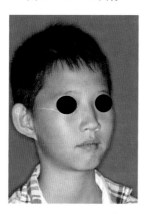

图 2-7-44　斜面像

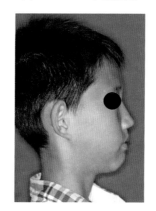

图 2-7-45　侧面像

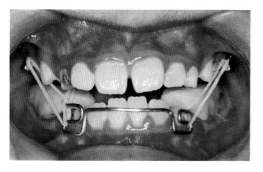

图 2-7-46　正面咬合像

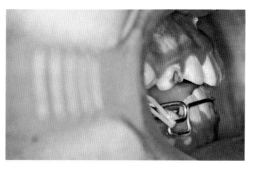

图 2-7-47　前牙覆盖像

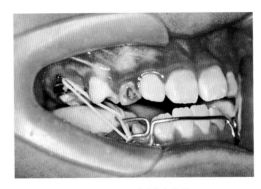

图 2-7-48　右侧咬合像

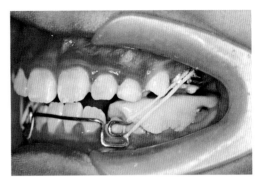

图 2-7-49　左侧咬合像

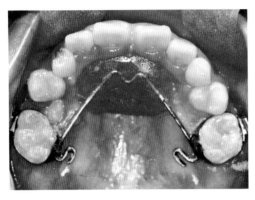

图 2-7-50　上颌𬌗面像

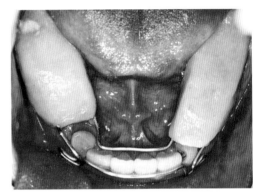

图 2-7-51　下颌𬌗面像

复诊检查：前牙反𬌗已解除，并建立浅覆𬌗、浅覆盖关系（图 2-7-46～图 2-7-49）。

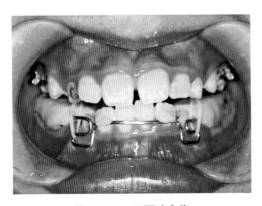

图 2-7-52　正面咬合像

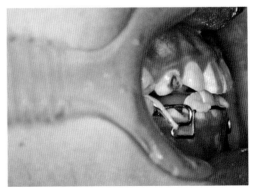

图 2-7-53　前牙覆盖像

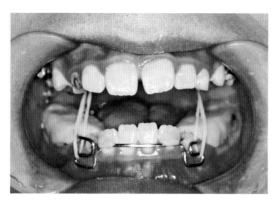

图 2-7-54　正位张口像

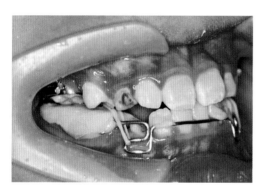

图 2-7-55　右侧咬合像

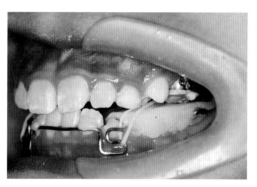

图 2-7-56　左侧咬合像

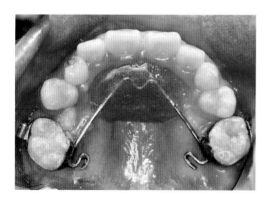

图 2-7-57　上颌𬌗面像

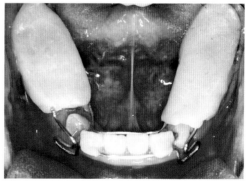

图 2-7-58　下颌𬌗面像

临床处置：继续降低下颌固定式𬌗垫；采用上颌 Nance 托双侧腭侧牵引钩与下颌双侧靴型曲挂 1/4″ 橡皮圈维持矫治疗效。

矫治阶段 -4（2016-08-01，图 2-7-59～图 2-7-81）

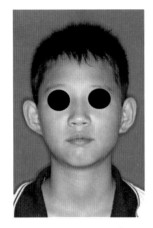

图 2-7-59　正面像

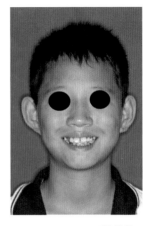

图 2-7-60　正面微笑像

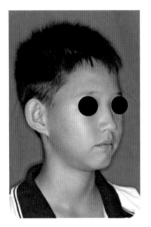

图 2-7-61　斜面像

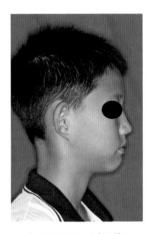

图 2-7-62　侧面像

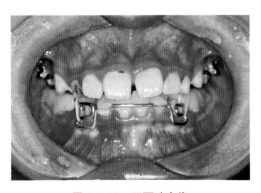

图 2-7-63　正面咬合像

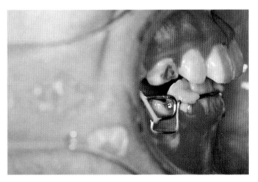

图 2-7-64　前牙覆盖像

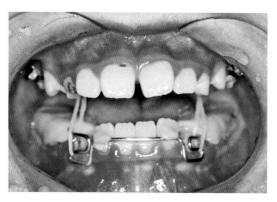

图 2-7-65　正位张口像

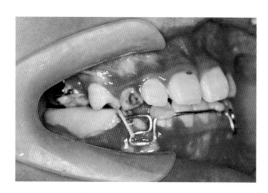

图 2-7-66　右侧咬合像

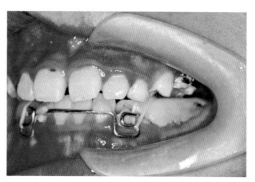

图 2-7-67　左侧咬合像

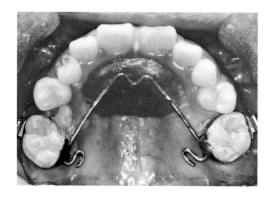

图 2-7-68　上颌𬌗面像

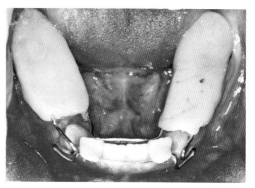

图 2-7-69　下颌𬌗面像

复诊检查：前牙建立Ⅱ°覆𬌗关系，矫治效果稳定，36.46舌倾与对颌磨牙呈现覆盖过大的现象。

复诊处置照片

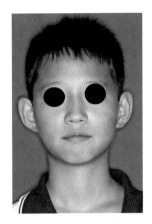

图 2-7-70　正面像

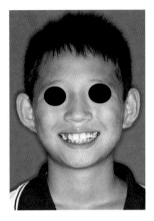

图 2-7-71　正面微笑像

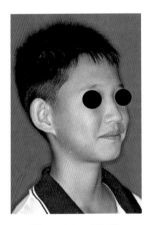

图 2-7-72　斜面像

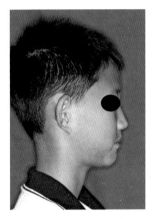

图 2-7-73　侧面像

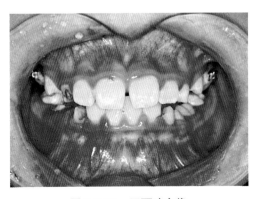

图 2-7-74　正面咬合像

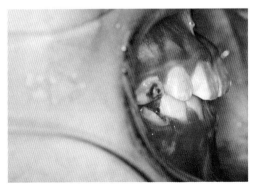

图 2-7-75　前牙覆盖像

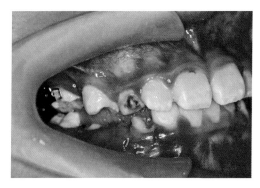

图 2-7-76　右侧咬合像

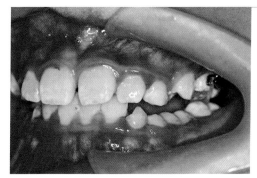

图 2-7-77　左侧咬合像

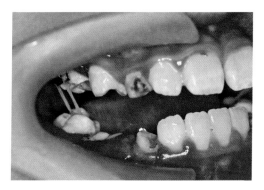

图 2-7-78　右侧张口咬合像

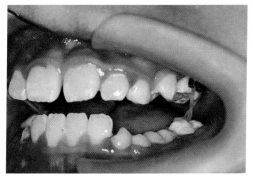

图 2-7-79　左侧张口咬合像

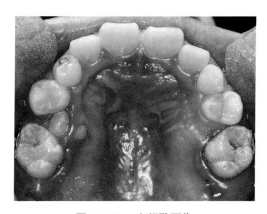

图 2-7-80　上颌𬌗面像

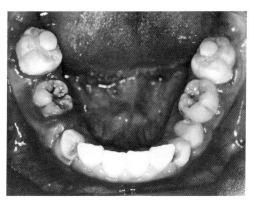

图 2-7-81　下颌𬌗面像

临床处置：拆除武氏反𬌗矫治器，46 和 36 𬌗面舌缘粘接树脂舌侧扣，16 与 26 唇侧粘接颊面管，16 与 46 和 26 与 36 挂 3/16″ 橡皮圈交互牵引。

矫治阶段 -5（2016-08-13，图 2-7-82～图 2-7-92）

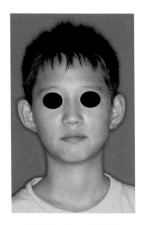

图 2-7-82　正面像

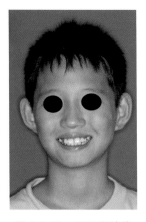

图 2-7-83　正面微笑像

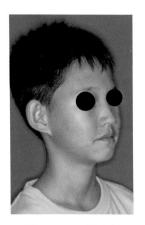

图 2-7-84　斜面像

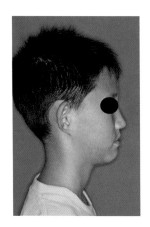

图 2-7-85　侧面像

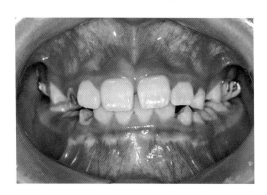

图 2-7-86　正面咬合像

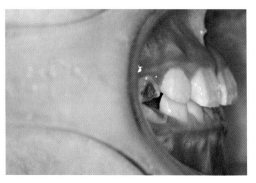

图 2-7-87　前牙覆盖像

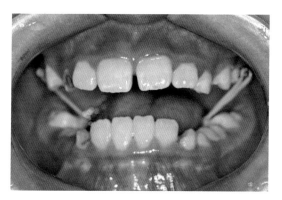

图 2-7-88　正位张口像

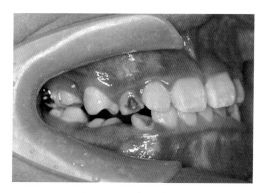

图 2-7-89　右侧咬合像

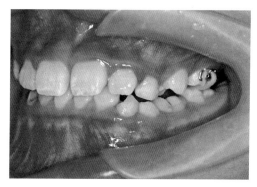

图 2-7-90　左侧咬合像

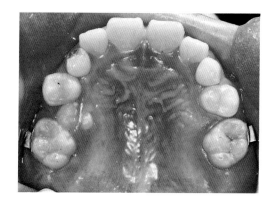

图 2-7-91　上颌𬌗面像

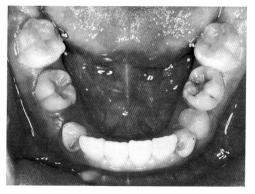

图 2-7-92　下颌𬌗面像

复诊检查： 后牙深覆盖现象较前改善。

临床处置： 46 和 36 𬌗面磨除树脂舌侧扣，舌侧粘接舌侧扣，16 与 46 和 26 与 36 继续挂 3/16″ 橡皮圈交互牵引。

矫治阶段 -6（2016-08-19，图 2-7-93～图 2-7-103）

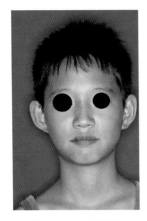

图 2-7-93　正面像

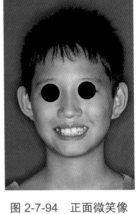

图 2-7-94　正面微笑像

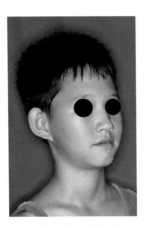

图 2-7-95　斜面像

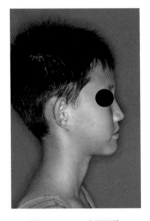

图 2-7-96　侧面像

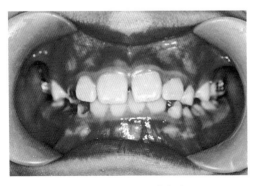

图 2-7-97　正面咬合像

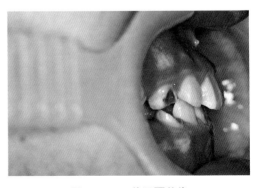

图 2-7-98　前牙覆盖像

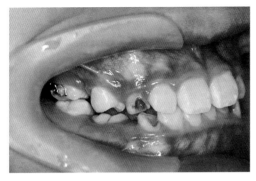

图 2-7-99　右侧咬合像

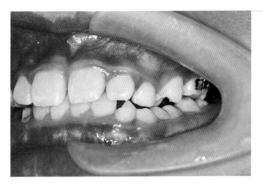

图 2-7-100　左侧咬合像

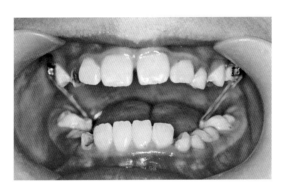

图 2-7-101　正位张口像

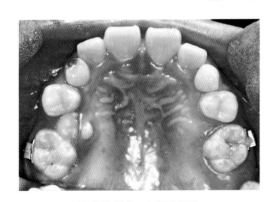

图 2-7-102　上颌𬌗面像

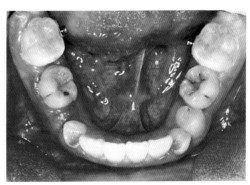

图 2-7-103　下颌𬌗面像

复诊检查：后牙深覆盖现象较上次复诊情况改善许多。

临床处置：16 与 46 和 26 与 36 继续挂 3/16″ 橡皮圈交互牵引。

矫治阶段 -7（2016-09-03，图 2-7-104～图 2-7-120）

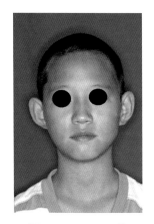

图 2-7-104　正面像

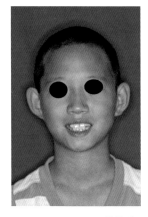

图 2-7-105　正面微笑像

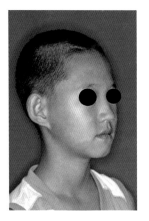

图 2-7-106　斜面像

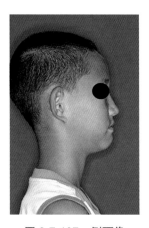

图 2-7-107　侧面像

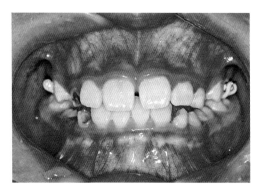

图 2-7-108　正面咬合像

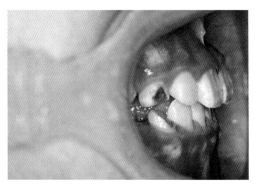

图 2-7-109　前牙覆盖像

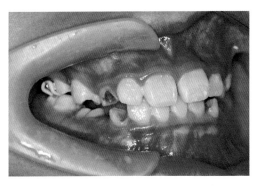

图 2-7-110　右侧咬合像

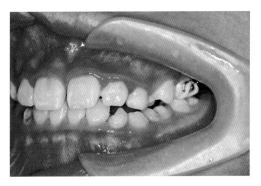

图 2-7-111　左侧咬合像

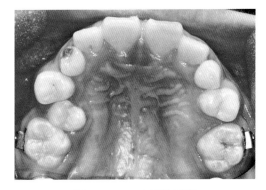

图 2-7-112　上颌𬌗面像

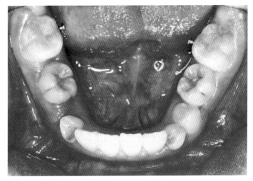

图 2-7-113　下颌𬌗面像

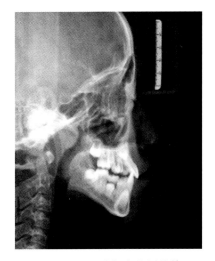

图 2-7-114　头颅定位侧位片

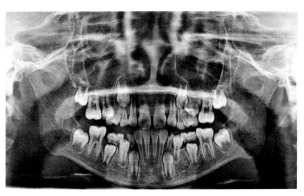

图 2-7-115　全口曲面断层片

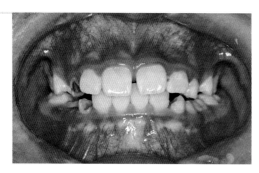

图 2-7-116　正面咬合像

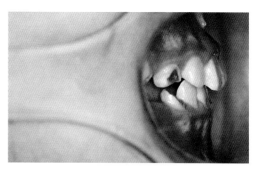

图 2-7-117　前牙覆盖像

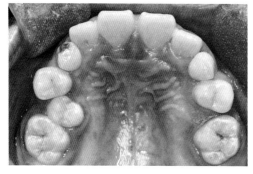

图 2-7-118　上颌𬌗面像

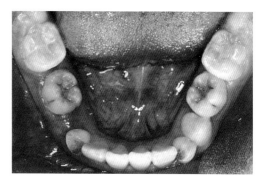

图 2-7-119　下颌𬌗面像

复诊检查：磨牙咬合关系良好，前牙覆𬌗、覆盖关系稳定。该患者替牙期前牙反𬌗，经选择使用武氏反𬌗矫治器，历经约 4 个月的矫治，达到了预期矫治目标，结束矫治。

临床处置：拆除舌侧扣及颊面管，清理牙面，抛光。嘱患者定期复诊。

表2-7-1　矫治前、后X线头影测量分析数据对比

测量项目	正常值	治疗前	治疗后
SNA	82.84±4.0	73.96	73.1
SNB	80.1±3.9	76.02	73.36
ANB	2.7±2.0	−2.06	−0.28
MP-FH	31.1±5.6	31.67	30.78
U1-SN	105.7±6.3	89.84	103.29
L1-MP	92.6±7.0	79.33	76.11
U1-L1	125.4±7.9	147.2	137.97
Z 角	67.3±6.38	78.93	73.02
FMIA	54.9±6.1	69	73.11

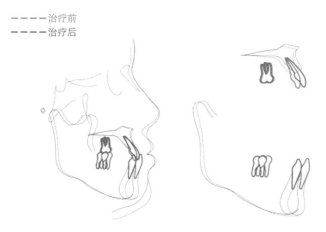

- - - - 治疗前
- - - - 治疗后

图 2-7-120　矫治前后头影重叠图

矫治体会

1. 这是一位男性替牙期骨性安氏Ⅲ类错𬌗畸形、高角患者。因其处于替牙期，颌骨也处于生长发育期，故先行Ⅰ期矫治，采用武氏反𬌗矫治器进行矫治，先解除前牙区反𬌗，并维持前牙稳定的覆𬌗、覆盖关系。

2. 待替牙期结束后，如有必要则重新分析制定矫治方案再行Ⅱ期矫治。

3. 矫治初期戴入武氏反𬌗矫治器，并在下颌后牙𬌗面垫𬌗垫，打开锁结，同时配合Ⅲ类复合颌间弹力牵引，在牵引力的作用下，诱导上颌骨向前发育，使下颌骨向后移动，在不到 4 个月的矫治时间内解除了前牙区反𬌗关系，患者容貌改善给患者及家长增强了信心，在矫治过程中更加配合。

4. 需要注意的是，一旦反𬌗解除，逐步磨除降低后牙区𬌗垫高度，使前牙区建立较好的覆𬌗关系，防止反𬌗复发。

5. 武氏反𬌗矫治器为固定式矫治器，类似于口内版的前方牵引器装置，对于依从性较差的患儿矫治反𬌗起了较好的作用，缩短了矫治时间，提高了矫治效果。

病例 -8　固定式平导蛤蟆弓矫治 3 切牙深覆盖病例

患者，女，初诊年龄 30 岁。主述：自觉牙齿排列不齐，门牙前突，影响美观，要求矫治。

检查： 颜面不对称，右侧面部较左侧丰满，面下 1/3 发育不足。

恒牙列 17~27，47~38；先天缺失 14，41；经模型测量覆盖 8.0mm，覆𬌗 5.0mm；右侧磨牙呈远中尖对尖关系，左侧磨牙呈远中关系；右侧尖牙呈近中关系，左侧尖牙呈远中关系。

初次接诊（2015-03-21，图 2-8-1～图 2-8-12）

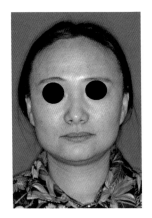

图 2-8-1　正面像

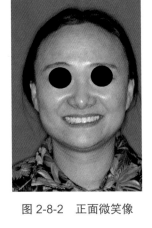

图 2-8-2　正面微笑像

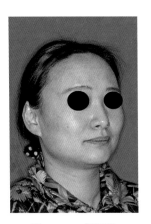

图 2-8-3　斜面像

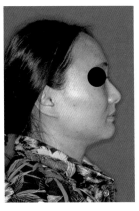

图 2-8-4　侧面像

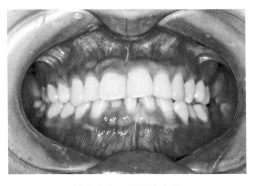

图 2-8-5　正面咬合像

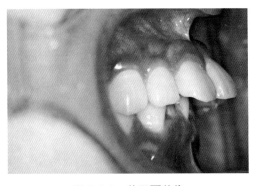

图 2-8-6　前牙覆盖像

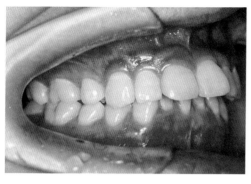

图 2-8-7　右侧咬合像

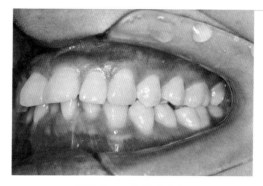

图 2-8-8　左侧咬合像

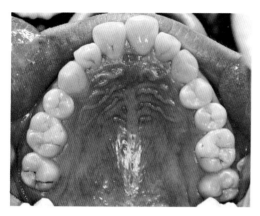

图 2-8-9　上颌𬌗面像

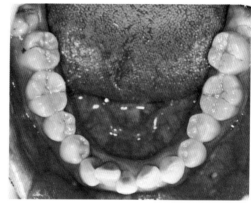

图 2-8-10　下颌𬌗面像

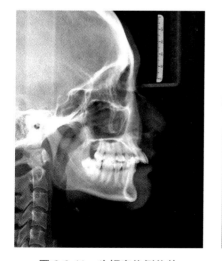

图 2-8-11　头颅定位侧位片

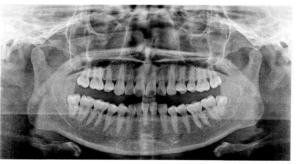

图 2-8-12　全口曲面断层片

诊断

Angle Ⅱ类1分类错𬌗，骨性Ⅱ类错𬌗，深覆𬌗Ⅱ°，深覆盖Ⅲ°，低角，下颌为三切牙。

（矫治前 X 线头影测量分析数据见表 2-8-1）

矫治设计

1．单颌拔牙矫治计划：拔除 24（因患者 14、41 缺失）。

2．上颌采用附有横腭杆的固定式平导增加磨牙支抗同时打开咬合，下颌采用蛤蟆弓技术配合Ⅱ类牵引矫治深覆𬌗，深覆盖。

3．必要时上颌前牙采用邻面去釉技术协调上下牙齿 Bolton 指数不调。

4．个性化保持器。

矫治进程

矫治阶段 -1：装配固定矫治器及辅助装置（2015-03-28，图 2-8-13～图 2-8-22）

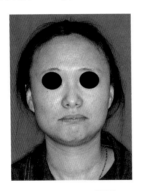

图 2-8-13　正面像

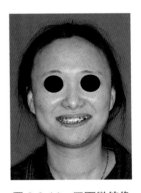

图 2-8-14　正面微笑像

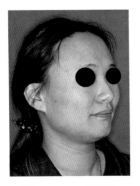

图 2-8-15　斜面像

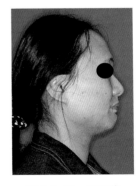

图 2-8-16　侧面像

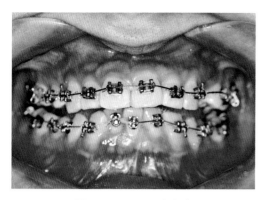

图 2-8-17　正面咬合像

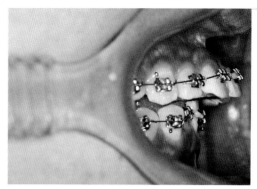

图 2-8-18　前牙覆盖像

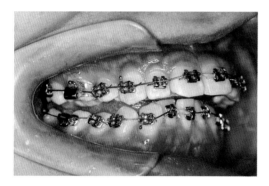

图 2-8-19　右侧咬合像

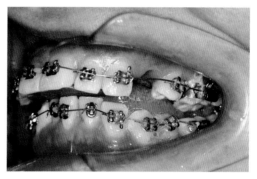

图 2-8-20　左侧咬合像

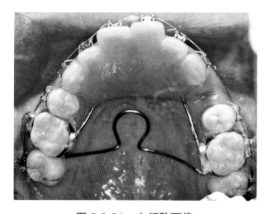

图 2-8-21　上颌𬌗面像

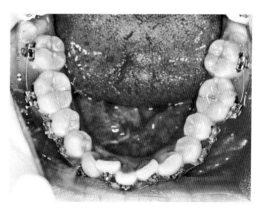

图 2-8-22　下颌𬌗面像

　　正畸思路：该患者低角、严重深覆𬌗，打开咬合是矫治成功与否的关键环节。缺失 14 导致牙列中线偏斜，要摆正中线，对侧减数同名牙势在必行。设计 TPA 固定式联合平导，与蛤蟆弓技术应用能完成这一目标。选择使用武氏直丝弓托槽，其特殊的竖管能装配旋转簧、正轴簧等附件，便于精准控制牙齿的三维移动。

具体操作：首次就诊拔除 24 后，上下颌牙列唇面清理抛光，粘接武氏直丝弓金属托槽；上下颌放置 0.012″ 镍钛圆丝；上颌装配附有横腭杆的固定式平导增强后牙支抗，打开咬合。

矫治阶段 -2（2015-07-18，图 2-8-23～图 2-8-32）

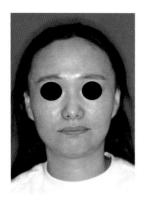

图 2-8-23　正面像

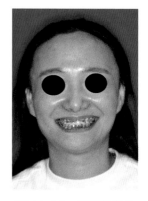

图 2-8-24　正面微笑像

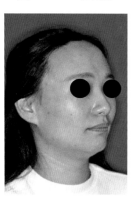

图 2-8-25　斜面像

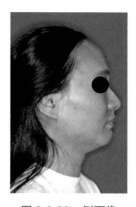

图 2-8-26　侧面像

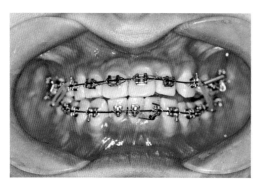

图 2-8-27　正面咬合像

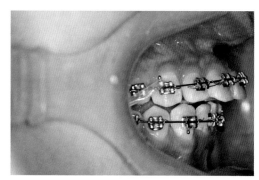

图 2-8-28　前牙覆盖像

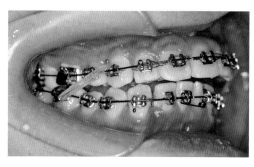

图 2-8-29　右侧咬合像

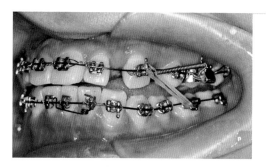

图 2-8-30　左侧咬合像

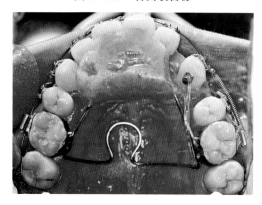

图 2-8-31　上颌殆面像

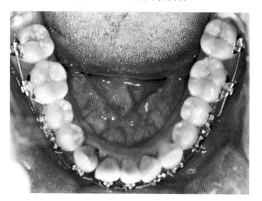

图 2-8-32　下颌殆面像

复诊检查：上下颌牙列基本排齐，32 轻度扭转；23 经采用双轨牵引技术已向远中移动。

临床处置：上下颌主弓丝更换 0.018″ 澳丝平弓；23 舌侧扣与 26 舌侧更换橡皮链；23 与 26 唇侧拉簧加力关闭拔牙间隙；32 采用 0.014″ 澳丝弯制旋转簧矫治 32 扭转；13 与 46 挂 3/16″ 橡皮圈颌间牵引，23 与 36 挂 3/16″ 橡皮圈颌间牵引。

矫治阶段 -3（2016-03-16，图 2-8-33～图 2-8-42）

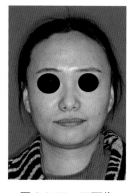

图 2-8-33　正面像

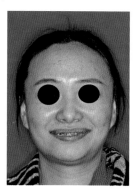

图 2-8-34　正面微笑像

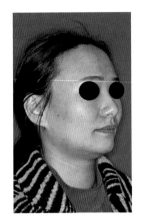

图 2-8-35　斜面像

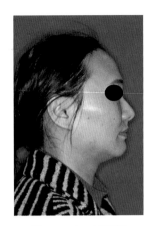

图 2-8-36　侧面像

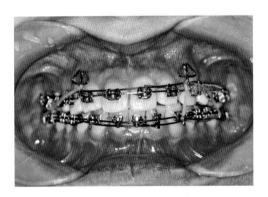

图 2-8-37　正面咬合像

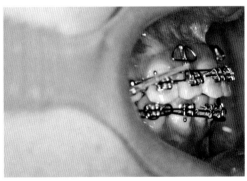

图 2-8-38　前牙覆盖像

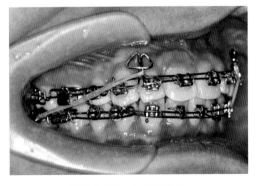

图 2-8-39　右侧咬合像

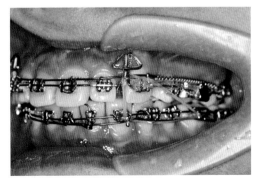

图 2-8-40　左侧咬合像

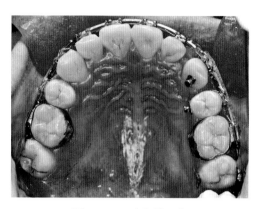

图 2-8-41　上颌𬌗面像

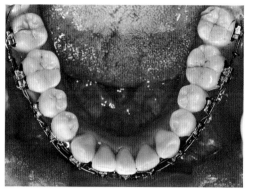

图 2-8-42　下颌𬌗面像

复诊检查： 后牙建立咬合关系，23 与 25 之间拔牙间隙减小，32 扭转基本改善，前牙覆盖关系基本正常，深覆盖 Ⅱ°。

临床处置： 上颌主弓丝更换 0.017″×0.025″ 不锈钢方丝于 12～13 之间和 22～23 之间弯制蘑菇曲；上下颌采用 0.018″ 澳丝弯制蛤蟆弓正扎打开咬合；23 与 26 唇侧拉簧加力；上颌拆除平导；右上蘑菇曲与 43～46 挂 1/4″ 橡皮圈颌间牵引，左上蘑菇曲与 33～36 挂 1/4″ 橡皮圈颌间牵引。

矫治阶段 -4（2016-09-22，图 2-8-43～图 2-8-52）

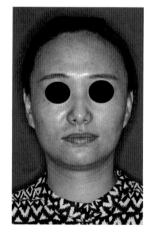

图 2-8-43　正面像

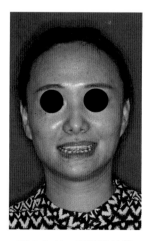

图 2-8-44　正面微笑像

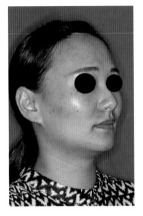

图 2-8-45　斜面像

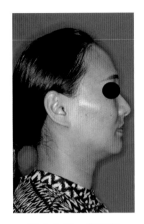

图 2-8-46　侧面像

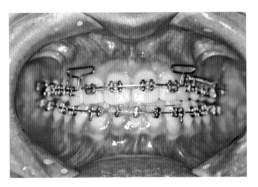

图 2-8-47　正面咬合像

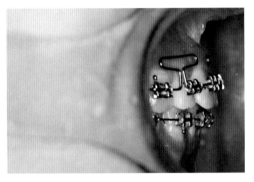

图 2-8-48　前牙覆盖像

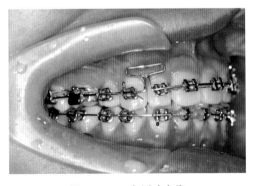

图 2-8-49　右侧咬合像

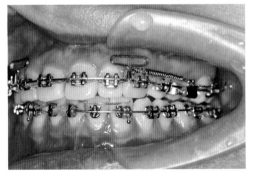

图 2-8-50　左侧咬合像

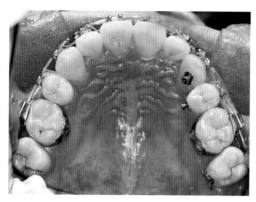

图 2-8-51　上颌𬌗面像

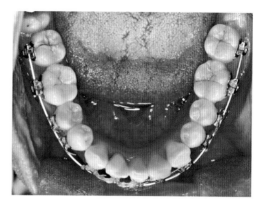

图 2-8-52　下颌𬌗面像

复诊检查： 23 与 25 之间拔牙间隙减小，32 扭转已纠正，前牙覆𬌗、覆盖关系基本正常。

临床处置： 上颌主弓丝更换 0.017″×0.025″ 不锈钢方丝于 12～13 之间和 22～23 之间弯制"T"型曲，23～26 唇侧挂橡皮链关闭散在间隙；下颌主弓丝更换 0.017″×0.025″ 不锈钢方丝平弓，43～31 挂橡皮链关闭散在间隙；31～33 唇侧采用光固化树脂编织麻花丝制作粘接式固定保持器防止 32 扭转复发。

矫治阶段 -5（2016-11-20，图 2-8-53～图 2-8-62）

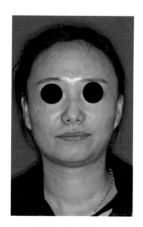

图 2-8-53　正面像

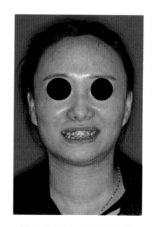

图 2-8-54　正微笑面像

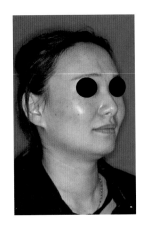

图 2-8-55　斜面像

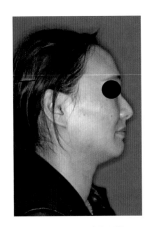

图 2-8-56　侧面像

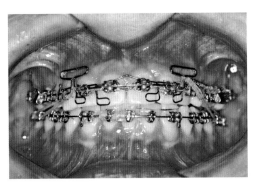

图 2-8-57　正面咬合像

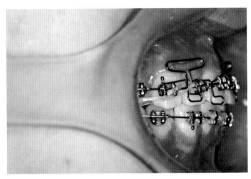

图 2-8-58　前牙覆盖像

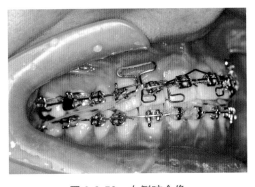

图 2-8-59　右侧咬合像

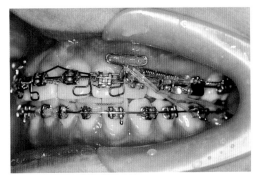

图 2-8-60　左侧咬合像

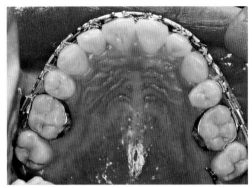
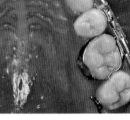

图 2-8-61　上颌𬌗面像

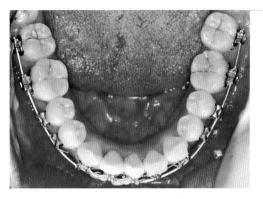

图 2-8-62　下颌𬌗面像

复诊检查： 磨牙咬合关系紧密，23 与 25 之间拔牙间隙已关闭。

临床处置： 13 与 23 之间采用 0.018″ 澳丝弯制梅花弓（一种前牙转矩辅弓）专利号：ZL 201420598695.3，于切端倒扎实施冠舌向 / 根唇向负转矩移动；右上 "T" 型曲与 46～47 挂 1/4″ 橡皮圈颌间牵引，左上 "T" 型曲与 36～37 挂 1/4″ 橡皮圈颌间牵引（图 2-8-53～图 2-8-62）。

矫治阶段 -6（2017-02-16，图 2-8-63～图 2-8-80）

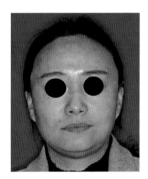

图 2-8-63　正面像

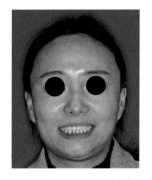

图 2-8-64　正面微笑像

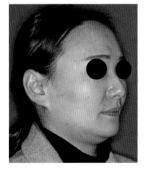

图 2-8-65　斜面像

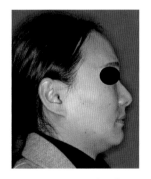

图 2-8-66　侧面像

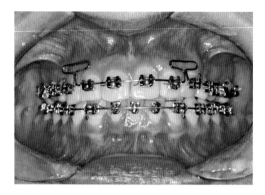

图 2-8-67　正面咬合像

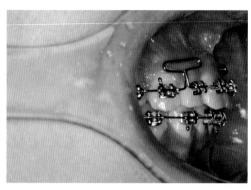

图 2-8-68　前牙覆盖像

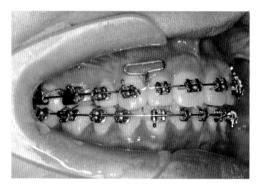

图 2-8-69　右侧咬合像

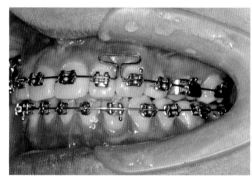

图 2-8-70　左侧咬合像

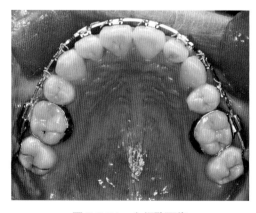

图 2-8-71　上颌𬌗面像

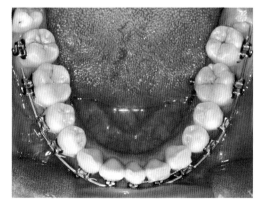

图 2-8-72　下颌𬌗面像

复诊处置照片

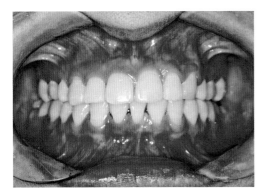

图 2-8-73　正面咬合像

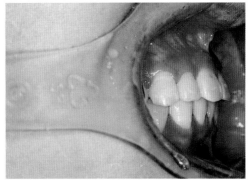

图 2-8-74　前牙覆盖像

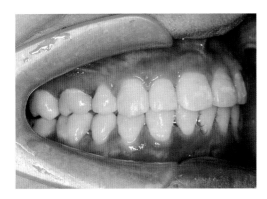

图 2-8-75　右侧咬合像

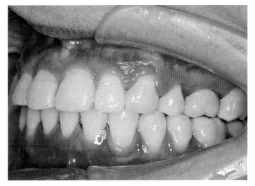

图 2-8-76　左侧咬合像

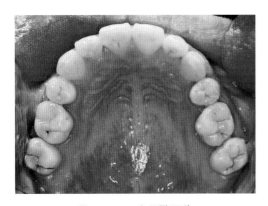

图 2-8-77　上颌𬌗面像

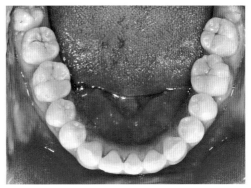

图 2-8-78　下颌𬌗面像

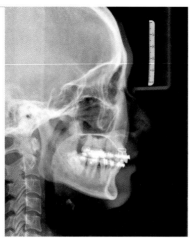

图 2-8-79　头颅定位侧位片

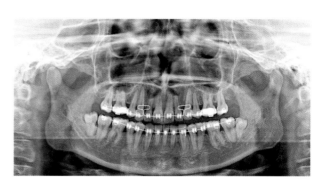

图 2-8-80　全口曲面断层片

复诊检查：上下牙列排齐，前牙覆𬌗、覆盖关系基本正常，右侧尖牙近中关系，左侧尖牙中性关系，磨牙远中关系。后牙建立紧密咬合关系，侧貌良好，矫治疗程历经 1 年零 11 个月，达到预期矫治目标，结束主动矫治。

结束矫治：上下颌拆除托槽、颊面管及矫治弓丝，清理牙面多余粘接剂，抛光牙面，清理牙结石，取藻酸盐印模，灌制石膏模型，设计制作个性化保持器。

表2-8-1　矫治前、后X线头影测量分析数据对比

测量项目	正常值	治疗前	治疗后
SNA	82.84±4.0	79.04	77.24
SNB	80.1±3.9	74.97	72.28
ANB	2.7±2.0	4.07	4.96
MP-FH	31.1±5.6	18.72	21.98
U1-SN	105.7±6.3	113.76	102.54
L1-MP	92.6±7.0	91.8	99.91
U1-L1	125.4±7.9	129.13	129.1
Z 角	67.3±6.38	67.49	66.93
FMIA	54.9±6.1	69.47	58.1

矫治体会

1. 这是一位女性成人骨性安氏Ⅱ类 1 分类错𬌗畸形、低角、前牙Ⅱ°深覆𬌗、Ⅲ°深覆盖患者。14 和 41 先天缺失为矫治增加了难度。该病例设计采用拔牙矫治方法矫治，择期拔除 24。全口粘接武氏直丝弓金属托槽；上颌装配附有横腭杆的固定

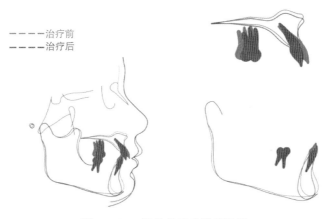

－ － － － 治疗前
－ － － － 治疗后

图 2-8-81　矫治前后头影重叠图

式平导，在打开咬合的同时又增加了磨牙支抗，为内收上前牙改善前牙区的覆盖奠定了基础。下颌采用武氏蛤蟆弓正扎固定并配合Ⅱ类颌间弹力牵引，借助武氏蛤蟆弓的作用力，在压低下前牙的同时升高后牙，使咬合打开更为迅速和稳定。

2. 编者在矫治此病例过程中采用 0.014″ 澳丝弯制旋转簧纠正了 32 的扭转；还采用 0.018″ 澳丝弯制梅花弓置于前牙托槽切端倒扎实施冠舌向 / 根唇向负转矩移动。这些武氏特色正畸装置解决了矫治中所遇到的难题，使矫治更为顺利。

3. 矫治后期按常规矫治方式精细调整，使前牙建立良好的覆𬌗、覆盖关系，并调整尖牙、磨牙达到良好的尖窝锁结关系，获得了较为理想的矫治效果。

病例 -9　蛤蟆弓矫治复杂骨性开𬌗案例

患者，女，就诊年龄 21 岁。主述：在外地某医院矫治前牙开𬌗 1 年余，未见明显效果，特来我院要求矫治。

检查： 面部对称无偏斜，唇形稍突，开唇露齿。

恒牙列 17 ～ 27，47 ～ 37，上下牙列牙齿排列整齐，粘接德国非凡陶瓷自锁托槽，上下颌装配 MEAW 弓，未见牵引。上下切牙经定点测量垂直距离 4.5mm，双侧磨牙中性关系，上下尖牙中性关系，下颌中线右偏 1.0mm。

初诊检查（2017-10-06，图 2-9-1 ～图 2-9-13）

诊断

Angle Ⅰ类错𬌗，骨性Ⅱ类错𬌗，中度前牙开𬌗畸形，高角，严重二手骨性开𬌗畸形病例。

（矫治前 X 线头影测量分析数据见表 2-9-1）

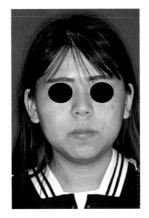

图 2-9-1　正面像

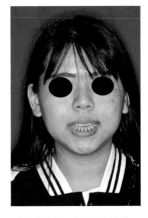

图 2-9-2　正面微笑像

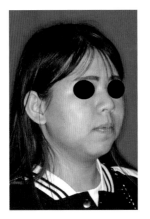

图 2-9-3　斜面像

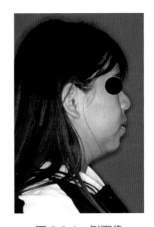

图 2-9-4　侧面像

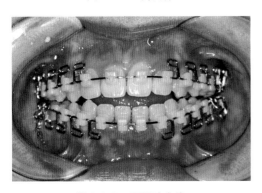

图 2-9-5　正面咬合像

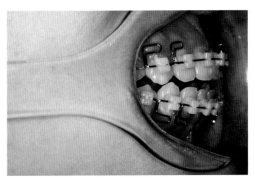

图 2-9-6　前牙覆盖像

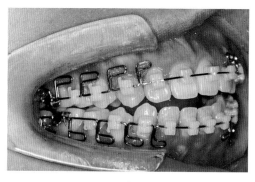

图 2-9-7　右侧咬合像

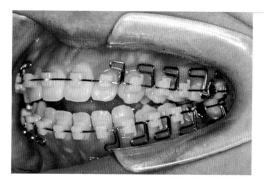

图 2-9-8　左侧咬合像

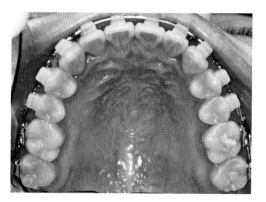

图 2-9-9　上颌殆面像

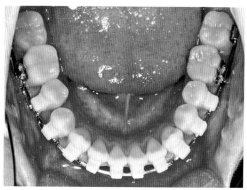

图 2-9-10　下颌殆面像

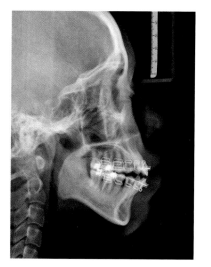

图 2-9-11　头颅定位侧位片

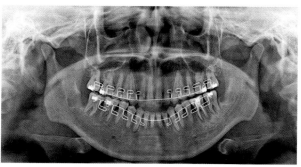

图 2-9-12　全口曲面断层片

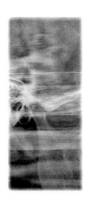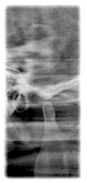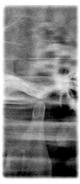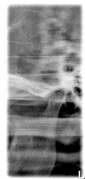

图 2-9-13　颞下颌关节片

矫治设计

1. 非手术方法掩饰性矫治。
2. 蛤蟆弓技术配合前牙区颌间垂直牵引矫治开𬌗畸形。
3. 必要时后牙区支抗钉配合弹力牵引压低后牙矫治前牙开𬌗。
4. 个性化保持器。

矫治进程

矫治阶段 -1：双颌装配武氏正畸蛤蟆弓（图 2-9-14～图 2-9-19）

正畸思路：对于一个经过 1 年多正畸治疗、辗转跑过多家医院求治的开𬌗畸形患者来说，家长及患者迫切需要的是真真切切看到矫治效果，那么上下前牙建立咬合接触、建立覆𬌗关系至关重要。为此，我们另辟蹊径，采用了正畸专利特色技术，倒扎双颌蛤蟆弓技术配合前牙区倒三角形交叉颌间，压低后牙、升高前牙来矫治开𬌗畸形。

具体操作：上下颌放置 0.018″澳丝分别于两侧尖牙远中弯制垂直带圈闭隙曲。

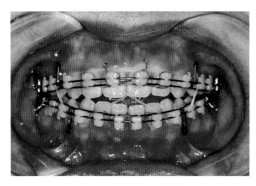

图 2-9-14　正面咬合像

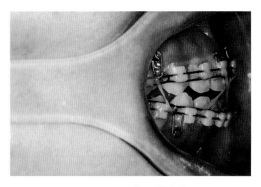

图 2-9-15　前牙覆盖像

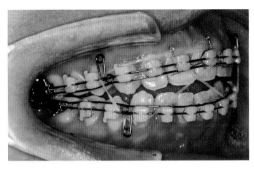

图 2-9-16 右侧咬合像

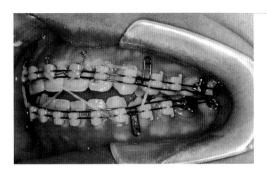

图 2-9-17 左侧咬合像

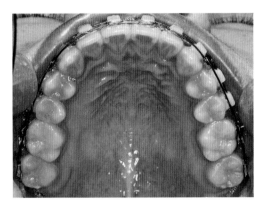

图 2-9-18 上颌𬌗面像

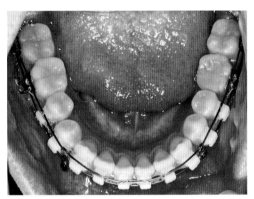

图 2-9-19 下颌𬌗面像

采用 0.018″ 澳丝弯制蛤蟆弓，反向结扎固定，实施升高前牙，压低后牙，矫治前牙开𬌗。11 至左上闭隙曲与左下闭隙曲挂 1/4″ 橡皮圈实施倒三角交臂颌间牵引；21 至右上闭隙曲与右下闭隙曲挂 1/4″ 橡皮圈实施倒三角交臂颌间牵引调整咬合。

矫治阶段 -2（2017-10-28，间隔 3 周，图 2-9-20～图 2-9-27）

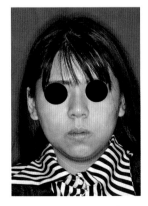

图 2-9-20 正面像

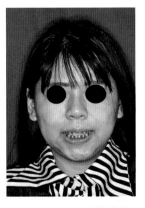

图 2-9-21 正面微笑像

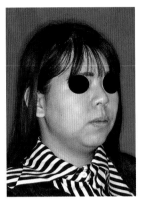

图 2-9-22　斜面像

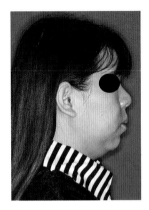

图 2-9-23　侧面像

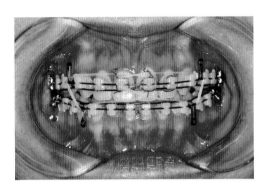

图 2-9-24　正面咬合像

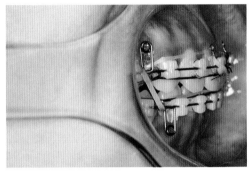

图 2-9-25　前牙覆盖像

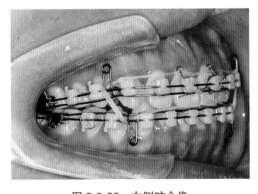

图 2-9-26　右侧咬合像

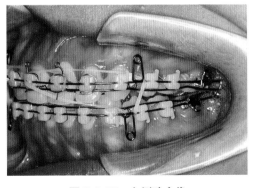

图 2-9-27　左侧咬合像

复诊检查（矫治 3 周）

患者经过使用双颌蛤蟆弓矫治技术治疗 3 周时间，出现了漂亮的矫治效果，其上下前牙开𬌗畸形已经消除，建立明显的覆𬌗、覆盖关系。

治疗目的： 下颌正畸主弓丝更换方丝靴形曲标准弓型，继续采用双颌蛤蟆弓倒扎颌间牵引技术，压低后牙、升高前牙，建立良好的前牙覆殆、覆盖关系。

矫治阶段 -3（2018-01-21，图 2-9-28～图 2-9-37）

复诊检查： 前牙已经达到浅覆殆，浅覆盖关系。

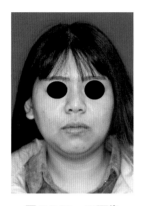

图 2-9-28　正面像

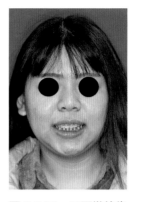

图 2-9-29　正面微笑像

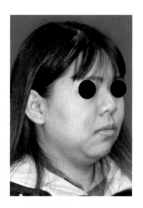

图 2-9-30　斜面像

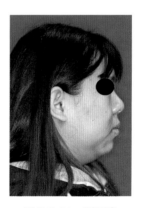

图 2-9-31　侧面像

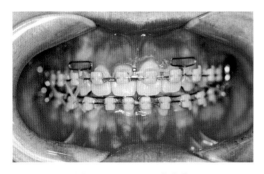

图 2-9-32　正面咬合像

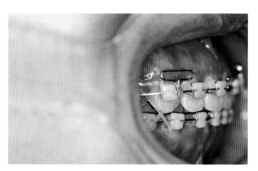

图 2-9-33　前牙覆盖像

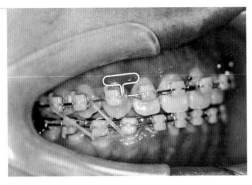

图 2-9-34　右侧咬合像

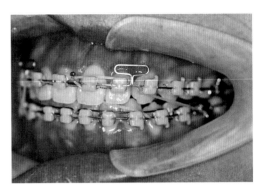

图 2-9-35　左侧咬合像

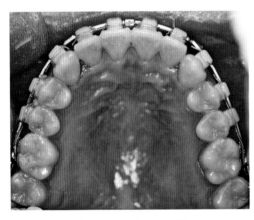

图 2-9-36　上颌𬌗面像

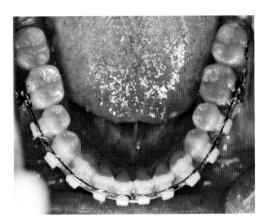

图 2-9-37　下颌𬌗面像

治疗目的： 为解决存在上述的问题，进一步治疗方法为，上颌更换 0.017″×0.025″ 不锈钢方丝弯制"T"型曲，11 与 21 间放置短距游离钳夹固定式牵引钩，下颌更换 0.016″ 镍钛丝，采用 0.016″ 澳丝弯制辅弓常规结扎维持下颌弓形。上颌牵引钩至左上"T"型曲与 34 至 35 至 36 挂 1/4″ 橡皮圈颌间牵引；右上"T"型曲至 16 与 44 挂 1/4″ 橡皮圈颌间牵引；14～15 与 43～44 挂 1/4″ 橡皮圈颌间牵引调整咬合。

矫治阶段 -4（2018-05-01，图 2-9-38～图 2-9-47）

复诊检查： 前牙覆𬌗、覆盖关系正常，磨牙咬合关系欠佳。

临床处置： 上颌 11、21 之间置放游离钳夹固定式牵引钩，此牵引钩分别与左右两侧"T"型曲和 33、43 挂 1/4″ 橡皮圈倒三角颌间牵引；左上"T"型曲至 24 与 35～36～37 挂 1/4″ 橡皮圈颌间牵引调整咬合。

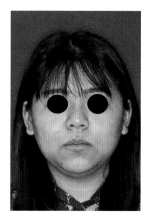

图 2-9-38　正面像

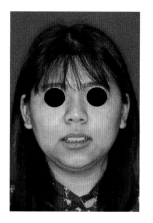

图 2-9-39　正面微笑像

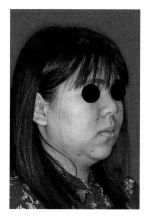

图 2-9-40　斜面像

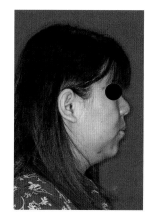

图 2-9-41　侧面像

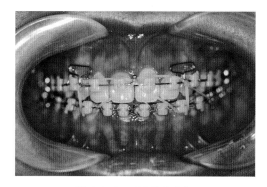

图 2-9-42　正面咬合像

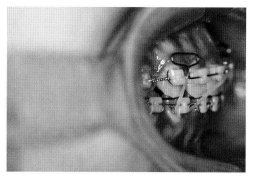

图 2-9-43　前牙覆盖像

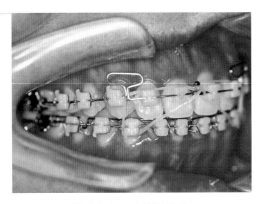

图 2-9-44　右侧咬合像

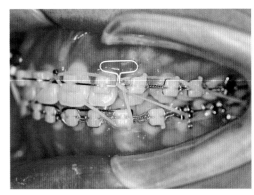

图 2-9-45　左侧咬合像

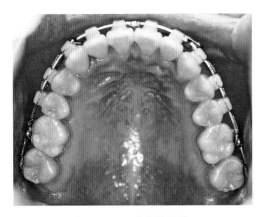

图 2-9-46　上颌𬌗面像

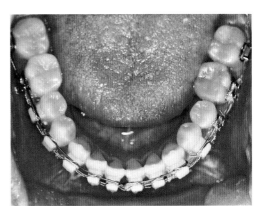

图 2-9-47　下颌𬌗面像

矫治阶段 -5（2018-05-12，图 2-9-48～图 2-9-60）

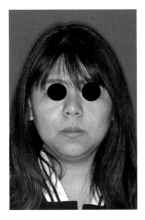

图 2-9-48　正面像

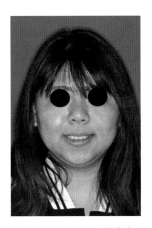

图 2-9-49　正面微笑像

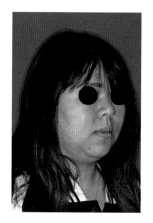

图 2-9-50　斜面像

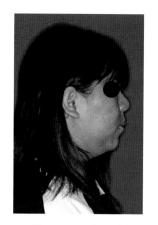

图 2-9-51　侧面像

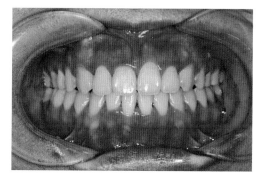

图 2-9-52　正面咬合像

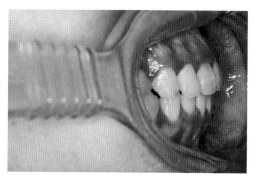

图 2-9-53　前牙覆盖像

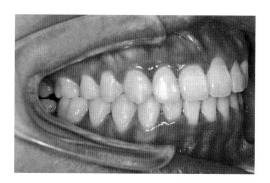

图 2-9-54　右侧咬合像

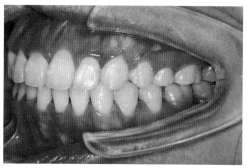

图 2-9-55　左侧咬合像

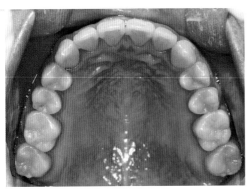

图 2-9-56 上颌𬌗面像

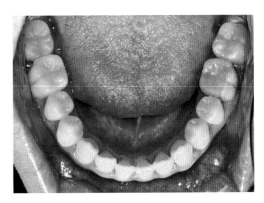

图 2-9-57 下颌𬌗面像

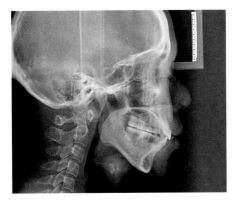

图 2-9-58 头颅定位侧位片

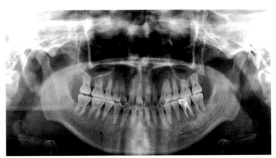

图 2-9-59 全口曲面断层片

复诊检查： 患者上下前牙中线基本对齐，前牙覆𬌗、覆盖关系正常，双侧尖牙中性关系，磨牙中性关系。后牙建立紧密咬合关系，侧貌良好，矫治疗程历经 7 个月，达到预期矫治目标，结束主动矫治。

临床处置： 上下颌拆除托槽、颊面管及矫治弓丝，清理牙面多余粘接剂，抛光牙面，清理牙结石，取藻酸盐印模，灌制石膏模型，设计制作个性化保持器。

表2-9-1 矫治前、后X线头影测量分析数据对比

测量项目	正常值	治疗前	治疗后
SNA	82.84±4.0	79.46	79.17
SNB	80.1±3.9	73.41	73.08
ANB	2.7±2.0	6.06	6.09
MP-FH	31.1±5.6	37.16	36.45
U1-SN	105.7±6.3	101.63	96.78

续表

测量项目	正常值	治疗前	治疗后
L1-MP	92.6±7.0	105.09	95.01
U1-L1	125.4±7.9	109.72	123.15
Z 角	67.3±6.38	57.54	68.81
FMIA	54.9±6.1	37.75	48.53

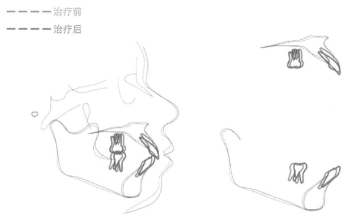

————治疗前
————治疗后

图 2-9-60　矫治前、后头影图重叠对比

矫治体会

1. 这是一女性成人骨性开𬌗畸形患者，外地来上海就诊的二手病例，患者不愿接受手术治疗求诊，而采用非手术方法矫治难度和风险较大。首诊医师曾采用多种矫治方法和装置，如破除伸舌不良习惯矫治器、多个连续钳夹固定式牵引钩、多曲方丝弓等，但没有取得实质效果。本次诊治中，采用了正畸专利技术武氏双颌蛤蟆弓倒扎和颌间倒三角形交叉牵引技术，仅仅 3 周时间矫治了患者的开𬌗畸形。后期使用颌间牵引多种模式调整磨牙的尖窝锁结关系，取得良好矫治效果。总疗程 7 个月，达到预期矫治目标。

2. 双颌蛤蟆弓倒扎牵引技术可以压低双颌牙弓后牙，伸长前牙加深覆𬌗、矫治对刃𬌗、开𬌗畸形。前牙区颌间倒三角交叉牵引技术有利于下颌骨的逆时针旋转，建立前牙的覆𬌗关系，特别适用于开𬌗畸形的矫治。

3. 蛤蟆弓是编者研发的一种正畸专利辅弓技术，它和主弓丝配合，可以发挥出巧妙的矫治功力。

病例 -10　九曲连环夹矫治牙列拥挤伴个别牙反𬌗病例

患者，女，初诊年龄 14 岁。主述：牙齿排列不齐，重叠牙，前牙有缝，影响美观，要求矫治。

检查：面部左右基本对称，侧貌面型微突。恒牙列 18～28，48～38；双侧磨牙呈中性关系；双侧尖牙呈中性关系；22 与 32，33 反𬌗。

初次接诊（2015-08-16，图 2-10-1～图 2-10-12）

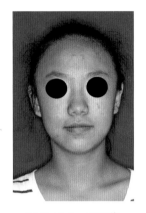

图 2-10-1　正面像

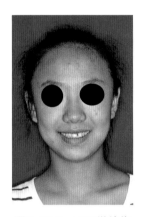

图 2-10-2　正面微笑像

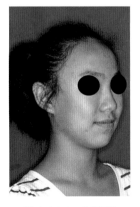

图 2-10-3　斜面像

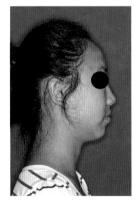

图 2-10-4　侧面像

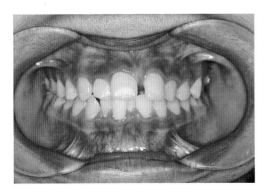

图 2-10-5　正面咬合像

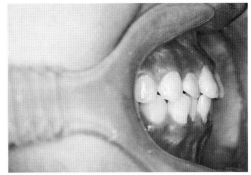

图 2-10-6　前牙覆盖像

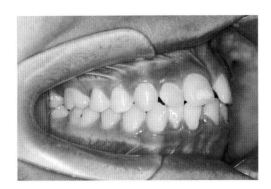

图 2-10-7　右侧咬合像

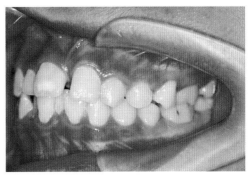

图 2-10-8　左侧咬合像

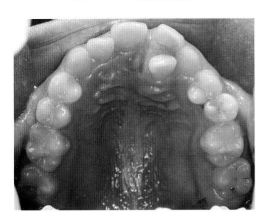

图 2-10-9　上颌𬌗面像

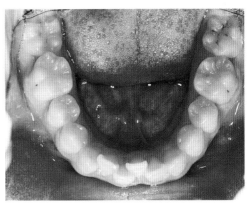

图 2-10-10　下颌𬌗面像

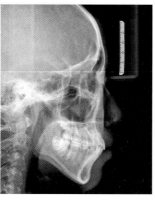

图 2-10-11　头颅定位侧位片

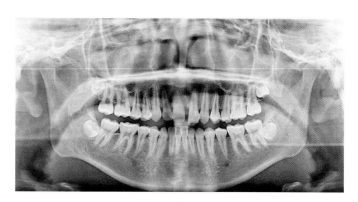

图 2-10-12　全口曲面断层片

诊断

Angle Ⅰ类错𬌗，骨性Ⅰ类错𬌗，牙列拥挤，22 与 32～33 反𬌗，均角。（矫治前 X 线头影测量分析数据见表 2-10-1）

矫治设计

1. 拔牙矫治计划：拔除 14，24，44，34。
2. 排齐整平牙列，解除 22 与 32～33 反𬌗。
3. 采用蛤蟆弓技术调整咬合关系。
4. 采用九曲连环夹纠正 22 轴倾度。

备注：九曲连环夹（一种前牙转矩簧）专利号：ZL 201520237765.7

矫治进程

矫治阶段 -1：装配固定矫治器（2015-09-19，图 2-10-13～图 2-10-22）

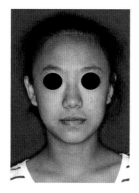

图 2-10-13　正面像

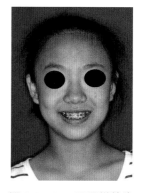

图 2-10-14　正面微笑像

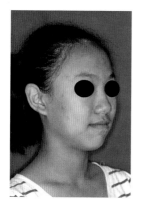

图 2-10-15　斜面像

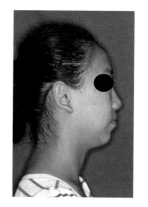

图 2-10-16　侧面像

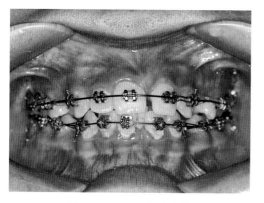

图 2-10-17　正面咬合像

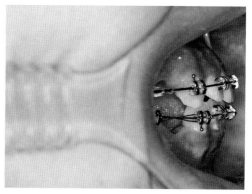

图 2-10-18　前牙覆盖像

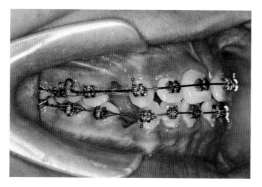

图 2-10-19　右侧咬合像

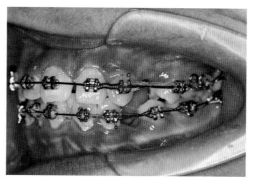

图 2-10-20　左侧咬合像

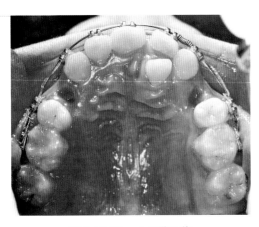

图 2-10-21　上颌𬌗面像

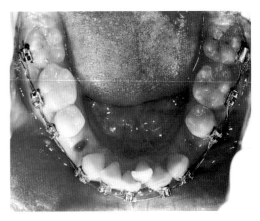

图 2-10-22　下颌𬌗面像

正畸思路：牙列拥挤病例，中线不齐，22 位于 12 的舌侧位，并于 32～33 构成反𬌗关系，矫治的关键环节是如何将 22 排入正常牙列，最考验医师能力的地方是如何将 22 舌侧的牙根通过根唇向 / 冠舌向移动排入正常的齿槽骨内，通过减数设计、扩展间隙我们将 22 排入牙列，使用正畸专利装置九曲连环夹，实施负转矩将 22 腭侧牙根纳入牙槽骨内。

具体操作：上下颌牙列唇面清理抛光，粘接武氏直丝弓金属托槽；上颌采用 0.016″ 澳丝于 16 和 26 颊面管近中弯制停止曲，43～47 和 33～37 挂橡皮链；21 与 23 之间放置推簧；下颌放置 0.012″ 镍钛圆丝，43～47 和 33～37 采用 0.25mm 结扎丝 "8" 字结扎；局部麻醉下拔除 14，24，44，34。

矫治阶段 -2（2016-02-21，图 2-10-23～图 2-10-32）

复诊检查：上下颌牙齿稍排齐，拔牙间隙明显减小。

临床处置：11 近中至 23 近中采用 0.018″ 澳丝弯制推杆，推杆至 23 近中放置推

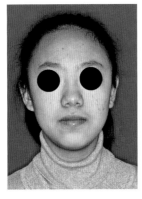

图 2-10-23　正面像

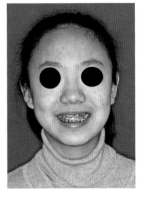

图 2-10-24　正面微笑像

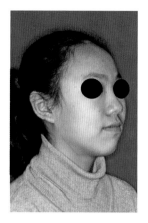

图 2-10-25　斜面像

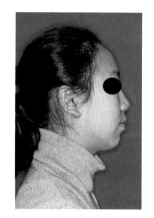

图 2-10-26　侧面像

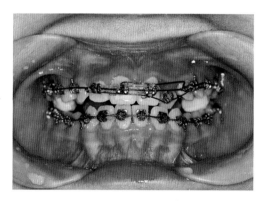

图 2-10-27　正面咬合像

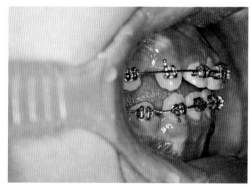

图 2-10-28　前牙覆盖像

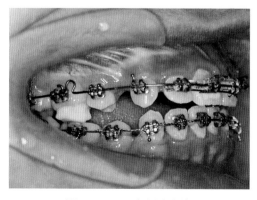

图 2-10-29　右侧咬合像

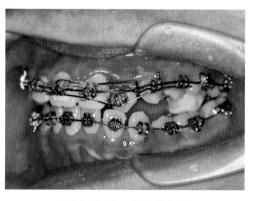

图 2-10-30　左侧咬合像

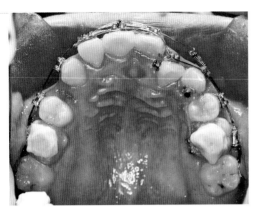

图 2-10-31　上颌𬌗面像

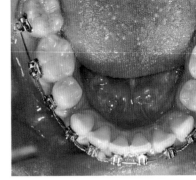

图 2-10-32　下颌𬌗面像

簧；22 清洁牙面粘接托槽，12～25 采用 0.012″ 镍钛圆丝片段弓，片段弓放置在 22 切端结扎，目的是压低 22 并解除反𬌗的锁结干扰；16 和 26 𬌗面粘接式𬌗垫；23 舌侧粘接舌侧扣，26 舌侧粘接磨牙托槽，23～26 舌侧挂橡皮链。

矫治阶段 -3（2016-09-16，图 2-10-33～图 2-10-42）

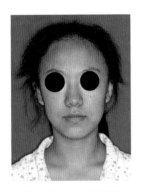

图 2-10-33　正面像

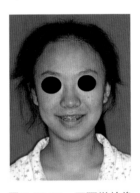

图 2-10-34　正面微笑像

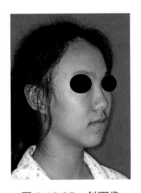

图 2-10-35　斜面像

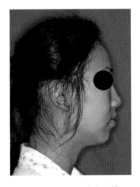

图 2-10-36　侧面像

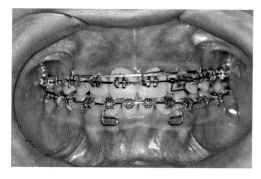

图 2-10-37　正面咬合像

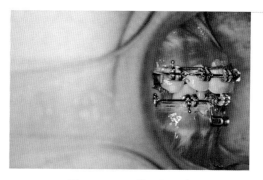

图 2-10-38　前牙覆盖像

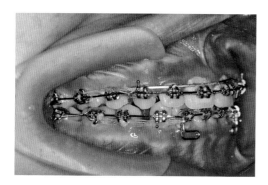

图 2-10-39　右侧咬合像

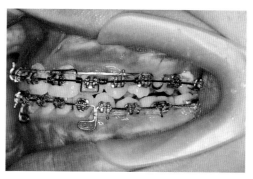

图 2-10-40　左侧咬合像

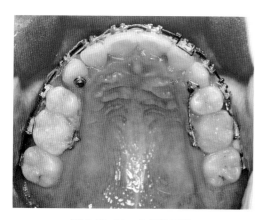

图 2-10-41　上颌𬌗面像

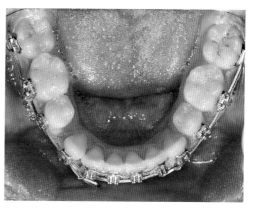

图 2-10-42　下颌𬌗面像

　　复诊检查：舌侧错位的 22 已经纳入正常牙列，但其牙根偏向腭侧，上下颌牙齿基本排齐。拔牙间隙关闭状况：上颌右侧 2mm，下颌右侧 2.5mm，左侧 1.0mm。

　　临床处置：上颌主弓丝更换 0.018″澳丝平弓，上颌采用 0.017″×0.025″不锈钢方丝弯制辅弓维持弓形抵抗九曲连环夹的反作用力，22 采用 0.016″澳丝弯制九曲连环夹控根移动，使 22 根唇向 / 冠舌向移动；13 舌侧粘接舌侧扣，16 舌侧粘接磨牙托槽，13～16 和 23～26 舌侧挂橡皮链；下颌主弓丝更换 0.017″×0.025″ 不锈钢方丝于 42～43 之间以及 32～33 之间弯制靴型曲，右下靴型曲至 46 和左下靴型曲至 36 挂橡皮链。

备注： 九曲连环夹（一种前牙转矩簧）

矫治阶段 -4（2017-08-18，图 2-10-43～图 2-10-60）

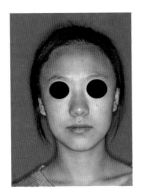

图 2-10-43　正面像

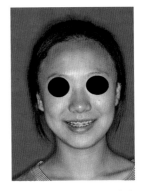

图 2-10-44　正面微笑像

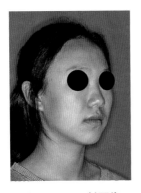

图 2-10-45　斜面像

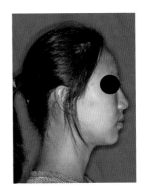

图 2-10-46　侧面像

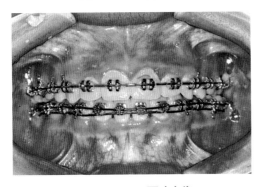

图 2-10-47　正面咬合像

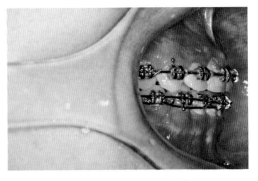

图 2-10-48　前牙覆盖像

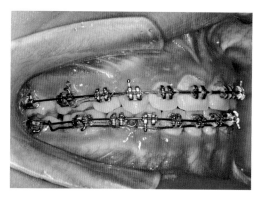

图 2-10-49　右侧咬合像

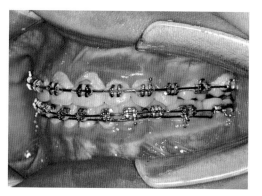

图 2-10-50　左侧咬合像

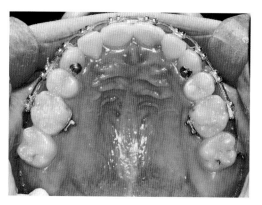

图 2-10-51　上颌𬌗面像

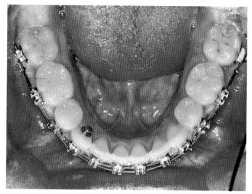

图 2-10-52　下颌𬌗面像

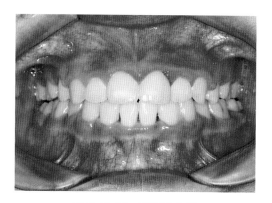

图 2-10-53　正面咬合像

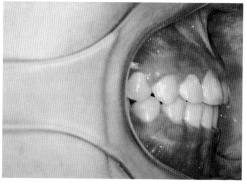

图 2-10-54　前牙覆盖像

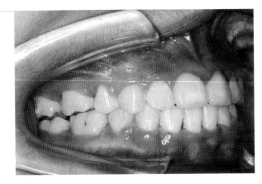

图 2-10-55　右侧咬合像

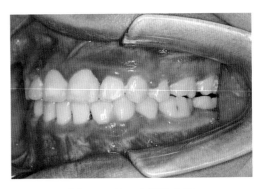

图 2-10-56　左侧咬合像

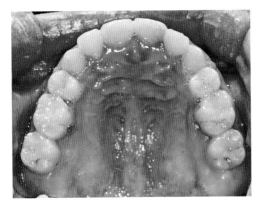

图 2-10-57　上颌𬌗面像

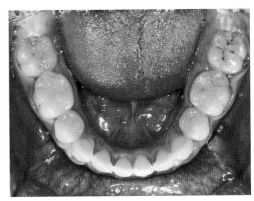

图 2-10-58　下颌𬌗面像

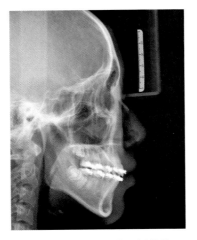

图 2-10-59　头颅定位侧位片

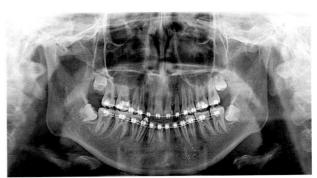

图 2-10-60　全口曲面断层片

复诊检查： 上下前牙中线基本对齐，前牙覆𬌗、覆盖关系正常，22轴向位置正常排列；拔牙间隙完全关闭，双侧尖牙关系为中性关系，双侧磨牙关系为中性关系，后牙建立紧密咬合关系；侧貌良好，矫治疗程历经1年零11个月，达到预期矫治目标，结束主动矫治。

临床处置： 上下颌拆除托槽、颊面管及矫治弓丝，清理牙面多余粘接剂，抛光牙面，清理牙结石，取藻酸盐印模，灌制石膏模型，设计制作个性化保持器。

表2-10-1　矫治前、后X线头影测量分析数据对比

测量项目	正常值	治疗前	治疗后
SNA	82.84±4.0	78.45	78.49
SNB	80.1±3.9	76.72	76.06
ANB	2.7±2.0	1.74	2.43
MP-FH	31.1±5.6	34.1	31.06
U1-SN	105.7±6.3	107.03	103.59
L1-MP	92.6±7.0	93.89	91.98
U1-L1	125.4±7.9	118.11	125.26
Z角	67.3±6.38	70.93	69.98
FMIA	54.9±6.1	52	56.96

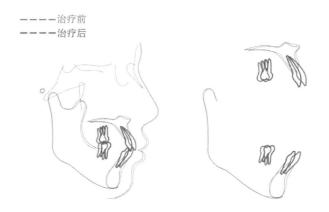

－－－－治疗前
－－－－治疗后

图2-10-61　矫治前、后头影图重叠对比

矫治体会

1. 该患者为安氏Ⅰ类、骨性Ⅰ类、面型微突，上颌切牙重叠、牙列拥挤案例，矫治难点在于如何将腭侧异位萌出的22纳入牙列，特别是如何将22牙根移入齿槽骨中。本矫治方案采用拔除14、24、34、44的减数矫治方案，为排齐拥挤牙列提供

空间。矫治过程中巧妙的将推杆、推簧及镍钛辅弓相结合，开展间隙的同时逐渐将22纳入牙列，同时调整了中线，可谓"一石三鸟"，节省了临床矫治时间。

2. 矫治阶段，为了使22舌倾的牙根唇向移动纳入正常的齿槽骨中，运用了正畸专利附件——九曲连环夹，实施22冠舌向/根唇向转矩移动；并采用0.017″×0.025″不锈钢方丝弯制辅弓、维持弓形的同时抵抗了九曲连环夹的反作用力。

3. 矫治后期按常规矫治方式精细调整，使前牙建立良好的覆𬌗、覆盖关系，并调整尖牙、磨牙达到良好的尖窝锁结关系，获得了较为理想的矫治效果，更使患者获得了良好的容貌。

病例 -11　武氏推前磨牙推进器矫治二手骨性反𬌗病例

患者，女，初诊年龄21岁。主述：患者因骨性反𬌗在外地某专科医院治疗一年余，反𬌗症状加重，无法关闭拔牙间隙，特来就诊，要求非手术矫治完成后续治疗。

检查：面部基本对称，面中1/3凹陷，面下1/3过长。恒牙列18～28，47～37，上颌15、25缺失，下颌38、48缺失，牙列散在间隙，上下牙列牙齿排列整齐，粘接金属直丝弓托槽，上下颌装配0.017″×0.025″不锈钢方丝，未见牵引。反覆盖9.2mm。双侧磨牙呈完全近中关系，上下尖牙呈近中关系，下颌中线左偏1.0mm。

初次接诊（2016-09-20，图 2-11-1～图 2-11-16）

诊断

二手严重骨性反𬌗病例，Angle Ⅲ类错𬌗，骨性Ⅲ类错𬌗，15、25、38、48缺失，高角。矫治前 X 线头影测量分析见表 2-11-1。

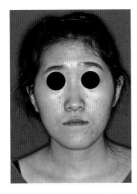

图 2-11-1　正面像

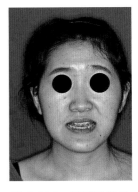

图 2-11-2　正面微笑像

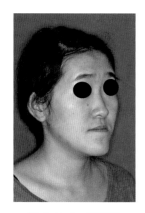

图 2-11-3　斜面像

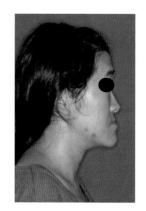

图 2-11-4　侧面像

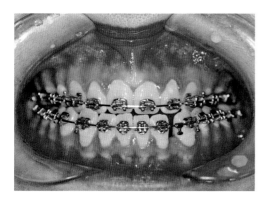

图 2-11-5　正面咬合像

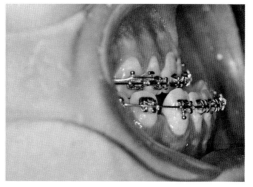

图 2-11-6　前牙覆盖像

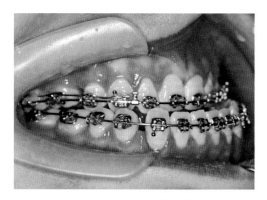

图 2-11-7　右侧咬合像

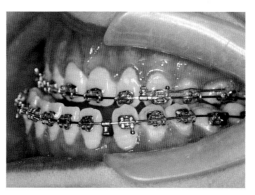

图 2-11-8　左侧咬合像

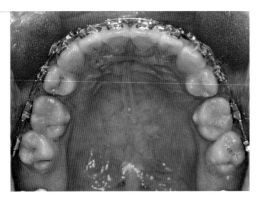

图 2-11-9　上颌𬌗面像

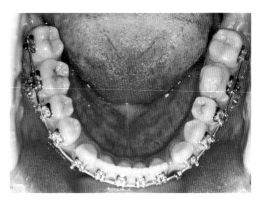

图 2-11-10　下颌𬌗面像

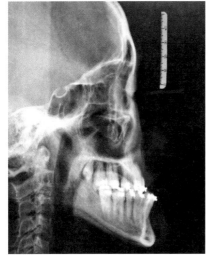

图 2-11-11　头颅定位侧位片

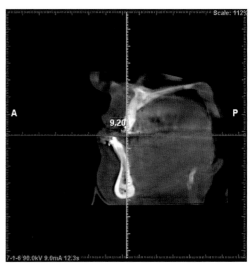

图 2-11-12　CBCT 截图 -1

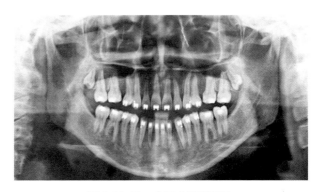

图 2-11-13　全口曲面断层片

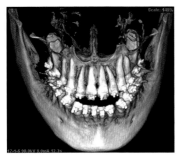
图 2-11-14　CBCT 截图 -2

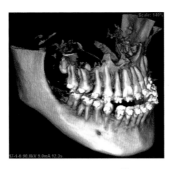
图 2-11-15　CBCT 截图 -3

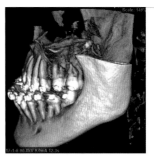
图 2-11-16　CBCT 截图 -4

矫治设计

方案一： 首选正颌正畸联合治疗。

方案二： 正畸掩饰性治疗通过非手术方法矫治严重骨性反𬌗畸形。

1. 上颌后牙段使用颧突钉、武氏磨牙推进器推前技术延长上牙弓长度；下颌使用颊棚钉拉整个牙列远中移动，配合Ⅲ类牵引缩短下颌牙弓长度；关闭散在间隙，调整磨牙关系；建立前牙覆𬌗、覆盖关系，达到矫治骨性反𬌗的目的。

2. 近中移动磨牙关闭 15、25 拔牙间隙。

3. 设计个性化保持器。

矫治进程

矫治阶段 -1：装配颧突钉武氏磨牙推进器（图 2-11-17～图 2-11-23）

正畸思路： 这是一个需要正颌外科与正畸治疗的骨性反𬌗病例，单纯正畸治疗难度及风险都很大，加上缺失 15、25，使短缩的上颌牙弓更加短缩，反覆盖达到9.2mm。仔细分析，有利的情况是上切牙直立，尚存在舌倾，也就是说，允许上前牙唇展的空间比通常患者的大一些，可以选择颧突钉磨牙推进器技术推前牙弓向近

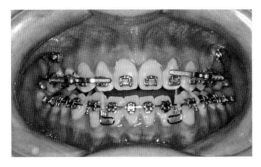
图 2-11-17　正面咬合像

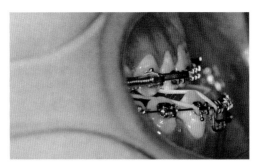
图 2-11-18　前牙覆盖像

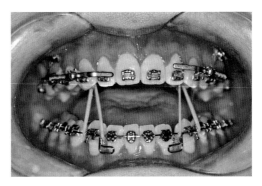

图 2-11-19　正位张口像

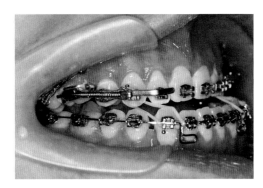

图 2-11-20　右侧咬合像

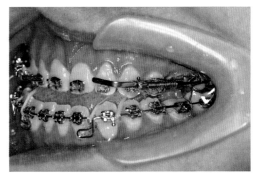

图 2-11-21　左侧咬合像

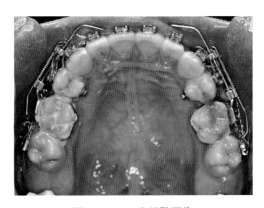

图 2-11-22　上颌𬌗面像

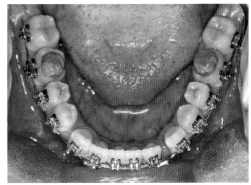

图 2-11-23　下颌𬌗面像

中移动，拓展前牙弓的长度；下颌牙弓没有 38，48，磨牙后段有较大空间，这也是有利条件，可以植入颊棚钉拉整个牙列远中移动，采用上颌牙弓向前，下颌牙弓向后两条腿走路的的综合治理措施，只要精准移动牙齿，矫治该患者骨性反𬌗可行。

具体操作：使用原矫治器装置，下颌使用 0.017″×0.025″ 不锈钢方丝弯制靴型曲；14 与 16 和 24 与 26 之间局部麻醉下植入 2.0mm×10mm 颧突钉，左右侧颧突钉分别与 17、27 紧密结扎固定；作为武氏磨牙推进器推前的支抗单位，上颌粘接式磨牙推进器加力；46 与 36 粘接式树脂殆垫打开咬合；14/24 舌侧扣与下颌靴性曲挂 1/4″ 橡皮圈平衡牵引。

矫治阶段 -2（2016-12-23，图 2-11-24～图 2-11-38）

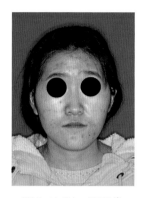

图 2-11-24　正面像

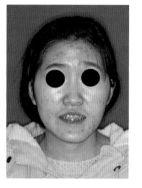

图 2-11-25　正面微笑像

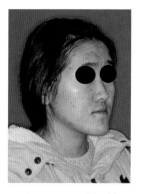

图 2-11-26　斜面像

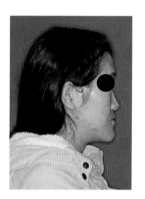

图 2-11-27　侧面像

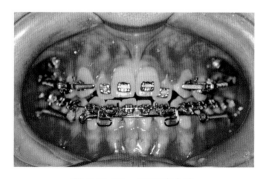

图 2-11-28　正面咬合像

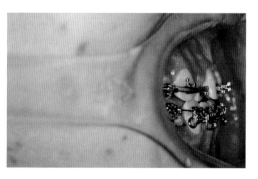

图 2-11-29　前牙覆盖像

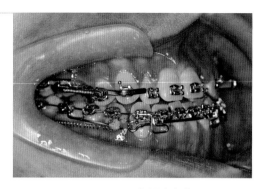

图 2-11-30　右侧咬合像

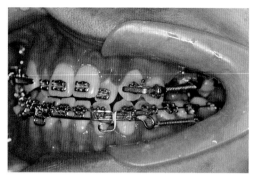

图 2-11-31　左侧咬合像

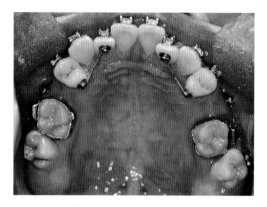

图 2-11-32　上颌𬌗面像

复诊处置照片

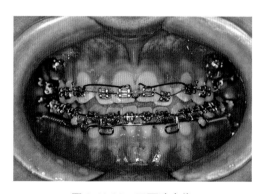

图 2-11-33　正面咬合像

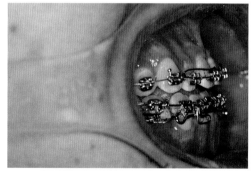

图 2-11-34　前牙覆盖像

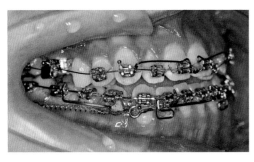

图 2-11-35　右侧咬合像

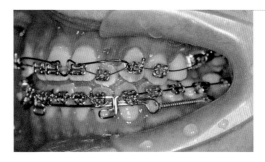

图 2-11-36　左侧咬合像

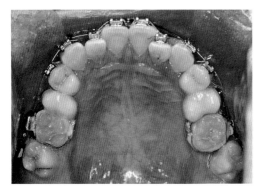

图 2-11-37　上颌殆面像

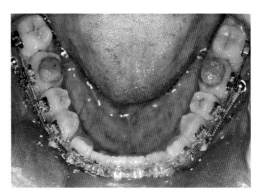

图 2-11-38　下颌殆面像

复诊检查：上颌经使用颧突钉磨牙推进器推前治疗及下颌颊棚钉拉整个牙列远中移动 3 个月，上下前牙已经建立可喜的切牙对刃关系，上前牙呈现轻度拥挤状态。达到磨牙推进器推前 I 期治疗目标。

临床处置：上颌拆除武氏磨牙推进器，16 与 26 更换带环制作焊接式固定间隙保持器，维持 14 与 16 和 24 与 26 之间推进器推前获得的间隙；上颌更换 0.012″ 镍钛丝，13 与 23 之间采用 0.018″ 澳丝弯制正畸局部扩弓附件"心跳簧"开展间隙。

矫治阶段 -3（2017-02-14，图 2-11-39～图 2-11-54）

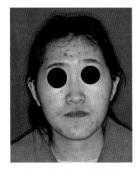

图 2-11-39　正面像

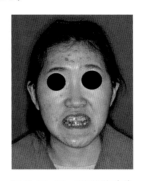

图 2-11-40　正面微笑像

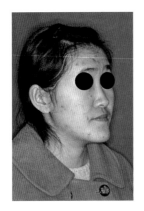

图 2-11-41　斜面像

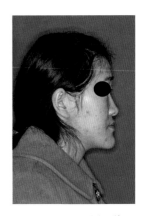

图 2-11-42　侧面像

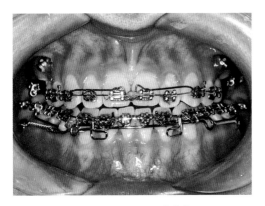

图 2-11-43　正面咬合像

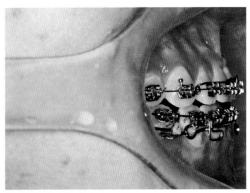

图 2-11-44　前牙覆盖像

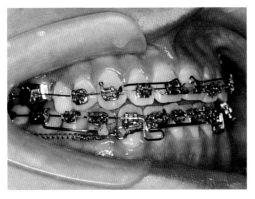

图 2-11-45　右侧咬合像

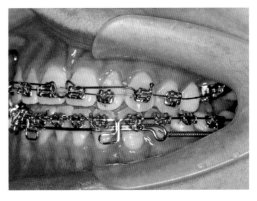

图 2-11-46　左侧咬合像

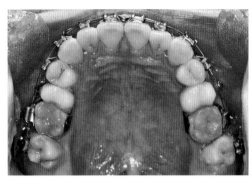

图 2-11-47　上颌𬌗面像

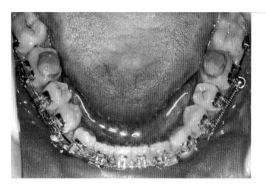

图 2-11-48　下颌𬌗面像

该患者是一个严重的骨性反𬌗患者。在反𬌗解除之后，上颌前牙段出现拥挤，且 12、22 腭侧移位，此时使用镍钛圆丝排齐牙列，为了扩展前牙弓、控制前牙的唇倾，编者给该患者使用了一个超级"心跳簧"装置；4 周复诊时，该患者前牙段拥挤已有明显改善，12、22 纳入上颌牙列，排齐效果显著。

备注：心跳簧（正畸局部间隙扩展器）专利号：ZL 201520692466.2

复诊处置照片

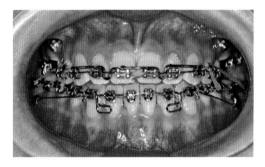

图 2-11-49　正面咬合像

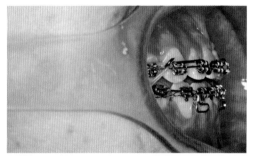

图 2-11-50　前牙覆盖像

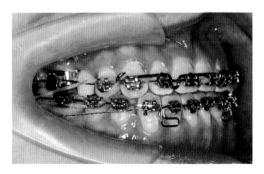

图 2-11-51　右侧咬合像

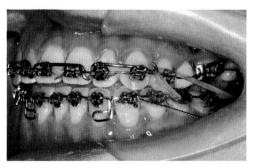

图 2-11-52　左侧咬合像

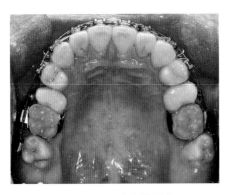

图 2-11-53　上颌𬌗面像

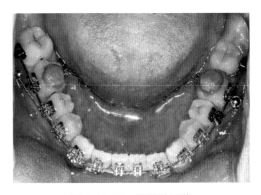

图 2-11-54　下颌𬌗面像

复诊检查：上下颌前牙较前排齐，两侧尖牙中性关系，13 与 43～44、23 与 33～34 建立咬合关系；下前牙轻微舌倾，下前牙中线左偏 1.0mm。

临床处置：上颌更换 0.016″ 镍钛丝，13～23 采用 0.7mm 不锈钢丝弯制扁担弓；下颌双侧支抗钉与 43/33 采用 0.25mm 结扎丝紧密结扎；上颌扁担弓右侧牵引钩与 45～47 和上颌扁担弓左侧牵引钩与 35～37 挂 1/4″ 橡皮圈颌间牵引。

矫治阶段 -4（2017-04-25，图 2-11-55～图 2-11-70）

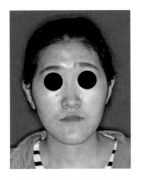

图 2-11-55　正面像

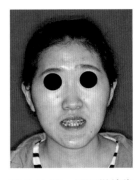

图 2-11-56　正面微笑像

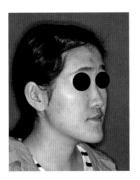

图 2-11-57　斜面像

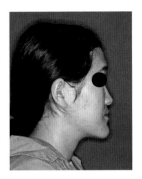

图 2-11-58　侧面像

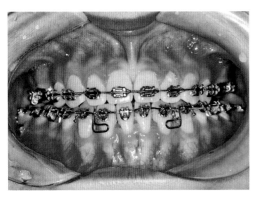

图 2-11-59　正面咬合像

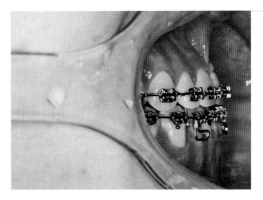

图 2-11-60　前牙覆盖像

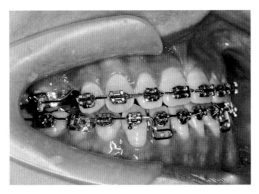

图 2-11-61　右侧咬合像

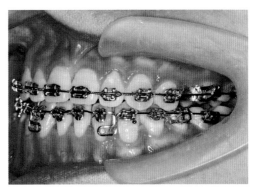

图 2-11-62　左侧咬合像

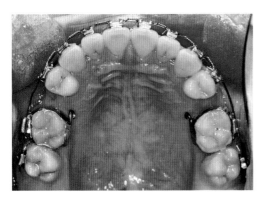

图 2-11-63　上颌𬌗面像

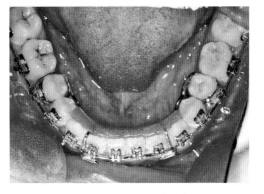

图 2-11-64　下颌𬌗面像

复诊检查：经过上一阶段治疗，该患者上、下前牙已经建立浅覆𬌗、浅覆盖关系。

复诊处置照片

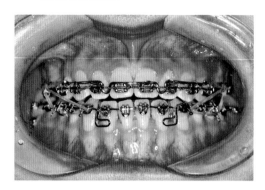

图 2-11-65　正面咬合像

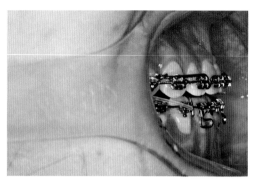

图 2-11-66　前牙覆盖像

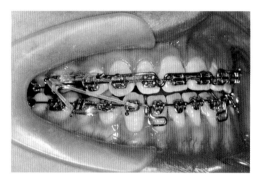

图 2-11-67　右侧咬合像

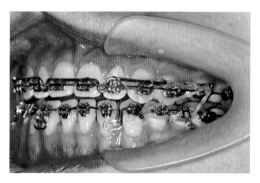

图 2-11-68　左侧咬合像

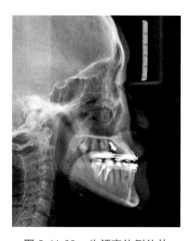

图 2-11-69　头颅定位侧位片

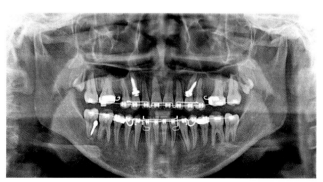

图 2-11-70　全口曲面断层片

　　临床处置： 局部麻醉下 13～14 以及 23～24 之间腭侧植入 2 枚 2.0mm×10mm 支抗钉；唇侧 16/26 至扁担弓挂橡皮链，腭侧 16/26 带环挂钩至支抗钉挂橡皮链；

16 与 43～45 和 26 与 33～35 挂 1/4″ 橡皮圈颌间牵引。为了增强下颌前牙支抗，防止下前牙舌倾，利用 35、45 基牙制作前磨牙带环，创新设计了附有基托板的固定式舌弓。

矫治阶段 -5（2018-01-21，图 2-11-71～图 2-11-87）

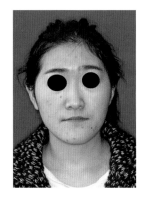

图 2-11-71　正面像

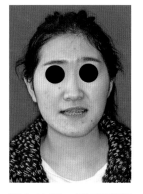

图 2-11-72　正面微笑像

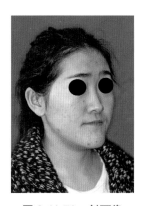

图 2-11-73　斜面像

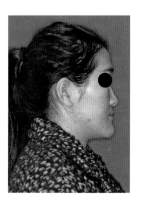

图 2-11-74　侧面像

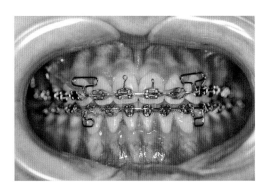

图 2-11-75　正面咬合像

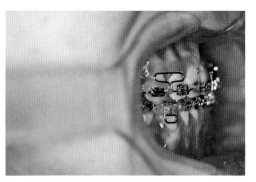

图 2-11-76　前牙覆盖像

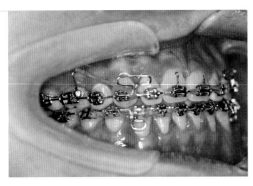

图 2-11-77　右侧咬合像

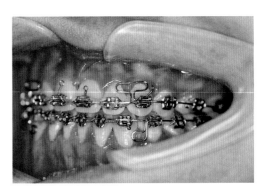

图 2-11-78　左侧咬合像

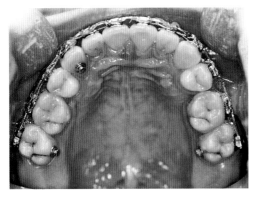

图 2-11-79　上颌𬌗面像

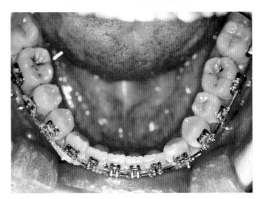

图 2-11-80　下颌𬌗面像

复诊检查：上下前牙中线基本对齐，前牙覆𬌗、覆盖关系基本正常，14 与 16 和 24 与 26 间隙基本关闭。

复诊处置照片

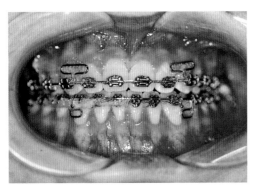

图 2-11-81　正面咬合像

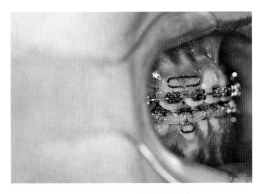

图 2-11-82　前牙覆盖像

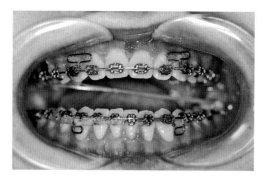

图 2-11-83　正面张口像

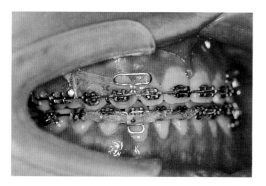

图 2-11-84　右侧咬合像

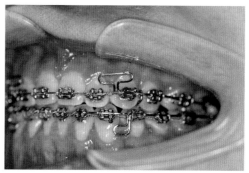

图 2-11-85　左侧咬合像

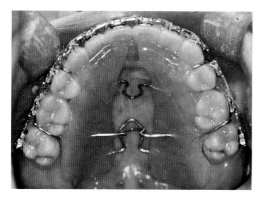

图 2-11-86　上颌𬌗面像

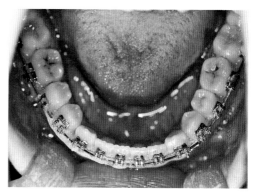

图 2-11-87　下颌𬌗面像

　　临床处置： 13～23 和 32～37 采用 0.25mm 结扎丝紧密 "8" 字结扎；右上颧突钉至右上 "T" 型曲挂橡皮链；41～44 和 42～45 挂橡皮链；16 与 17 颊侧和 37 颊侧采用 1/4″ 橡皮圈 "两个变一个" 牵引；上颌佩戴附有横梁的扩弓保持器维持疗效防止牙弓反弹。

矫治阶段 -6（2019-01-09，图 2-11-88～图 2-11-109）

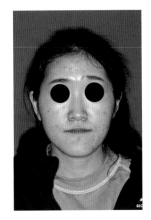

图 2-11-88　正面像

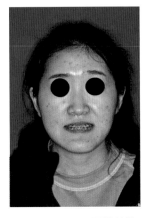

图 2-11-89　正面微笑像

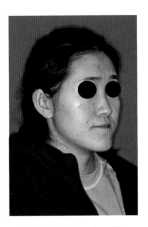

图 2-11-90　斜面像

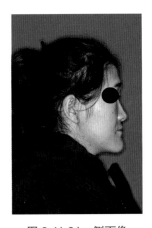

图 2-11-91　侧面像

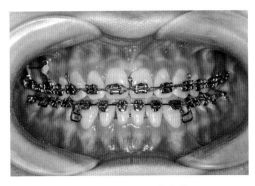

图 2-11-92　正面咬合像

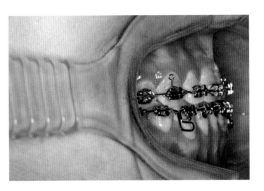

图 2-11-93　前牙覆盖像

不

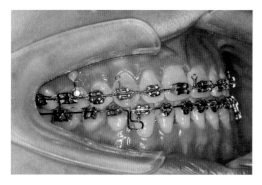 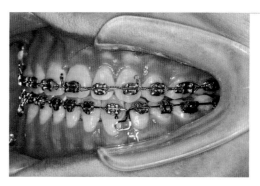

图 2-11-94　右侧咬合像　　　　　　　　图 2-11-95　左侧咬合像

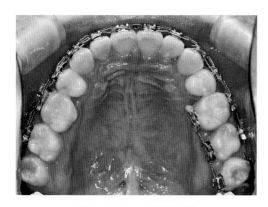 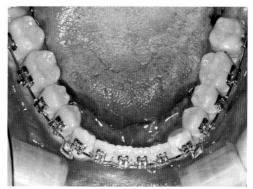

图 2-11-96　上颌𬌗面像　　　　　　　　图 2-11-97　下颌𬌗面像

复诊处置照片

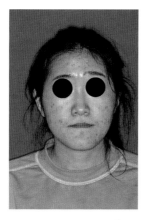 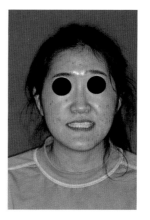

图 2-11-98　正面像　　　　　　　　　　图 2-11-99　正面微笑像

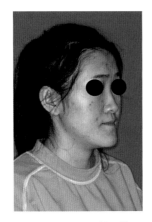

图 2-11-100　斜面像

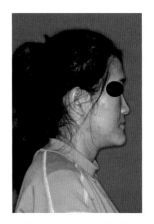

图 2-11-101　侧面像

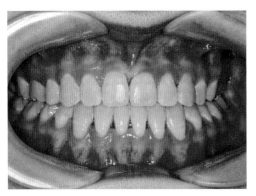

图 2-11-102　正面咬合像

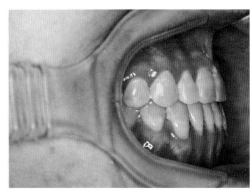

图 2-11-103　前牙覆盖像

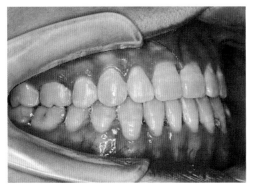

图 2-11-104　右侧咬合像

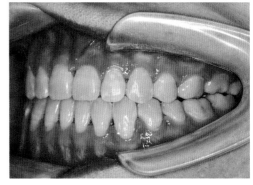

图 2-11-105　左侧咬合像

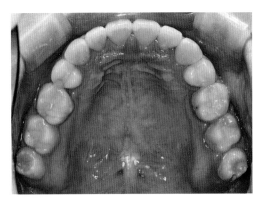

图 2-11-106　上颌𬌗面像

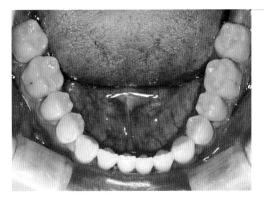

图 2-11-107　下颌𬌗面像

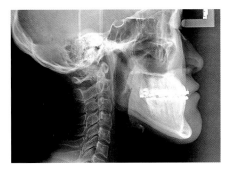

图 2-11-108　头颅定位侧位片

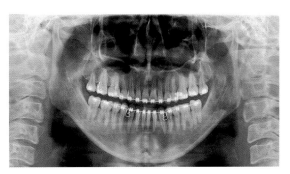

图 2-11-109　全口曲面断层片

复诊检查： 上下前牙中线基本对齐，前牙覆𬌗、覆盖正常，双侧尖牙中性关系，磨牙远中关系；上颌将 18、28 纳入牙弓并排齐建立咬合关系。为患者省去修复 15、25 间隙的烦恼，后牙建立紧密咬合关系，牙建立紧密咬合关系；侧貌良好，矫治疗程历经 2 年零 3 个月，达到预期矫治目标，结束主动矫治。

结束矫治： 上下颌拆除托槽、颊面管及矫治弓丝，清理牙面多余粘接剂，抛光牙面，清理牙结石，取藻酸盐印模，灌制石膏模型，设计个性化保持器。

表2-11-1　矫治前、后X线头影测量分析数据对比

测量项目	正常值	治疗前	治疗后
SNA	82.84±4.0	80.24	81.19
SNB	80.1±3.9	84.33	84.21
ANB	2.7±2.0	−4.1	−3.2
MP-FH	31.1±5.6	37.19	34.48
U1-SN	105.7±6.3	94.35	115.85
L1-MP	92.6±7.0	85.67	81.71

续表

测量项目	正常值	治疗前	治疗后
U1-L1	125.4±7.9	142.06	124.93
Z角	67.3±6.38	76.49	81
FMIA	54.9±6.1	67.14	63.82

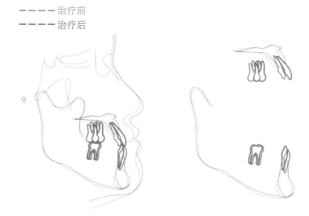

－－－－治疗前
－－－－治疗后

图 2-11-110　矫治前、后头影图重叠对比

矫治体会

1. 这是一个复杂疑难的二手骨性反𬌗病例，属于正颌外科与正畸联合治疗病例。该患者严重骨性反𬌗，反覆盖 9.2mm，上颌牙弓发育不足；面临的问题是该患者短缩的上颌牙弓对称性地被拔除了 2 个前磨牙（原因不详）。

严重骨性反𬌗的非手术矫治方案设计中，上颌前磨牙区的减数设计是个禁区，拔牙设计会使原本短缩的上颌牙弓更加短缩，导致反𬌗畸形更加严重，哪怕是不得已拔除了严重龋坏的一侧前磨牙，另一侧也不能因为考虑中线因素设计拔除一颗对等的前磨牙。因此制定诊疗方案时，需采用两条腿走路方针，一是上颌牙弓朝近中移动，使用正畸专利技术颧突钉磨牙推进器推前矫治，使上牙弓前磨牙段朝近中移动，扩展上牙弓长度；二是下颌则打颊棚钉拉整个牙列朝远中移动。这样的设计，反覆盖 9.2mm 的落差由上下颌共同负担，即上牙弓朝前走一段路，下颌牙弓朝后走一段路。

2. 特色技术的亮点：为了防止舌倾的下前牙在Ⅲ类弹力牵引的作用力下更加舌倾，创新设计了前牙区附有基托板的固定式舌弓，增加前牙支抗。在上颌磨牙近中移动关闭磨牙推进器扩展的间隙后拆除。此外因该患者有第三磨牙，在前牙区解除反𬌗后，把第三磨牙纳入矫治器系统，在腭侧植入支抗钉，拉上颌第三磨牙朝近中移动，通过颌间弹力牵引调整磨牙区紧密的咬合关系，腭侧钉的使用能增强上颌前牙区的支抗和维护上颌牙列前牙段弓形的稳定性。

3．矫治过程中仔细观察矫治牙齿的变化，谨慎操作，见招拆招，认真对待患者每一次复诊。

处理这类病例对于正畸医师来说面临极大的挑战与风险。需要具备扎实的正畸专业功底和丰富的临床经验。

病例 -12　颧突钉腭钉矫治复杂骨性开𬌗病例

患者，女，初诊年龄 23 岁。主述：门牙无法咬断食物，下后牙缺失，不能顺利进食，并且影响美观，要求矫治。

检查：面部基本对称，侧貌良好，面下 1/3 过长，开唇露齿。恒牙列 18～27，48～38；46，47，36，37 因龋坏在外院拔除，28 与 48 与 38 龋坏严重近髓；右侧尖牙远中呈尖对尖关系，左侧尖牙呈远中关系；前牙垂直距离 7.0mm，下颌中线右偏 3.0mm，41 和 31 牙龈萎缩。

既往史：43～48 与 35～38 原烤瓷连冠桥修复，因冠桥基牙龋坏现已拆除。

初次接诊（2010-07-31，图 2-12-1～图 2-12-13）

诊断

Angle Ⅱ类 1 分类错𬌗畸形，骨性Ⅱ类错𬌗，高角，复杂骨性开𬌗。
（矫治前 X 线头影测量分析数据见表 2-12-1）

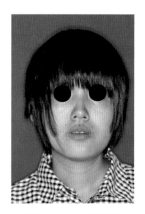

图 2-12-1　正面像

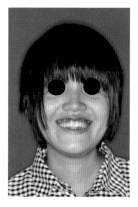

图 2-12-2　正面微笑像

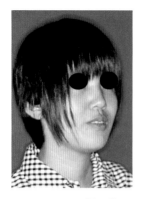

图 2-12-3　斜面像

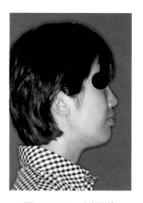

图 2-12-4　侧面像

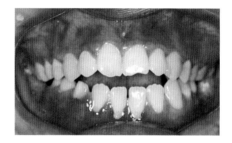

图 2-12-5　正面咬合像

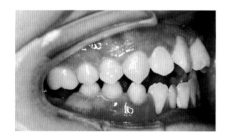

图 2-12-6　右侧咬合像

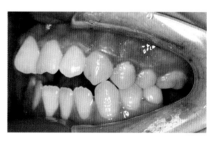

图 2-12-7　左侧咬合像

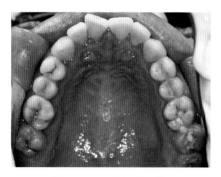

图 2-12-8　上颌𬌗面像

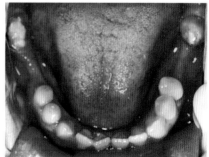

图 2-12-9　下颌𬌗面像

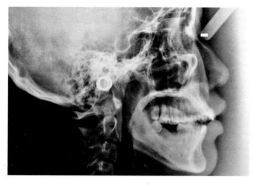

图 2-12-10　头颅定位侧位片 -1

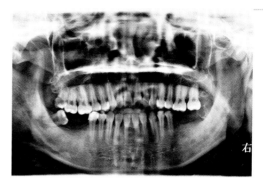

图 2-12-11　全口曲面断层片 -1

右

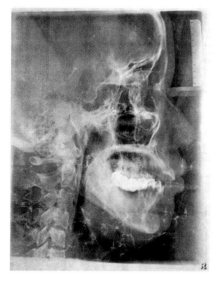

图 2-12-12　头颅定位侧位片 -2

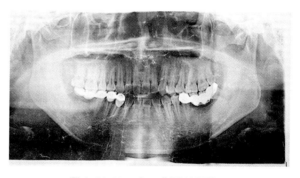

图 2-12-13　全口曲面断层片 -2

矫治设计

方案一：首选正颌正畸联合治疗。

方案二：正畸掩饰性治疗配合修复。

1. 因患者牙周情况较差，不宜采用伸长前牙的方式建立覆𬌗关系；患者后牙大面积缺失也无法采用 MEAW 弓矫治开𬌗。

2. 采用种植钉技术压低上颌后牙建立覆𬌗。

3. 建议拔除 28 与 48 与 38。

4. 使用活动翼矫治器或自锁托槽矫治器。

5. 后期视患者牙齿矫治进展情况，调整治疗方案，不得已情况下，考虑前牙适当采用邻面去釉治疗手段，以便于上、下前牙适当内收，殆向移动，建立覆殆关系。

6. 下颌后牙段缺失牙列采用镶嵌义齿修复科方法解决。

矫治进程

矫治阶段 -1：装配固定矫治器及辅助装置（2010-08-04，图 2-12-14～图 2-12-22）

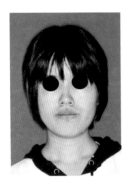

图 2-12-14　正面像

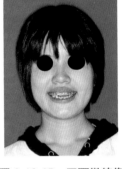

图 2-12-15　正面微笑像

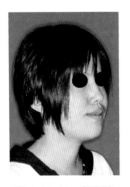

图 2-12-16　斜面像

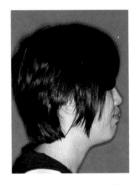

图 2-12-17　侧面像

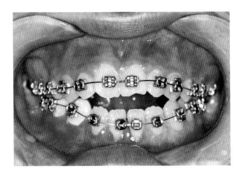

图 2-12-18　正面咬合像

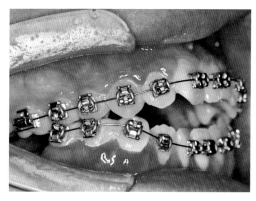

图 2-12-19　右侧咬合像

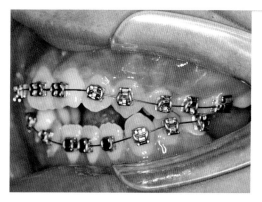

图 2-12-20　左侧咬合像

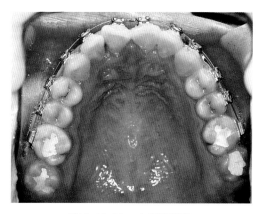

图 2-12-21　上颌𬌗面像

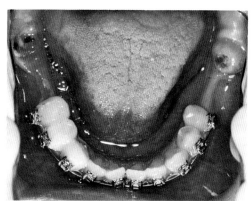

图 2-12-22　下颌𬌗面像

正畸思路： 这是一个复杂开𬌗畸形患者，两侧下颌磨牙段牙列缺失，为常规正畸治疗带来许多困难，MEAW 矫治技术就没有条件应用。编者特别设计了种植钉支抗结合腭侧片段弓技术压低上颌后牙段的治疗方案，原下颌固定桥制备基牙，由于牙釉质磨除，对于酸蚀粘接托槽造成障碍，故采用自凝塑料制作临时固定桥后粘接托槽方法解决。

前牙开𬌗矫治后，下颌设计制作改良式活动义齿，防止上颌压低的后牙伸长，另外恢复后牙段的咀嚼功能。破除不良伸舌习惯也纳入矫治计划。

具体操作： 装配矫治器及辅助装置：43、44、45、34、35 采用自凝塑料制作临时固定桥后，上下颌牙齿清洁唇面粘接活动翼托槽；上下颌采用 0.014″ 镍钛圆丝排齐牙列。

矫治阶段 -2（2010-08-27，图 2-12-23～图 2-12-29）

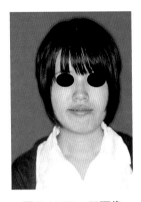

图 2-12-23　正面像

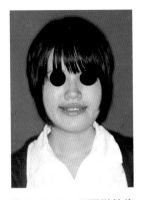

图 2-12-24　正面微笑像

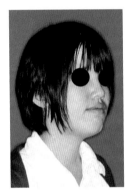

图 2-12-25　斜面像

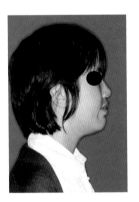

图 2-12-26　侧面像

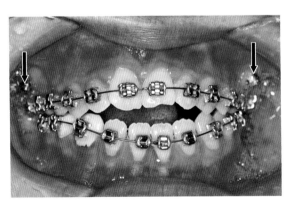

图 2-12-27　正面咬合像

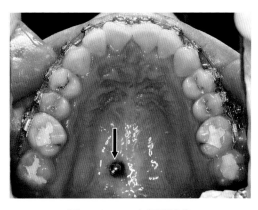

图 2-12-28　上颌𬌗面像

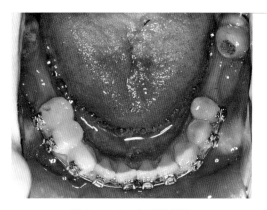

图 2-12-29　下颌𬌗面像

备注： 图 2-12-27 黑色箭头处指植入颧突支抗钉，简称颧突钉，图 2-12-28 黑色箭头处指植入腭中缝处支抗钉，简称腭钉。

复诊检查： 经定点测量上下前牙开𬌗距离 6.5mm（每次测量 21 与 31 切牙切缘之间的距离），45 托槽脱落。

临床处置： 重新粘接 45 托槽；局部麻醉下上颌植入 2 枚颧突钉，1 枚腭钉。

矫治阶段 -3（2010-09-06，图 2-12-30～图 2-12-43）

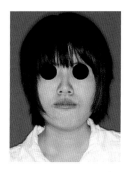

图 2-12-30　正面像

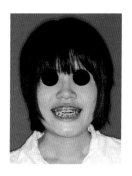

图 2-12-31　正面微笑像

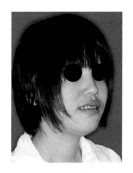

图 2-12-32　斜面像

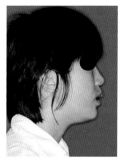

图 2-12-33　侧面像

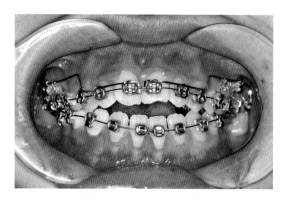

图 2-12-34　正面咬合像

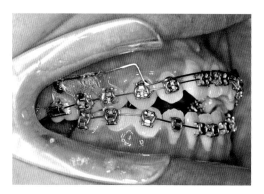

图 2-12-35　右侧咬合像

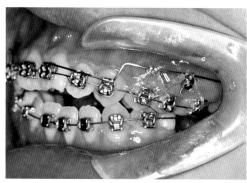

图 2-12-36　左侧咬合像

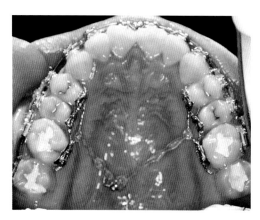

图 2-12-37　上颌𬌗面像

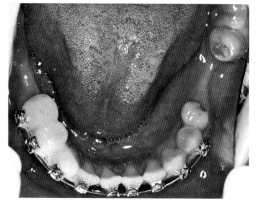

图 2-12-38　下颌𬌗面像

复诊检查：经定点测量上下前牙开𬌗距离 5.5mm。

复诊处置照片

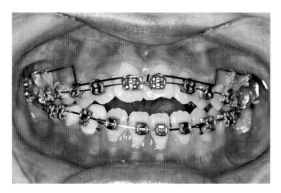

图 2-12-39 正面咬合像

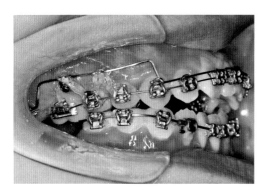

图 2-12-40 右侧咬合像

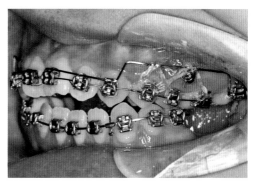

图 2-12-41 左侧咬合像

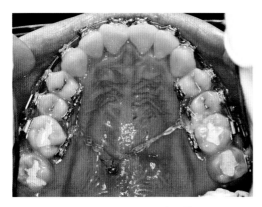

图 2-12-42 上颌𬌗面像

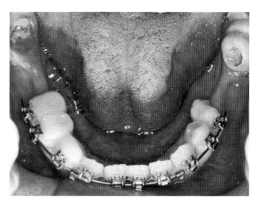

图 2-12-43 下颌𬌗面像

临床处置：分别于 14，15，16 以及 24，25，26 腭侧粘接方丝弓托槽，采用 0.018″×0.025″ 不锈钢方丝弯制随形弓入槽结扎；17～11 与 21～27 分别采用 0.018″×0.025″ 不锈钢方丝弯制辅弓与种植钉结扎在一起，增加后牙段支抗面积，通过橡皮链多点弹力牵引从颊侧压低上颌前磨牙与磨牙。

矫治阶段 -4（2010-10-11，图 2-12-44～图 2-12-52）

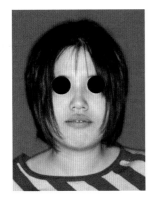

图 2-12-44　正面像

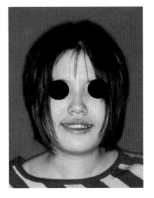

图 2-12-45　正面微笑像

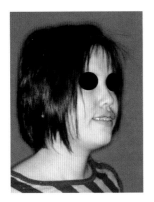

图 2-12-46　斜面像

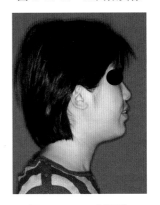

图 2-12-47　侧面像

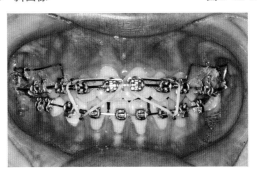

图 2-12-48　正面咬合像

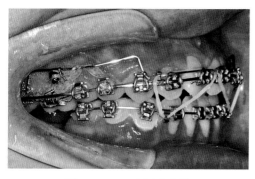

图 2-12-49　右侧咬合像

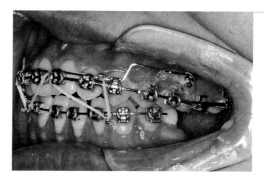

图 2-12-50　左侧咬合像

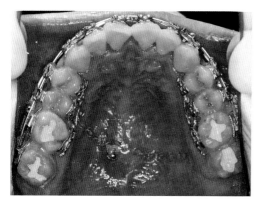

图 2-12-51　上颌𬌗面像

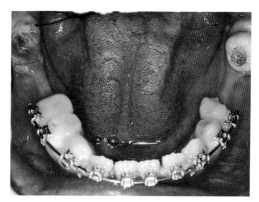

图 2-12-52　下颌𬌗面像

　　复诊检查：经颧突钉、腭钉与压低辅弓弹力牵引的联合应用，以及前牙段的倒三角形颌间牵引，上颌后牙段明显压低，大部分上下前牙已经朝𬌗向移动，建立了咬合接触。

　　临床处置：下颌采用原弓丝调整后结扎，42～43 和 32～33 之间放置钳式固定牵引钩；上颌更换 0.017″×0.025″ 不锈钢方丝平弓结扎，12～13 和 22～23 之间放置钳式固定牵引钩，右上牵引钩至 11 与右下牵引钩和左上牵引钩至 21 与左下牵引钩挂 1/4″ 橡皮圈垂直牵引。

　　矫治阶段 -5（2010-12-24，图 2-12-53～图 2-12-63）

　　复诊检查：上下前牙已建立咬合接触，呈浅覆𬌗关系，左侧前磨牙咬合关系不佳。

　　临床处置：下颌佩戴改良式活动义齿，改良活动义齿设置有邻接钩及长臂连接杆（图 2-12-62、图 2-12-63）；14～12 与 41～43，11～21 与 41～31，22～23 于 34～35 挂 1/4″ 橡皮圈颌间斜形牵引。

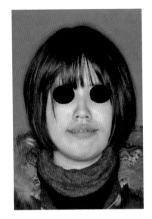

图 2-12-53　正面像

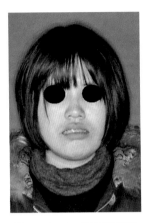

图 2-12-54　正面微笑像

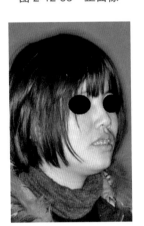

图 2-12-55　斜面像

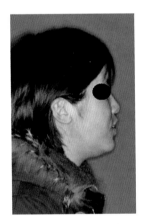

图 2-12-56　侧面像

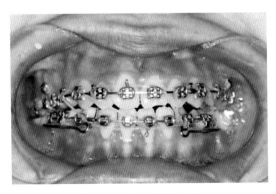

图 2-12-57　正面咬合像

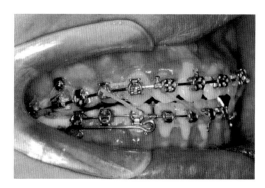

图 2-12-58　右侧咬合像

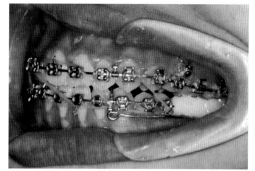

图 2-12-59　左侧咬合像

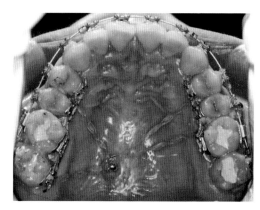

图 2-12-60　上颌𬌗面像

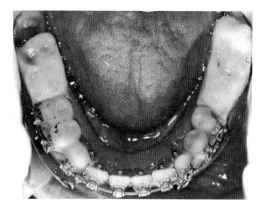

图 2-12-61　下颌𬌗面像

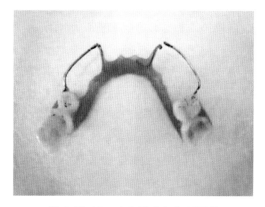

图 2-12-62　改良活动义齿正面观

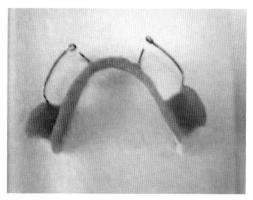

图 2-12-63　改良活动义齿组织面观

矫治阶段 -6（2011-02-14，图 2-12-64～图 2-12-72）

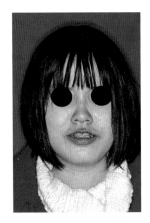

图 2-12-64　正面像

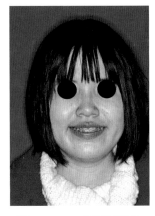

图 2-12-65　正面微笑像

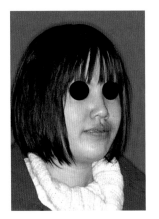

图 2-12-66　斜面像

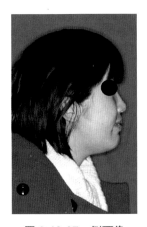

图 2-12-67　侧面像

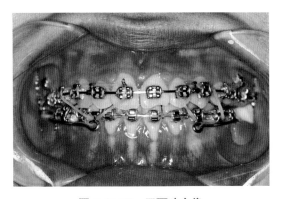

图 2-12-68　正面咬合像

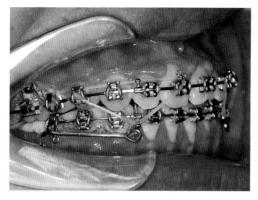

图 2-12-69　右侧咬合像

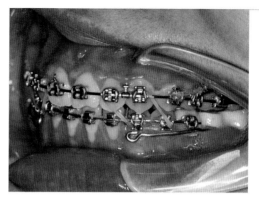

图 2-12-70　左侧咬合像

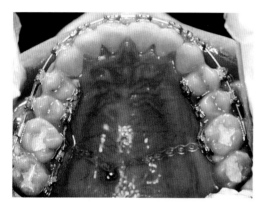

图 2-12-71　上颌殆面像

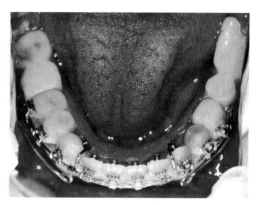

图 2-12-72　下颌殆面像

　　复诊检查： 经上述矫治装置综合力量治疗，后牙段逐渐压低，上下前牙殆向移动平稳，覆殆较前加深，上下前牙中线基本对齐。

　　临床处置： 12～22 连续 "8" 字结扎；11 放置结扎丝牵引钩，11～14 与 44 挂 1/4″ 橡皮圈颌间倒三角形牵引，22～23 与 33～34 挂 1/4″ 橡皮圈颌间斜形牵引。

　　矫治阶段 -7（2011-07-11，图 2-12-73～图 2-12-81）

　　复诊检查： 腭钉左侧镍钛拉簧结扎丝脱落，11 近中舌侧扭转，12 与 21 呈现轻度拥挤。

　　临床处置： 11 与 21 之间放置镍钛推簧；左侧腭钉拉簧重新结扎；12 至右上牵引钩与 44～45，22 至左上牵引钩与 34～35 挂 1/4″ 橡皮圈 Ⅱ 类颌间牵引。

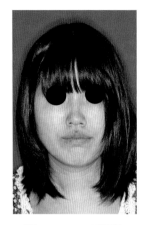

图 2-12-73　正面像

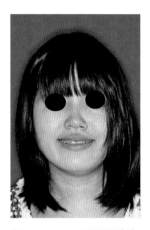

图 2-12-74　正面微笑像

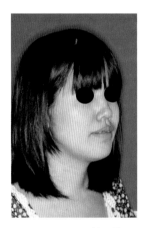

图 2-12-75　斜面像

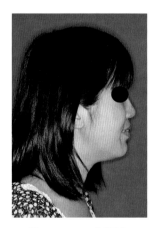

图 2-12-76　侧面像

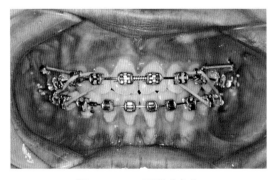

图 2-12-77　正面咬合像

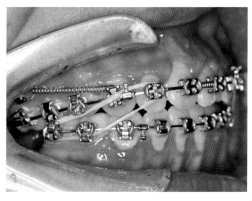

图 2-12-78　右侧咬合像

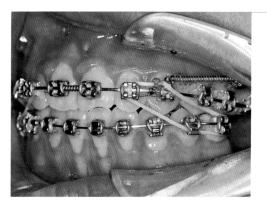

图 2-12-79　左侧咬合像

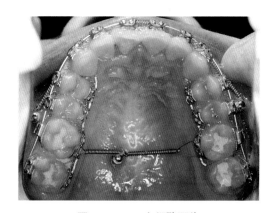

图 2-12-80　上颌𬌗面像

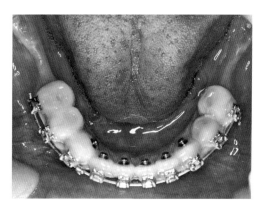

图 2-12-81　下颌𬌗面像

矫治阶段 -8（2011-08-11，图 2-12-82～图 2-12-92）

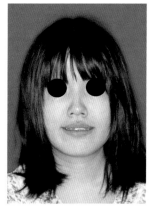

图 2-12-82　正面像

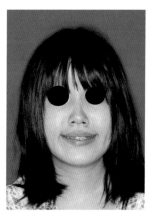

图 2-12-83　正面微笑像

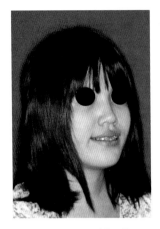

图 2-12-84　斜面像

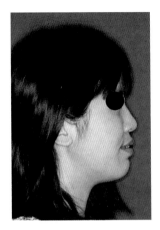

图 2-12-85　侧面像

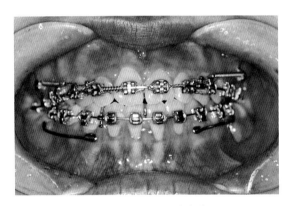

图 2-12-86　正面咬合像

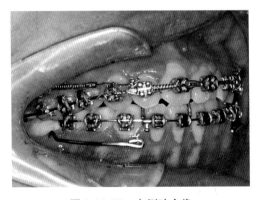

图 2-12-87　右侧咬合像

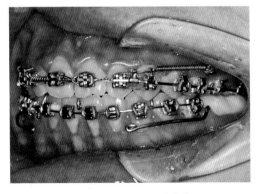

图 2-12-88　左侧咬合像

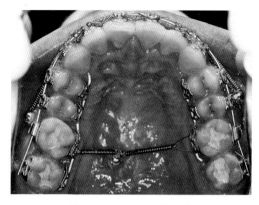

图 2-12-89　上颌𬌗面像

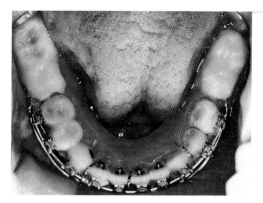

图 2-12-90　下颌𬌗面像

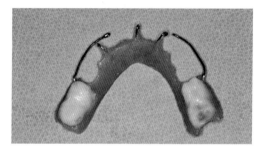

图 2-12-91　活动义齿正面观

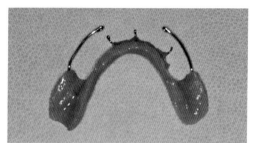

图 2-12-92　活动义齿组织面观

复诊检查：11 与 21 之间出现缝隙，改良式活动义齿与组织面出现较大空隙，患者不便进食。

临床处置：去除 11 与 21 之间镍钛推簧，更换成螺旋推簧，以便调整中线；下颌制取印模重新制作并佩戴活动性义齿（图 2-12-91、图 2-12-92）。

矫治阶段 -9（2011-09-06，图 2-12-93～图 2-12-105）

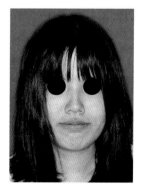

图 2-12-93　正面像

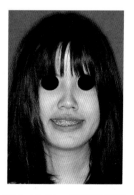

图 2-12-94　正面微笑像

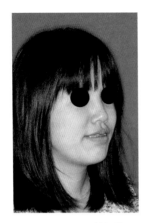

图 2-12-95　斜面像

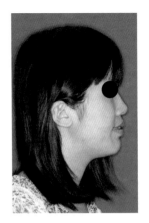

图 2-12-96　侧面像

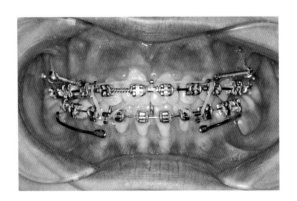

图 2-12-97　正面咬合像

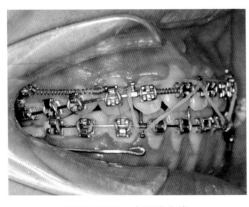

图 2-12-98　右侧咬合像

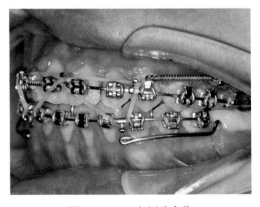

图 2-12-99　左侧咬合像

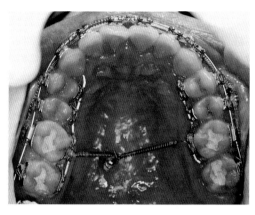

图 2-12-100 上颌殆面像

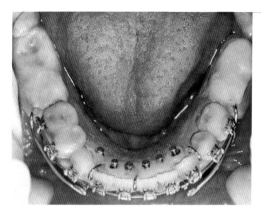

图 2-12-101 下颌殆面像

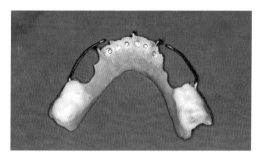

图 2-12-102 改良活动义齿 -1

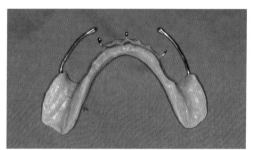

图 2-12-103 改良活动义齿 -2

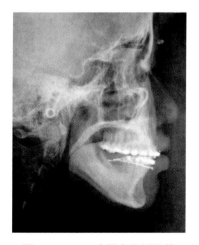

图 2-12-104 头颅定位侧位片

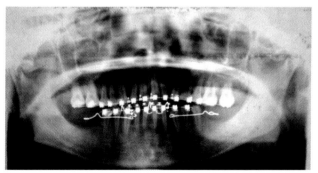

图 2-12-105 全口曲面断层片

复诊检查：上下前牙中线基本对齐，后牙咬合关系良好。

临床处置：上颌腭钉用镍钛螺旋拉簧牵引，颊侧 6、7 采用颧突钉拉簧链圈牵引压低磨牙；11～13 与 43 牵引钩和 21～23 与 33 挂 1/4″ 橡皮圈颌间倒三角牵引；下颌活动义齿在前牙区加垫塑料基托板并在基板上粘接 6 颗舌侧扣，目的是阻止患者伸舌加强唇肌封闭功能，有助于开𬌗矫治后的肌动力平衡（图 2-12-102、图 2-12-103）。

矫治阶段 -10（2012-01-13，图 2-12-106～图 2-12-125）

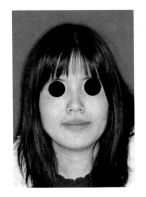

图 2-12-106　正面像

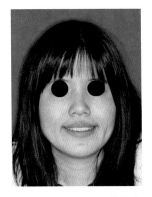

图 2-12-107　正面微笑像

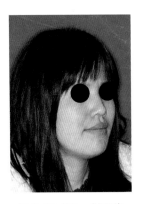

图 2-12-108　斜面像

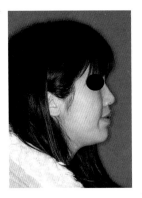

图 2-12-109　侧面像

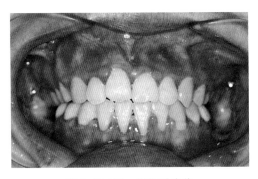

图 2-12-110　正面咬合像

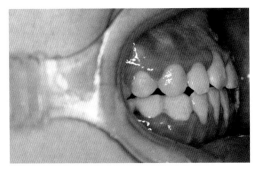

图 2-12-111　前牙覆盖像

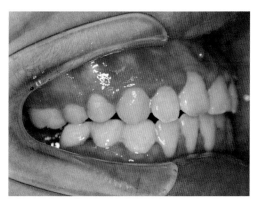

图 2-12-112　右侧咬合像

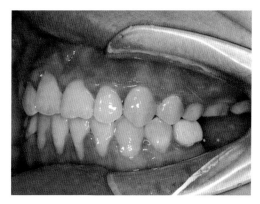

图 2-12-113　左侧咬合像

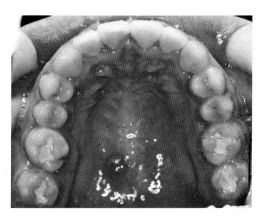

图 2-12-114　上颌𬌗面像

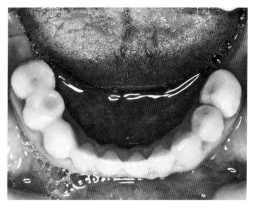

图 2-12-115　下颌𬌗面像

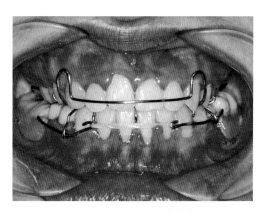

图 2-12-116　正面咬合像

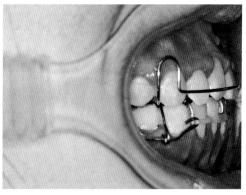

图 2-12-117　前牙覆盖像

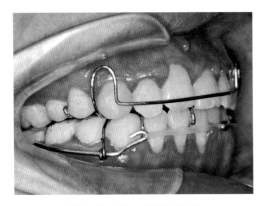

图 2-12-118　右侧咬合像

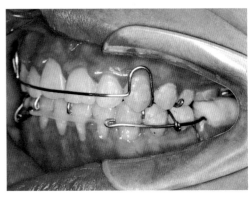

图 2-12-119　左侧咬合像

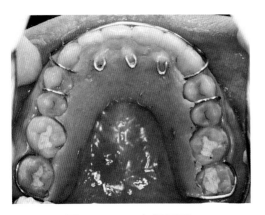

图 2-12-120　上颌𬌗面像

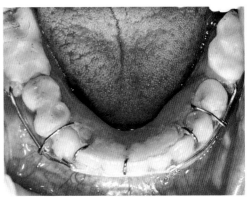

图 2-12-121　下颌𬌗面像

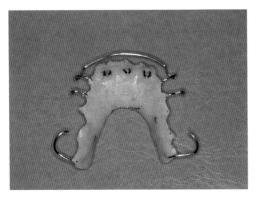

图 2-12-122　上颌保持器正面观

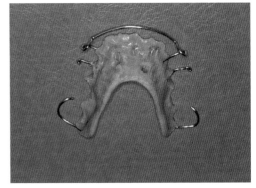

图 2-12-123　上颌保持器组织面观

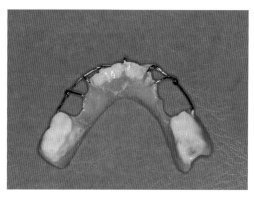

图 2-12-124　下颌保持器正面观

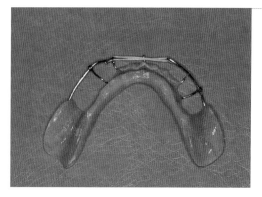

图 2-12-125　下颌保持器组织面观

复诊检查：上下前牙中线基本对齐，前牙覆𬌗、覆盖正常，左侧尖牙关系为中性关系，右侧尖牙关系为近中关系，后牙建立紧密咬合关系，侧貌良好，矫治疗程历经 1 年零 5 个月，达到预期矫治目标，结束主动矫治。

结束矫治：上下颌拆除托槽、颊面管及矫治弓丝，清理牙面多余粘接剂，抛光牙面，清理牙结石，取藻酸盐印模，灌制石膏模型，设计制作个性化保持器；上颌制作改良哈雷式保持器，上颌前牙腭侧基板设置阻挡曲，防止舌肌的力量使开𬌗反弹；下颌制作改良活动义齿，左右两侧长臂连接杆使用 1/4″ 橡皮圈水平牵引防止下前牙唇倾维持现有覆𬌗、覆盖关系。

嘱咐患者认真佩戴保持器 2 年，待上下颌牙齿咬合关系建立紧密接触、颌骨组织改建稳定后，修复下颌牙列游离端缺失后牙。

矫治阶段 -11（2014-05-05，图 2-12-126～图 2-12-138）

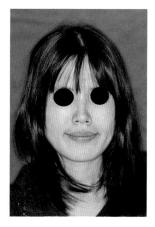

图 2-12-126　正面像

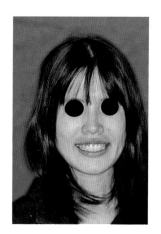

图 2-12-127　正面微笑像

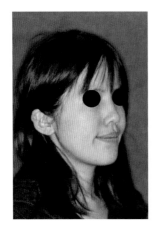

图 2-12-128　斜面像

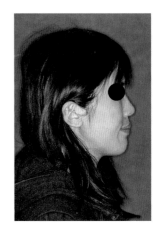

图 2-12-129　侧面像

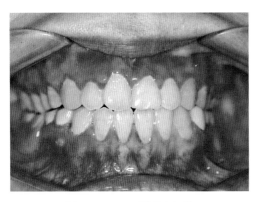

图 2-12-130　正面咬合像

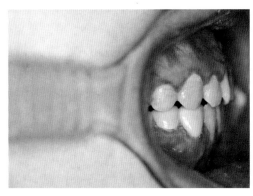

图 2-12-131　前牙覆盖像

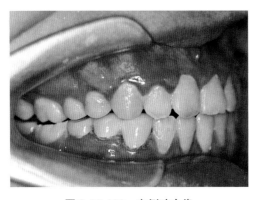

图 2-12-132　右侧咬合像

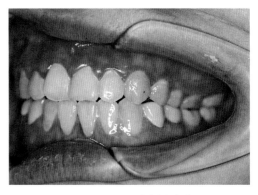

图 2-12-133　左侧咬合像

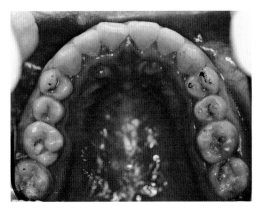

图 2-12-134 上颌殆面像

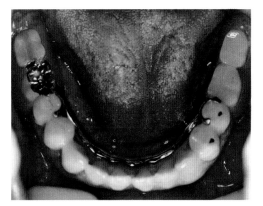

图 2-12-135 下颌殆面像

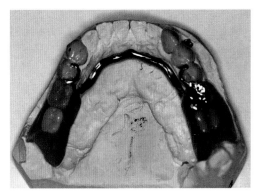

图 2-12-136 活动义齿牙模图片 -1

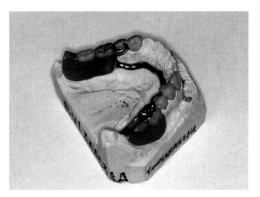

图 2-12-137 活动义齿牙模图片 -2

复诊检查： 上下牙齿咬合关系紧密，未见明显异常。

临床处置： 43，44，45，34，35 制作烤瓷牙冠，46，47，36，37 制作精密附着体铸造式活动义齿佩戴。

表2-12-1 矫治前、后X线头影测量分析数据对比

测量项目	正常值	治疗前	治疗后
SNA	82.84±4.0	81.66	82.79
SNB	80.1±3.9	77.08	77.82
ANB	2.7±2.0	4.58	4.97
MP-FH	31.1±5.6	33.24	32.4

续表

测量项目	正常值	治疗前	治疗后
U1-SN	105.7±6.3	109.03	100.05
L1-MP	92.6±7.0	84.24	88.4
U1-L1	125.4±7.9	124.62	130.39
Z角	67.3±6.38	72.94	73.53
FMIA	54.9±6.1	62.52	59.2

－－－－治疗前
－－－－治疗后

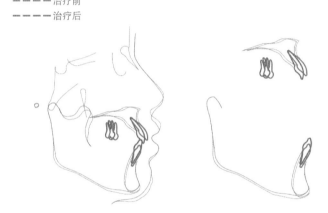

图 2-12-138　矫治前、后头影图重叠对比

矫治体会

1. 患者为严重骨性开𬌗畸形，下颌牙弓两端磨牙缺失，43、44、45 做过牙体制备（烤瓷长桥基牙），且不愿接受正颌外科手术治疗病例。由于下颌后牙缺失，不具备多曲方丝弓应用条件。给非手术矫治带来重重困难。本诊疗方案，采用上颌种植钉技术压低后牙，加深前牙覆𬌗，矫治开𬌗畸形。为了让颧突钉发挥更大的作用，使用了辅弓与支抗钉联合应用手段，在压低上颌后牙的同时使上颌前牙𬌗向伸长。为了让患者压低的上颌后牙不反弹，及时应用了可摘活动式义齿，既可恢复咀嚼功能，又可协助压低后牙，保持支抗钉的矫治效果。

2. 为了破除不良伸舌习惯，在下颌前牙基托上创新设置了 6 个舌侧扣。阻挡伸舌活动，加强唇肌封闭功能，即利用肌力协助矫治开𬌗。

3. 配合前牙区的颌间倒三角形弹力牵引，以及为患者设计两侧后牙段颊侧颧突钉、腭侧片段弓与腭钉的联合施力压低后牙以及一些特殊的小装置等，这样的一套"组合拳"，成功地矫治了该患者的复杂骨性开𬌗畸形。

病例 -13　武氏弓组合技术矫治骨性反𬌗病例

患者，女，初诊年龄 30 岁。主述：因前牙反𬌗，影响面容美观，要求矫治。

检查：面中部凹陷，上颌骨发育不足，下颌骨发育过度，成Ⅲ类骨面形。

鼻唇角约 77.1°，颏唇沟角约 152.7° 上下唇均在审美平面之内。

上颌 11，21，12，22 与下颌 31，41，32，42，33 反覆𬌗Ⅲ°、反覆盖。

双侧磨牙关系均为中性偏近中，上下牙弓均有轻度拥挤；上牙弓成方圆形，下牙弓成卵圆形。

全口曲面断层片检查：全口 32 颗牙齿，4 颗第三磨牙全部萌出，上颌窦底较低。头颅侧位片检测：低角，上下前牙较直立，上颌骨发育不足，下颌骨发育过度。

诊断

安氏Ⅲ类，骨性Ⅲ类前牙反𬌗牙列轻度拥挤。

（矫治前 X 线头影测量分析见表 2-13-1）

矫治设计

由于该患者 ANB 角为 $-2.32°$，骨性Ⅲ类错𬌗，故采用如下矫治方案。

1. 非常规拔牙矫治计划：拔除 38、48。

2. 早期上颌制作活动式𬌗垫，垫开咬合；配合使用武氏弓唇展上前牙，解除前牙反𬌗。

3. 反𬌗解除后，配合后牙段颌间牵引升高后牙使下颌骨逆时针旋转。

4. 调整尖牙关系和磨牙关系，使之尽可能达到中性关系。

5. 加深前牙覆𬌗防止复发。

6. 设计制作个性化保持器。

初诊照片（2018-11-26，图2-13-1～图2-13-10）

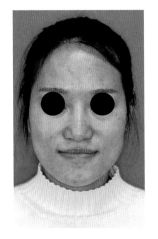
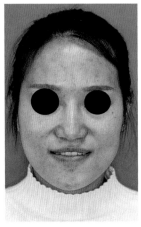
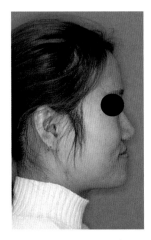

图2-13-1　正面像　　　　　图2-13-2　正面微笑像　　　　图2-13-3　侧面像

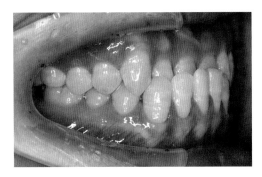
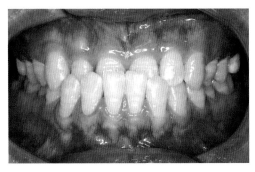

图2-13-4　右侧咬合像　　　　　　　　　图2-13-5　正面咬合像

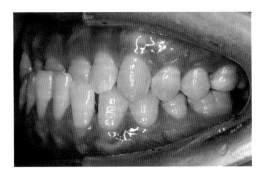
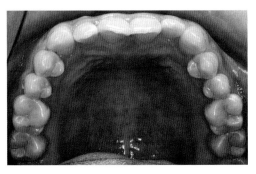

图2-13-6　左侧咬合像　　　　　　　　　图2-13-7　上颌𬌗面像

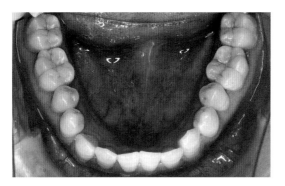

图 2-13-8　下颌𬌗面像

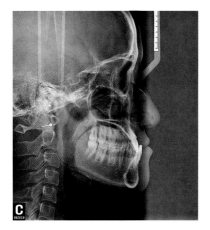

图 2-13-9　头颅定位侧位片

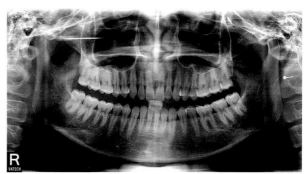

图 2-13-10　全口曲面断层片

矫治进程

矫治阶段 -1：装配固定矫治器及武氏弓（2018-12-20，图 2-13-11～图 2-13-16）

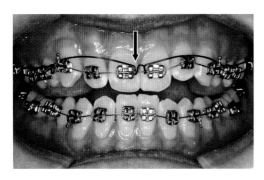

图 2-13-11　正面咬合像

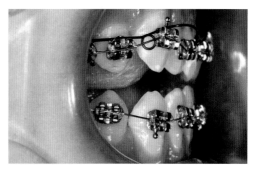

图 2-13-12　前牙覆盖像

图 2-13-11 黑色箭头处指武氏弓正中挂钩，采用"倒挂金钩"方式固位。

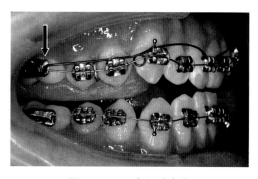

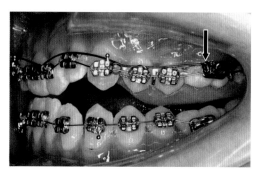

图 2-13-13　右侧咬合像　　　　　　　　图 2-13-14　左侧咬合像

备注： 图 2-13-13、图 2-13-14 黑色箭头处指武氏弓的挂钩紧抵磨牙颊面管的近中管口，弯制武氏弓时前牙段应稍稍离开牙齿唇面 2mm 左右，辅弓就位结扎后便有唇展上前牙的力量，扩展上牙弓的长度，矫治反𬌗。

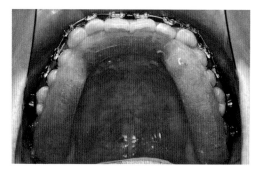

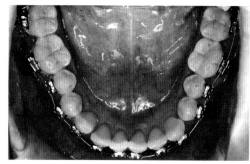

图 2-13-15　上颌𬌗面像　　　　　　　　图 2-13-16　下颌𬌗面像

正畸思路： 该患者系成年女性，ANB 角为－2.32°，骨性Ⅲ类错𬌗病例，拔除 38、48。提供磨牙后段空间，有利于使用种植钉支抗拉下颌牙列远移，矫治骨性Ⅲ类错𬌗。上颌制作活动式𬌗垫，打开前牙反𬌗锁结，配合使用武氏弓唇展上前牙，能较迅速地解除前牙反𬌗，正畸主弓丝为细镍钛丝可以同时排齐牙列，缩短疗程。

具体操作： 装配 MBT 金属托槽直丝弓矫治器，上颌制作活动式𬌗垫，垫开咬合，打开前牙反𬌗锁结，上颌 0.012″ 镍钛圆丝，下颌 0.012″ 镍钛圆丝；上颌 0.016″ 澳丝弯制武氏弓，辅助排齐牙列；唇倾上前牙，延长上颌牙弓解除前牙反𬌗。

矫治阶段 -2（2019-2-20，图 2-13-17～图 2-13-22）

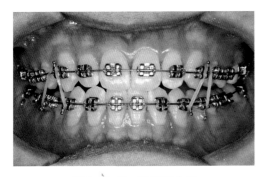

图 2-13-17　正面咬合像

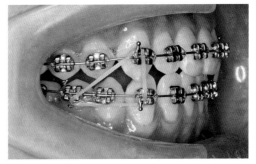

图 2-13-18　前牙覆盖像

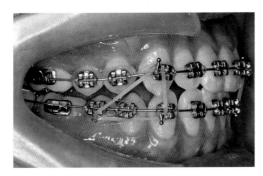

图 2-13-19　右侧咬合像

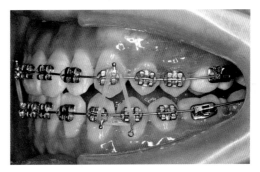

图 2-13-20　左侧咬合像

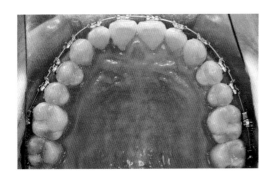

图 2-13-21　上颌𬌗面像

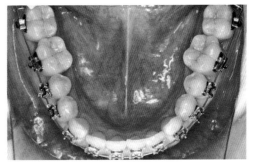

图 2-13-22　下颌𬌗面像

临床处置采用以下 3 项措施。

1. 一个半月复诊前牙反𬌗解除，拆除武氏弓。

2. 上颌 0.014″ 镍钛圆丝，下颌 0.014″ 镍钛圆丝继续排齐。

3. 13 与 43～45 挂 3/16″ 橡皮圈垂直牵引，23 与 33～34 挂 3/16″ 橡皮圈垂直牵引，辅助尖牙磨牙建立中性关系，加深前牙覆𬌗。

矫治阶段 -3（2019-03-20，图 2-13-23～图 2-13-34）

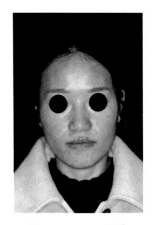

图 2-13-23　正面像

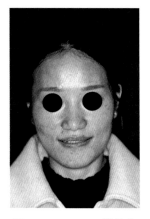

图 2-13-24　正面微笑像

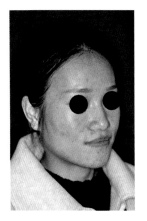

图 2-13-25　斜面像

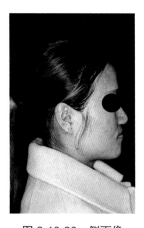

图 2-13-26　侧面像

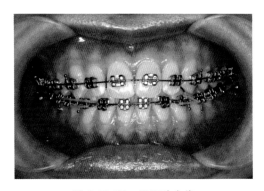

图 2-13-27　正面咬合像

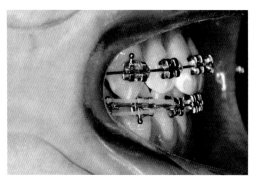

图 2-13-28　前牙覆盖像

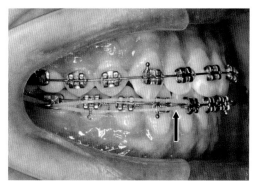

图 2-13-29　右侧咬合像

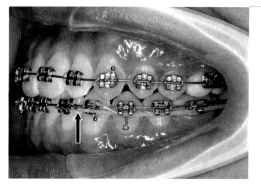

图 2-13-30　左侧咬合像

备注： 图 2-13-29、图 2-13-30 黑色箭头处指正畸主弓丝上弯制的小圈曲。

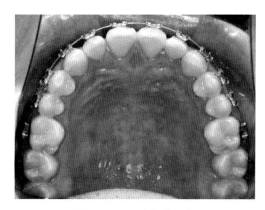

图 2-13-31　上颌𬌗面像

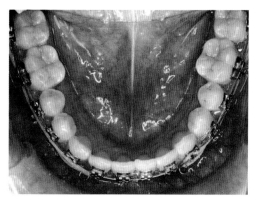

图 2-13-32　下颌𬌗面像

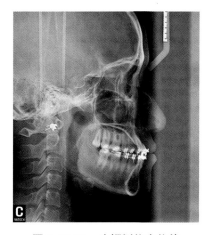

图 2-13-33　头颅侧位定位片

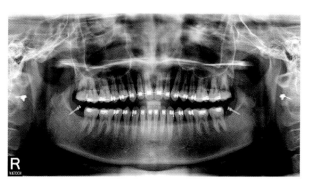

图 2-13-34　全口曲面断层片

临床处置

1. 前牙建立正常覆𬌗、覆盖关系，后牙咬合关系较好。

2. 上颌使用 0.016″ 镍钛圆丝继续排齐牙列，下颌使用 0.018″ 澳丝在 32 和 33 与 42 和 43 之间弯制小圈曲入槽结扎。

3. 37 和 47 分别与左右侧小圈曲挂 1/4″ 橡皮圈实施 I 类牵引。

矫治阶段 -4（2019-05-06，图 2-13-35～图 2-13-46）

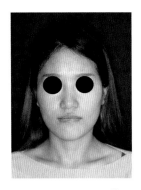

图 2-13-35　正面像

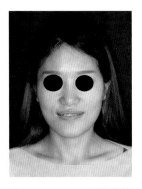

图 2-13-36　正面微笑像

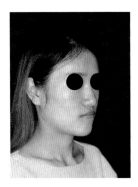

图 2-13-37　斜面像

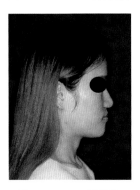

图 2-13-38　侧面像

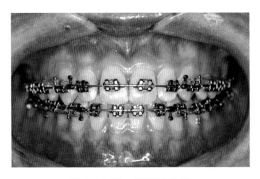

图 2-13-39　正面咬合像

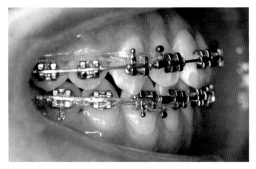

图 2-13-40　前牙覆盖像

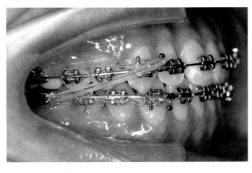

图 2-13-41　右侧咬合像

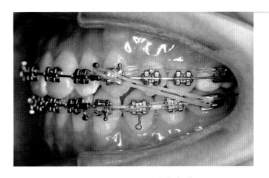

图 2-13-42　左侧咬合像

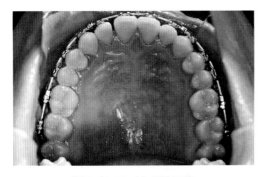

图 2-13-43　上颌殆面像

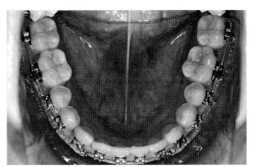

图 2-13-44　下颌殆面像

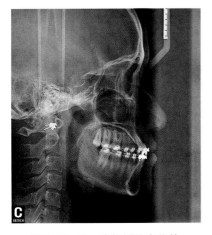

图 2-13-45　头颅侧位定位片

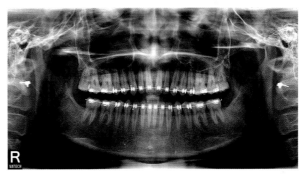

图 2-13-46　全口曲面断层片

临床处置

1. 间隔一个半月复诊，检查上下前牙基本排齐，12 与 13 间约有 1.0mm 间隙。

2. 上颌和下颌正畸主弓丝更换 0.018″×0.025″ 不锈钢方丝标准弓型。4 个侧切牙托槽远中方丝上设置钳夹固定式游离牵引钩。

3. 在 12 牵引钩与 16 和 22 牵引钩与 26 之间挂橡皮链牵引关闭间隙，12 与 46 和 22 与 36 挂 1/4″ 橡皮圈实施 Ⅱ 类颌间牵引。

矫治阶段 -5（2020-01-09，图 2-13-47～图 2-13-56）

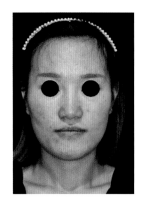

图 2-13-47　正面像

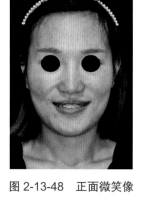

图 2-13-48　正面微笑像

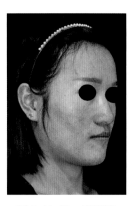

图 2-13-49　斜面像

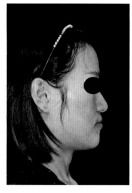

图 2-13-50　侧面像

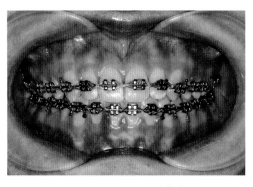

图 2-13-51　正面咬合像

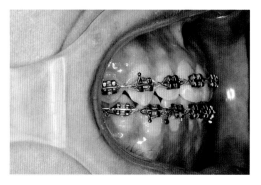

图 2-13-52　前牙覆盖像

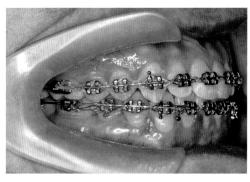

图 2-13-53　右侧咬合像

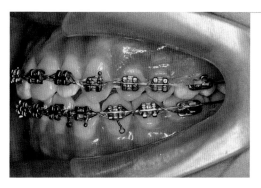

图 2-13-54　左侧咬合像

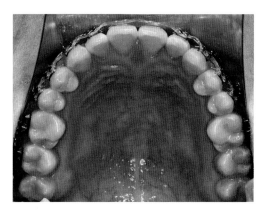

图 2-13-55　上颌𬌗面像

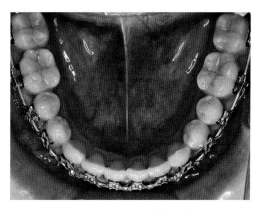

图 2-13-56　下颌𬌗面像

临床处置

1. 间隔 8 个月复诊，上下前牙已经达到正常覆𬌗、覆盖关系，牙列排齐，上前牙区尚有部分散隙。

2. 上颌和下颌继续使用 0.018″×0.025″ 不锈钢方丝标准弓型。

3. 上颌 6~6 采用中距橡皮链关闭散隙，下颌 6~6 连续 8 字结扎。

4. 患者对容貌的改观及牙齿矫治效果非常满意，目前进入矫治后期精细调整阶段。

表2-13-1　矫治前、后X线头影测量分析数据对比

测量项目	正常值	治疗前	治疗后
SNA	82.84±4.0	82.90	86.56
SNB	80.1±3.9	85.22	85.23
ANB	2.7±2.0	−2.32	1.33
MP-FH	31.1±5.6	23.91	15.47

续表

测量项目	正常值	治疗前	治疗后
U1-SN	105.7 ± 6.3	102.10	110.94
L1-MP	92.6 ± 7.0	88.85	85.20
U1-L1	125.4 ± 7.9	145.6	133.96
Z角	67.3 ± 6.38	74.80	71.62
FMIA	54.9 ± 6.1	67.24	79.33

治疗进程

1. 采用 MBT 直丝弓矫正技术，配合活动式𬌗垫和武氏弓唇倾上前牙，鼻唇角从原先的 77.1° 增加到 89.5°。

2. 反𬌗解除前牙早接触，后牙开𬌗，开始配合颌间牵引升高后牙，建立咬合关系。

3. 由于后牙的升高使过度发育的下颌骨成逆时针旋转，面高增加使软组织侧面更加协调，达到良好的矫治效果。

矫治体会

1. 患者是一位成年女性骨性Ⅲ类、上颌骨发育不足，下颌骨发育过度的错𬌗畸形病例。矫治过程中要解除前牙反𬌗，需要唇倾上前牙。这就需要先使用后牙𬌗垫打开咬合使前牙成开𬌗的状态，选择采用活动式𬌗垫，方便口腔的清洁。使用武氏弓有唇倾上前牙的生物力学的特性快速解除前牙反𬌗。

2. 武氏弓是一种正畸辅弓，采用 0.016″ 澳丝或 0.018″ 澳丝作为弯制而成，武氏弓的优势，其后脚紧抵磨牙带环颊面管，能使前牙受到唇向扩展力，增加上牙弓长度，有利于前牙反𬌗的解除；同时正畸主弓丝采用 0.012″ 镍钛圆丝更有利于排齐拥挤的牙列。

3. 本案例除了需要解除前牙的反𬌗，还需要将患者下颌骨后下旋，改善其Ⅲ类骨面型。本矫治方案是利用了前牙反𬌗解除后存在的前牙早接触，后牙呈现开𬌗状态的同时，配合颌间牵引升高后牙，使过度发育的下颌骨有一个顺时针的后下旋，使侧貌得到改善。

4. 由于上颌唇向移动后会出现一些散在间隙，前牙的唇倾角度过大，因而在下颌升支植入两颗支抗钉，拉下颌牙列整体远移，为上颌前牙的直立和关闭间隙留出足够的空间；通过Ⅱ类牵引直立上前牙，可以改善因为唇倾导致的侧面微笑时的不美观。

参 考 文 献

［1］ 武广增，沈真祥. 实用口腔正畸矫治方法与技巧［M］. 北京：清华大学出版社，2004.
［2］ 武广增. 实用口腔正畸临床应用技术图谱［M］. 北京：清华大学出版社，2006.
［3］ 武广增. 临床正畸拓展牙弓方法与技巧［M］. 北京：清华大学出版社，2008.
［4］ 武广增. 正畸临床矫治细节［M］. 沈阳：辽宁科学技术出版社，2011.
［5］ 付民魁. 口腔正畸专科教程［M］. 北京：人民卫生出版社，2007.
［6］ 武广增. 实用蛤蟆弓应用技术图谱［M］. 2版. 沈阳：辽宁科学技术出版社，2018.
［7］ 武广增. 实用磨牙近中平移技术图谱［M］. 沈阳：辽宁科学技术出版社，2017.
［8］ 武广增. 实用口腔正畸临床技术图谱［M］. 沈阳：辽宁科学技术出版社，2015.
［9］ 武广增. 口腔正畸思路与临床操作技巧［M］. 北京：科学技术文献出版社，2010.
［10］ 付民魁. 口腔正畸学［M］. 5版. 北京：人民卫生出版社，2007.
［11］ 曾祥龙. 现代口腔正畸学诊疗手册［M］. 北京：北京医科大学出版社，2000.
［12］ 段银钟. 口腔正畸临床技术大全［M］. 北京：人民军医出版社，2003.
［13］ 张丁. 多曲唇弓矫治技术［M］. 北京：中国中医药出版社，2002.
［14］ 李小彤. 口腔正畸治疗常用弓丝弯制技术［M］. 北京：人民卫生出版社，2010.
［15］ 傅民魁. 口腔正畸病例集［M］. 北京：人民卫生出版社，2009.
［16］ 魏松，贾绮林. 亚历山大口腔正畸矫治技术的原理与应用［M］. 北京：人民卫生出版社，
2002.
［17］ 陈启峰. 口腔正畸活动翼矫治技术：临床病例集［M］. 福州：福建科学技术出版社，2012.